燕京名医

——张声生 论治脾胃病临证经验

张声生　赵鲁卿　主编

中国中医药出版社

·北京·

图书在版编目（CIP）数据

燕京名医：张声生论治脾胃病临证经验 / 张声生，赵鲁卿主编 . —北京：
中国中医药出版社，2020.5（2020.12 重印）
ISBN 978-7-5132-4675-0

Ⅰ.①燕…　Ⅱ.①张…　②赵…　Ⅲ.①脾胃病—中医学—临床
医学—经验—中国—现代　Ⅳ.① R256.3

中国版本图书馆 CIP 数据核字（2017）第 310264 号

中国中医药出版社出版

北京经济技术开发区科创十三街 31 号院二区 8 号楼
邮政编码　100176
传真　010-64405721
三河市同力彩印有限公司印刷
各地新华书店经销

开本 710×1000　1/16　印张 16　字数 246 千字
2020 年 5 月第 1 版　2020 年 12 月第 2 次印刷
书号　ISBN 978 - 7 - 5132 - 4675 - 0

定价　69.00 元
网址　www.cptcm.com

社 长 热 线　010-64405720
购 书 热 线　010-89535836
维 权 打 假　010-64405753

微信服务号　zgzyycbs
微商城网址　https://kdt.im/LIdUGr
官 方 微 博　http://e.weibo.com/cptcm
天猫旗舰店网址　https://zgzyycbs.tmall.com

如有印装质量问题请与本社出版部联系（010-64405510）

《燕京名医——张声生论治脾胃病临证经验》
编委会

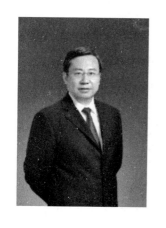

张声生，男，教授，主任医师，医学博士，首都医科大学博士生导师、博士后导师，北京中医药大学博士生导师，享受国务院政府特殊津贴。现为首都医科大学附属北京中医医院首席专家、消化中心主任、脾胃病研究室主任，首都医科大学中医学系副主任，国家中医药管理局重点专科全国脾胃病协作组组长，国家中医药管理局脾胃病调肝理脾重点研究室主任，国家华北区域脾胃病诊疗中心负责人，国家脾胃病区域诊疗中心联盟牵头人，国家消化道早癌防治中心联盟副理事长，国家临床重点专科及国家中医药管理局脾胃病重点学科、重点专科、继续教育基地带头人，北京市中西医结合消化重点专科、北京市中医消化特色诊疗中心带头人等。先后入选全国百名杰出青年中医、北京市新世纪"百千万"人才、北京市卫生系统高层次人才学科带头人、北京市优秀人才、北京市科技新星、北京市中医"125人才计划"1类人才等。

兼任世界中医药学会联合会消化专业委员会会长，第一、二届中华中医药学会脾胃病分会主任委员，欧美同学会医师协会中西医整合消化病分会主任委员，中国医疗保健国际交流促进会中西医结合消化病学分会主任委员，北京中医药学会脾胃病专业委员会主任委员，中华中医药学会内科分会副主任委员，世界中医药学会联合会心身疾病专业委员会副会长，中国民族医药学会脾胃病分会副会长，《中国中西医结合消化杂志》主编等。担任国家科技奖励评审专家、国家新药评审委员、国家教育部长江学者评审专家、国家中保评审委员、国家医保药物目录专家、中华医学会科技奖励评审专家、北京市科技奖励评审委员等。

张声生教授一直致力于中西医结合防治消化系统常见病及疑难病的临床疗效提升及中医药治疗科学内涵的研究，先后主持国家科技支撑计划课题、国家自然科学基金、北京市科技计划研发攻关等课题30余项，发表核心期刊和SCI论文200余篇，获得科技成果奖励9项、国家发明专利6项。主编国家出版基金重点支持的脾胃病学专著《中华脾胃病学》《名医重脾胃》等专著10部，牵头制定和发布了我国脾胃病行业的17个"常见脾胃病中医诊疗共识意见"，这也是我国脾胃病行业迄今共识度最高、影响较大、临床最实用的脾胃病纲领性临床指导文件，作为组长牵头制定了国家药品监督管理局《中药新药用于功能性消化不良临床研究技术指导原则》和《中药新药用于慢性便秘临床研究技术指导原则》等。

序

中医学认为，脾胃为后天之本、气血生化之源，故脾胃伤则百病由生。在临床中，脾胃病既是常见疾病，也是疑难性疾病，中医治疗经验丰富且具独特优势。

张声生教授是我国脾胃病专家李乾构教授的传承人，现已成为新一代有影响力的脾胃病专家。张氏担任中华中医药学会脾胃病分会主任委员10余年，现为世界中医药学会联合会消化病专业委员会会长、北京中医药学会脾胃病专业委员会主任委员、《中国中西医结合消化杂志》主编等，主持制定了一系列我国脾胃病中医诊疗共识意见，主编了国家出版基金重点支持的大型著作《中华脾胃病学》等，成绩斐然。

张声生教授认真传承、勤于临床、善于探新，在脾胃病的临证中有创见，如对慢性萎缩性胃炎癌前病变、功能性胃肠病、溃疡性结肠炎、肝胆胰疾病等中医论治有自己的见解：在理论方面，提出"肝脾相关"是脾胃病发病的基本特点，气滞是脾胃病的核心病机，脾胃病反复发作多以寒热虚实兼见，毒、痰、瘀是难治性脾胃病最常见的病理因素等；在辨证方面，提出"寒热、虚实、气血、湿燥、脏腑"十纲辨治脾胃病；在治法方面，提出"调肝、理脾"是脾胃病的基本治法，将"医门八法"演化为"补、消、温、清、升、降、和、化"新八法；在用药方面，重"寒温并用""虚实兼顾""补泻相宜""平补平泻"的平衡之配；强调"药食同源""内外兼治""针药联合""情志疏导"综合之治等。

《燕京名医——张声生论治脾胃病临证经验》是由张声生的博士后、博士、硕士及徒弟等集体编纂而成，是一部论、法、方、药、验兼备的脾胃病学专著，丰富了脾胃学的内容。我欣为作序。

国医大师 杨春波

绿城福州

2019 年秋

　　传承，是中医学术经验延续发展的重要形式，是创新与发展的源泉。正是由于世代传承，才使这些名医的学术经验得以薪火相传，并不断发扬光大。这些名医是中医学术造诣最深、临床水平最高的群体，是将中医理论、前人经验与当今临床实践相结合的典范，代表着中医学术和临床发展的最高水平；他们的学术思想和临证经验是中医药学术特点、理论特质的集中体现。因此，全面传承和研究、充分学习和继承名中医的临床经验和学术思想，是名中医导师和年轻中医师共同的任务和责任。中医理论体系基于动态、复杂、开放的人体环境，总结了临床实践的个体经验和群体理性认识，从人体宏观生命系统的层次上认识疾病及其规律，具有丰富多变的要素及其关系，却又是不可简单复制的，故总结名医经验，综合分析诊治经验及病案，总结系统规律，是传承的重要任务之一。

　　张声生，主任医师、教授、博士生导师，首都医科大学附属北京中医医院首席专家、消化中心主任。从事中医药治疗常见脾胃病工作30余年，在病机、治则、治法、选方用药等方面有自己独特的认识，积累了丰富的临床经验。如在辨证上提出"十纲"辨治脾胃病；在病机上提出"肝脾相关"是脾胃病发病的基本特点，"气滞是脾胃病的核心病机""脾胃病反复发作多以寒热虚实兼见""毒、痰、瘀是难治性脾胃病最常见的病理因素""脾劳是亚健康的主要病机"；在治法上提出"调肝理脾是脾胃病的基本治法"，将"医门新八法"演化为脾胃病诊疗的"补、消、温、清、升、降、和、化"八法；并强调"内外兼治""针药联合""情志疏导尤其重要"；用药提倡"寒温并用""虚实兼顾""补泻相宜""平补平泻"等。

本书主要分为三部分，即医理篇、临床篇和附录。第一章医理出新，从气机、气血、调肝、理脾、治未病、寒热并用等方面阐述了脾胃病的基本治法；详论了补、消、温、清、升、降、和、化新八法；阐述五味理论以及仲景的温、通、清、和四法；列举了脾胃病常用药对运用等内容。第二章临床克难，从对疾病病因、病机的认识，到治法、方药的运用，将张声生教授提出的相关理论和论治理念贯穿于具体脾胃病的论治中。本章包括口腔溃疡、胃痛、功能性消化不良、胃食管反流病、慢性萎缩性胃炎及癌前病变、消化性溃疡、泄泻、腹痛、便秘、肠易激综合征、溃疡性结肠炎、非酒精性脂肪肝、胆囊炎、脾劳、失眠等。最后的附录部分收录了脾胃病的常用方剂，便于读者对常用方剂的掌握和查阅。

本书经张声生教授指导，由常年跟从张声生教授临证的博士后、硕士研究生、博士研究生及徒弟整理完成，从理论与实践两方面介绍了张声生教授的学术思想及临证经验，凝结了张声生教授多年临证实践的心血，不求系统完备，但求临床实用，使读者能从脾胃病辨治和遣方用药中有所受益。中医学之博大精深，学术繁荣，各家学说纷纭，各有所长。

本书以个人经验为主，不足之处在所难免，敬请各位同仁提出宝贵意见，共同探讨，促进交流和共同发展。

《燕京名医——张声生论治脾胃病临证经验》编委会

2019 年 10 月

第二章 临床克难   089

附录：脾胃病常用方剂解析   **203**

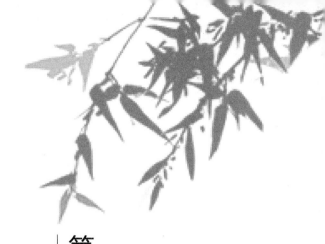

第一章

医理出新

第一节 "十纲"辨治脾胃病思路与经验

脾胃同处中焦，互为表里，脾主运化、主升清，藏精气而不泻；胃主受纳、主降浊，传化物而不藏。脾为太阴湿土，喜温燥而恶寒湿，得阳气温煦则运化健旺。胃喜润恶燥，不仅需要阳气的蒸化，更需要阴液的濡养。若脾运化水谷精微功能减退，则运化吸收功能失常，出现便溏、倦怠、消瘦等病变；运化水湿功能失调，可产生湿、饮、浊、痰等病理产物，发生泄泻等病证。若胃受纳、腐熟水谷及通降功能失常，则发生纳差、胃痛、痞满、胀满等；若胃气失降而上逆，可致嗳气、恶心、呕吐、呃逆等。张声生教授根据多年临床经验，提出脾胃病辨证总纲，即从"寒热、虚实、气血、湿燥、脏腑"辨治，各有偏重。

一、从寒热辨证，寒温并用

脾胃功能易受到六淫、饮食、情志的影响，李东垣《脾胃论》曰："饮食失节，寒温不适，脾胃乃伤。"脾胃为病，易寒易热，外感寒邪、暑邪可经口鼻而入，直犯脾胃，饮食生冷、过食辛辣亦伤及脾胃。《素问·太阴阳明论》曰："脾为太阴，其气易虚，虚则有寒；胃为阳明，受邪易实，实则易热。"慢性脾胃病临床上多表现为寒热错杂的证候特点，病位有脾、胃、肝、肠之别，治疗应当首辨其寒热。

张声生教授指出，临床纯热、纯寒之脾胃病并不多见，多为寒热错杂证，应遵守寒热并用原则治之。如《医碥》所言："寒热并用者，因其人有寒热之邪夹杂于内，不得不用寒热夹杂之剂。"脾胃病中，病邪交阻于中焦，寒热错杂，若用辛温芳香之剂则有助热化燥之弊，苦寒清热又耗伤阳气，合用则辛开苦降。寒热并用，既可以调畅气机，又清热燥湿、温中散寒。典型证候举例如下：①脾寒胃热：临床可见胃脘胀满、恶食生冷、嘈杂吞酸、手足不温、便溏、气短乏力、舌淡边有齿痕、苔薄白腻或薄黄，以半夏泻心汤为代表方，以半夏、干姜辛温配苦寒之黄连、黄芩为典型寒热配伍。②胆热脾寒：临床可见口苦口干、心烦易怒、失眠易醒、腹胀便溏、手足不温等，以柴胡桂枝干姜汤为代表方，以辛温之干姜、桂枝配伍寒凉之黄芩、牡蛎为寒热配伍。③上热下寒：临床可见反酸烧心、胃脘胀满、恶心间作、便溏肠鸣、舌红、苔黄腻，可选用黄连汤，以辛温之桂枝、半夏、干姜配伍苦寒之黄连为寒热配伍。④胃热肠寒：临床可见口疮频发、口中异味、小腹冷痛、肠鸣泄泻、舌质淡胖、苔黄腻，以乌梅丸为代表方，以细辛、桂枝、附子、川花椒辛温配伍黄连、黄柏苦寒之品。⑤肝热胃寒：口苦、心烦易怒、反酸烧心、不喜冷凉食物为典型表现，以左金丸为代表方，以辛温之吴茱萸配伍苦寒之黄连，可根据寒热比重调整黄连、吴茱萸的配伍比例，故又有反左金丸的不同剂量配伍。

二、从虚实辨证，虚实相兼

脾胃乃仓廪之官，后天之本，津液气血及精气化生之源。素体脾胃虚弱，或饮食不节，饥饱失宜，损伤脾胃；或忧思伤脾，或情志不舒，郁怒伤肝，木不疏土，气机壅滞；或病后体虚，纳差食少，导致脾胃损伤的虚弱病证。又脾胃运化失常，或肥甘饮食，导致气血津液代谢失常，产生痰、湿、浊、食积等病理产物，或夹杂寒湿，或郁久化热等实证，而以上病理产物反过来又可损伤脾胃，形成虚实相兼病证。因此，脾胃病临床常见虚实夹杂，但有因虚致虚实夹杂者，又有因实致虚实夹杂者。故脾胃病的治疗，虽有虚实之别，但补土为先，以恢复和促进脾胃功能为主要治则，脾胃功能旺盛，则可充养营卫气血，调节气机，运化水湿，脏腑调和，不生内邪。

张声生教授根据脾胃病的特点，提出"脾以气虚为本，以湿困为标，以气郁为先，以气滞为渐，以气机升降失司为常态"，归纳为理脾十法：补脾气、滋脾阴、温脾阳、升脾气、醒脾困、运脾滞、消脾积、化脾湿、泻脾热、固涩脾肾，分别从不同角度调整脾胃功能，临床中合用多种理脾法，兼顾虚实，以促进脾的运化，气机调畅。现将临床中常见的脾胃病虚实夹杂证举例如下：①脾虚气滞：气郁于内，表现为情志不遂，胀满胀痛等，以逍遥散为基础方，选用柴胡、枳实、白芍、佛手、香橼疏肝行气之品配健脾益气之茯苓、白术、炙甘草等。气机壅滞于中焦，表现为胃肠气滞、脘腹胀满、呃逆、嗳气等症，以枳术丸、枳实消痞丸为代表方，选用枳实、白术、莱菔子、厚朴、枳实、陈皮、大腹皮等药物。②脾虚湿蕴：表现为困怠乏力、头沉重、泄泻、舌淡苔厚腻等，以平胃散、三仁汤、七味白术散为代表方。可选用苍术、薏苡仁、白扁豆、半夏、佩兰、泽兰、茯苓、白术、六一散、竹叶、木瓜等既能健脾治疗脾虚，又能化湿治疗湿浊。③脾虚痰阻：以喉间痰鸣、咽部不利、腹满、舌淡苔腻腐为主要表现，可予二陈汤、温胆汤，选用半夏、胆南星、石菖蒲、浙贝母、瓜蒌等药物。④脾虚食滞：治疗饮食不节伤食所致嗳腐吞酸、大便酸臭等，以保和丸为代表方，选用连翘、焦神曲、生山楂、鸡内金等药物消食化积。

三、从气血辨证，调气行血

脾胃为后天之本、水谷之海，脾胃受纳、腐熟水谷，化生气血以养五脏；脾胃为气机升降的枢纽，为多气多血之脏腑，其功能失调首先表现为气虚、气滞，气机升降失调，而"气为血帅，血为气母"，气血之间相互影响，久病成瘀血，湿、热、痰、浊、毒等继而随气血失调而生。南宋杨士瀛在《仁斋直指方论》中提出"以气为主导，调气为上，调血次之，治气在治血之先，对于有瘀血者，先去其血，然后调之"。《丹溪心法》谓"气血冲和，万病不生，一有怫郁，诸病生焉，故人身诸病，多生于郁"指出气血贵在流畅，一有郁结则生病。叶天士《临证指南医案》云："经主气，络主血。""初病气结在经，久病血伤入络。"近代关幼波强调气血辨证，治疗上主张平调气血。

董建华院士认为治胃必调气血，提出调气以和血，调血以和气，补气以温中，和血以养阴四法治疗胃病。张声生教授在前人气血理论基础上，进一步发挥，提出"气虚则气必滞，气滞则血必瘀"。将气血同治运用于常见脾胃病的治疗中。早期气机郁滞则行气导滞，后期络瘀则祛瘀通络，并强调早期通络防止病变，体现了治未病的思想。通络法又有养血活血、搜剔经络、破血逐瘀等治法，以血府逐瘀汤、下瘀血汤等为代表方。临床常见气血不调证候如下：①肝郁气滞血瘀者，宜疏肝理气为主，辅以活血化瘀。柴胡疏肝散、四逆散之类理气方与丹参饮、桃红四物汤等活血化瘀方剂合方加减使用，以柴胡、香附、枳实、木香、沉香、川楝子、青皮等疏肝理气活络之品，与丹参、鸡血藤等活血化瘀之品联用。②气虚血虚、因虚致瘀的脾胃病，以八珍汤为代表方，以党参、太子参、黄芪、白术之类补益脾胃之气以助运化，并用当归、白芍、川芎等养血活血，则气机通畅而瘀血得化，新血得生。③脾胃病日久、久病入络者，在补益气血的同时，还要注意活血化瘀药的使用，平衡补与消。溃疡性结肠炎常见湿热瘀毒阻滞气机，可重用儿茶、红藤、三七粉，活血散瘀、止血生肌、收湿敛疮；对慢性萎缩性胃炎的治疗，则常选用蜂房、刺猬皮、山慈菇等清热解毒、活血化瘀；肝硬化的治疗，常选用赤芍、莪术、王不留行、郁金等活血消癥、软坚散结。药物选择上，一些中药本身就具有或调气行血，或辛温化瘀，或逐瘀通络以行气的作用，如调气行血可选用香附、川芎、沉香、降香等；辛温行血可选用乌药、炮姜、艾叶等；活血通络可选用三七粉、丹参、赤芍、鸡血藤等；破血逐瘀可选用全蝎、蜈蚣、刺猬皮搜剔经络，及三棱、莪术、王不留行籽等。

四、从湿燥辨证，祛湿养阴

湿为阴邪，为水液代谢异常，水湿泛滥所致；浊又为湿邪久停，凝滞而成。湿邪易阻遏清阳，凝滞皮肤，逆于腠理，痹阻经络，停滞三焦，根据湿邪停留部位的不同则临床表现亦不同。脾主运化，脾失健运易滋生内湿，湿邪久留则有化浊、化热、化痰、伤阳、阻滞气机血运等弊端。湿邪致病以舌苔表现为特点，根据舌苔的厚薄、部位、颜色可辨湿之多少、部位、寒热。

祛湿之法众多，张声生教授强调"脾为生湿之源"，临床善用祛湿之法，注重健脾化湿、芳香化湿、温阳化湿、和胃化湿、清热燥湿、祛风化湿、利水渗湿、祛湿解毒等治法的临床运用。①湿滞中焦，选用草果、砂仁、陈皮、枳壳、化橘红、白豆蔻、草豆蔻、荜茇芳香化湿；羌活、独活、防风、白芷祛风化湿；泽泻、车前子、玉米须、竹叶利水渗湿；②湿滞胃脘，选用竹茹、姜半夏、淡豆豉、谷芽、麦芽、蚕沙、木瓜、荷叶和胃化湿；③脾虚湿蕴，选用茯苓、白术、薏苡仁健脾化湿；④寒湿内蕴，选用半夏、苍术、藿香、佩兰温阳燥湿；⑤湿热内蕴，选用黄连、黄芩、黄柏、栀子、苦参、土茯苓清热燥湿；⑥湿邪停滞日久，形成浊毒，如慢性萎缩性胃炎患者，可配伍山慈菇、半边莲、白花蛇舌草、藤梨根、蜂房、刺猬皮等清热解毒化浊。湿邪日久，与瘀血胶着，则与活血化瘀法同用。

从燥辨证，当考虑以下因素：因季节不同，如秋季多燥；因地域不同，如西北多燥；因体质不同，如老年人多阴虚内燥；因疾病不同，如大汗、大泻后津液丢失致燥；因湿热久留，致湿热伤阴；因血虚不足，血虚风燥等。内燥证在胃表现为纳差、口干渴、胃脘疼痛；在肠可见肠燥便秘；在肝则见眼干、易怒、胁痛；在肾则见颧红、手足心热、腰膝酸软、盗汗等。

养阴之法有滋胃阴、肝阴、肾阴、润肠等之别。①胃阴不足，选用玉竹、麦冬、石斛、沙参、百合、黄精滋阴养胃；②肝阴不足，选用白芍、当归、生地黄滋阴柔肝；③肾阴亏虚，选用女贞子、墨旱莲、天冬、熟地黄、枸杞子、制首乌、山萸肉、五味子滋养肾阴；④阴血亏虚，选用当归、阿胶、龟甲胶养血润燥；⑤肠燥津亏，选用玄参、生地黄、麦冬、当归滋阴润肠；⑥阴虚内热，选用知母、生地黄、天花粉、鳖甲、龟板滋阴清热；⑦阴虚不寐，选用百合、龙眼肉、柏子仁、炒枣仁滋阴安神。张声生教授指出，润燥药物使用时当防滋腻碍脾，可配伍燥湿药物或行气醒脾药物，如滋养胃阴时常配伍香附、木香、陈皮，滋补肝肾时常配砂仁等；湿热伤阴、伤津者当清热燥湿与滋阴润燥同用。

五、从脏腑辨证，调肝理脾

肝属木，脾属土，肝藏血而主疏泄，脾主运化、统血，肝脾宜升，胆胃宜降。肝、胆、脾、胃之生理关系，可概括为"木赖以土滋养""土得木以疏通"。肝为刚脏，性主疏泄，有赖脾气柔润濡养，方不致刚强过盛。血藏于肝，肝得精血之濡养，始有条达之性、疏泄之权。脾胃共司水谷之运化，必得肝木之疏泄，才能纳化升降如常。如《素问·宝命全形论》曰："土得木而达之。"《临证指南医案》曰："木能疏土而脾滞以行。"《金匮要略》曰："见肝之病，知肝传脾，当先实脾。"肝木疏脾土，脾土营肝木。病理上，肝脾互相影响，互相传变，肝有病可及脾，脾受损则肝易乘侮。肝气之亢与郁，脾气之虚与实，互相影响，故治疗当调肝理脾，肝脾同治。肝脾失调包括肝木乘脾土、脾土侮肝木、肝脾不和、肝脾湿热等证型。张声生教授带领"脾胃病调肝理脾重点研究室"团队对"肝脾相关"理论进行了大量研究，发现了"肝脾相关"理论是脾胃病发病的基本特点，并提出"调肝理脾法"是脾胃病最常用的治疗大法。

临床上，张声生教授根据脾胃病肝脾失调的不同证候类型，将具体调肝法与理脾法配合应用：①疏肝健脾法：适用于肝郁脾虚证，代表方为逍遥散，肝郁化热者用丹栀逍遥散，柴胡、薄荷配茯苓、白术为肝脾配伍，又加当归、白芍养肝。②泄肝扶脾法或称抑木扶土法：适用于肝木太旺，横逆脾土的肝旺克脾证，代表方为痛泻要方，以白芍柔肝配伍白术健脾。③补脾泄肝法或称培土泄木法：适用于脾土虚弱、肝气乘脾的脾虚肝旺证，代表方为柴芍六君子汤，以柴胡疏肝配伍健脾之四君子。④补脾养肝法：适用于脾气虚弱，肝血亏虚的肝脾两虚证，代表方为归脾汤，以远志、当归、酸枣仁、龙眼肉养肝配伍炙黄芪、党参、炒白术等健脾之品。⑤清肝温胃法：适用于肝热犯胃，代表方为左金丸或金铃子散合良附丸，以黄连清肝配伍吴茱萸温胃，川楝子清肝配高良姜温胃。⑥柔肝滋脾法：适用于肝脾阴虚证，代表方为一贯煎，以生地黄、枸杞子、当归滋肝，沙参、麦冬滋脾养胃。⑦暖肝温脾法：适用于肝脾虚寒证，代表方为暖肝煎，以乌药、小茴香暖肝，炮姜、桂枝温脾散寒。⑧理气化瘀法：适用于肝脾血瘀证，代表方为血府逐瘀汤，用四逆散疏肝理气，配伍桃仁、红花、川芎、当归、牛膝等活血化瘀。⑨清利湿热法：适用于肝脾湿热证，代表方为茵陈蒿汤、龙胆泻肝汤，龙胆草、黄芩、黄连、栀子均可泄肝脾之湿热。⑩清胆温脾法：适用于胆热脾寒证，代表方为柴胡桂枝干姜汤，柴胡入肝、胆经，黄芩、牡蛎清胆热，配干姜、桂枝温脾散寒。

【小结】

　　脾胃常因饮食不节（洁）、外感风寒暑湿、情志失调、素体不足等原因，造成脾失健运，胃失和降，肝失条达，大肠传导失司，湿邪、食积、气滞、血瘀等停滞。多因素致病为脾胃病的病因特点，其病位在脾、胃，与肝、肾等关系密切。张声生教授根据多年临床经验，提出脾胃病辨证总纲，既从"寒热、虚实、气血、湿燥、脏腑"辨治，又各有偏重。脾胃病临床中，纯寒证、纯热证、纯虚证、纯实证、单一脏腑病变并不多见，而寒热错杂、虚实夹杂、气血同病、湿燥共犯、多脏病变常见，因此，辨治脾胃病应首辨寒热、虚实，兼顾气血、湿燥，重点落在脏腑辨治上。

第二节　论调肝十五法

　　历代医家对治肝之法论述颇多，《黄帝内经》提出"肝升肺降"学说，并列出从酸、甘、辛治肝三原则，为治肝诸法的基础。张仲景"见肝之病，知肝传脾，当先实脾"，成为培土治肝的典范。孙思邈则主张攻补升降、寒热温凉以治肝。张元素从虚实寒热治肝；朱丹溪则提出"肝主疏泄"；李中梓提出乙癸同源，肝肾同治；叶天士提出"泄肝和胃"法；张锡纯提出敛肝救脱治法；王旭高汇总前人经验，提出治肝三十法，成为治肝之集成；岳美中将治肝诸法归纳为和肝法、补肝法、泻肝法。

一、从气血阴阳论调肝十五法

　　肝为将军之官，主谋虑而调畅情志；肝主疏泄，调节气机，恶抑郁而喜条达，故肝气以疏为顺。气郁则可见化火、生湿、生痰、血瘀之相。火入营血则致血热，甚则迫血妄行；肝藏血，血舍魂，故主收敛神魂。在五志中，肝气虚则恐，实则怒。诸风掉眩，皆属于肝，肝血虚、肝火旺均可致肝风内动。肝又与脾、胃、肺、肾关系密切，肝旺则横逆犯脾胃，健脾

第一章　医理出新

009

胃可有助于清化肝脏之湿、痰；肝火犯肺，木火刑金，则当抑木清金；肝肾同源，故可滋水涵木以滋养肝脏。

张声生教授基于肝之特性，提出肝脏为"气血之脏""气机之脏"，主张从气、血、阴、阳调肝，总结出调肝十五法，其核心在于调理气血、调畅气机（图1）。调理气血指根据气血之虚实、寒热以调肝；调畅气机指顺应木喜条达的特点，从气机的升降以调肝。在临床中，当根据肝脏的生理、病理特点，灵活运用调肝诸法，亦可兼而合用，且一味药物常用于多个治法中。

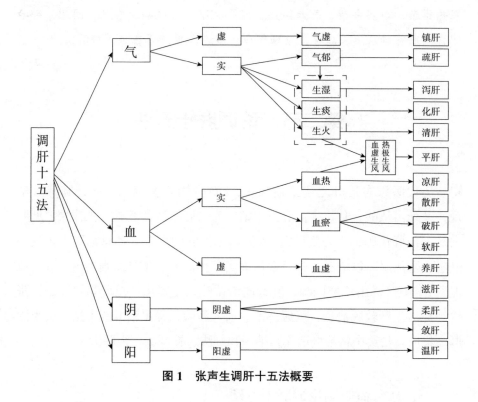

图1 张声生调肝十五法概要

二、调肝十五法解析

1. 从气论治

（1）疏肝法：指顺应肝气，疏导肝气之意。肝主疏泄，肝气宜条达。肝气郁滞则表现为情志抑郁，两胁胀满，善太息，不思饮食，故当以疏肝为基本治法，可选用四逆散、柴胡疏肝散、四七汤，选择柴胡、香橼、佛手、青皮、香附、川芎、薄荷等药物。肝郁又多影响脾胃功能，致脾气亏虚，当疏肝健脾，可选用逍遥散，于疏肝药物中配伍健脾之品。

（2）镇肝法：指重镇沉降乖戾之肝气。肝气虚则恐，表现为噩梦纷扰，易惊恐，故当以镇肝为治法，选用矿石类、贝壳类药物重镇降逆，如代赭石、珍珠母、磁石、石决明、煅龙骨、煅牡蛎。肝气横逆犯胃可见呃逆、呕吐、反酸等症，则可选用旋覆代赭汤降逆和胃。

（3）泻肝法：指清泻肝脏寒湿和湿热之意。肝气疏泄不利，气郁则津液无所化，内蕴而生痰、生湿。肝气横逆犯脾土，脾气被遏则不能运化水湿，则水湿内蕴，形成肝之湿证，郁而化热则形成湿热证。故肝有寒湿、湿热之证，临床主要表现为阴黄和阳黄，治疗当以清泻肝之湿证为法，可选用茵陈五苓散、茵陈蒿汤、龙胆泻肝汤，用药可选择泽泻、车前子、金钱草、茵陈、玉米须、冬瓜皮等。

（4）化肝法：指化肝之痰浊。肝气郁结则水液代谢运化失常，又肝气横逆乘脾，脾气不运而生痰、生浊，痰浊内蕴于肝，则表现为形体肥胖，胸胁胀满，甚者则纳呆、厌食油腻，可选用僵蚕、佛手、山楂、香橼、虎杖、地龙、半夏曲。化肝法多与健脾化痰法相配伍，既可增强运化痰湿的作用，又可绝痰源。

（5）清肝法：指清肝经之热。气郁化火，肝气实则怒，故表现为心烦易怒、面红舌红、口干苦、脉弦数等症，可选用龙胆泻肝汤、金铃子散清肝泻火，药物以龙胆草、川楝子、黄芩、栀子、鬼箭羽、夏枯草、槐花、石见穿为主。肝火犯胃则表现为吐酸、呕恶，可选用左金丸。其中龙胆草、黄芩、栀子等又具有清利肝经湿热作用。

（6）平肝法：指平肝息风。肝阳上亢则易化风，肝血虚亦易生风，可见头晕、目眩等症，治疗应在平抑肝阳、补益肝血的基础上配合平肝息风，可用天麻、钩藤、全蝎、蜈蚣、菊花、薄荷、槐花等。

2.从血论治

（1）凉肝法：指清血热以凉肝。肝为刚脏，又主藏血，肝火内蕴则易热传营血，动血破血，致血热妄行，常表现为面红目赤、斑疹、舌红绛等症。可用赤芍、水牛角、紫草、生地黄、丹皮、侧柏叶、郁金、地榆、藕节等。其中大多数凉肝药物又兼有活血、止血之用。

（2）养肝法：指补养肝之阴血。肝血虚则表现为两目干涩、爪甲不荣、视物不清，以补益肝血为治疗大法，可选用当归、木瓜、鸡血藤、阿胶、柏子仁等。

（3）散肝法：指散肝之瘀血。肝血运行不畅，则瘀血内积于肝，当活血化瘀以通肝络，可选用三七、丹参、赤芍、丹皮、延胡索、川芎、香附、酒大黄、五灵脂、蒲黄、地龙、鸡血藤、王不留行籽、桃仁、红花。其中三七、丹参活血，为虚实并用之药物；元胡、川芎、香附行气活血，为血中之气药，气中之血药；赤芍、丹皮为凉血活血药，尤宜散血热，治疗离经之血。

（4）破肝法：指破肝之癥积，可见鼓胀、胁肋刺痛、舌底瘀斑等，可用大黄蟅虫丸，用药以乳香、没药、郁金、莪术、三棱、全蝎、蜈蚣、蟅虫、穿山甲为主。破肝法与散肝法比较，以破有形之癥块为治法，其药物活血之力强于散肝法，故予破肝命名，取其势如破竹之意。其中虫类药物全蝎、蜈蚣、蟅虫、穿山甲又有搜剔经络之用。

（5）软肝法：指软肝散结。当肝之痰结、瘀结形成肝之痞块时，应治以软肝散结之法，可选用鳖甲软肝散，药选鳖甲、夏枯草、生牡蛎、浙贝母、三七、丹参等。软肝法又多与化肝法、散肝法、破肝法合用，增强软坚散结作用，其中三七、丹参既能软肝之痰结，又能散肝之血瘀。

3. 从阴论治

（1）滋肝法：指滋养肝肾之阴。肝体阴而用阳，为阴中之阳，故其本为阴脏，当以滋养阴液为本，肝阴虚则可见目干、腰膝酸软等症，可选用一贯煎、六味地黄丸等，药物可用生牡蛎、玄参、知母、生地黄、熟地黄、旱莲草、山萸肉、女贞子、首乌、鳖甲、黑芝麻。其中生牡蛎、玄参、知母、生地黄甘寒以润之，既能滋肝，又能凉肝，清内生之相火。

（2）柔肝法：指通过甘味药物以柔缓暴戾之肝气的治法，取"肝苦急，急食甘以缓之"之意。可选用当归、白芍、炙甘草、五味子、大枣等。常与疏肝法合用，疏肝柔肝，治法上刚柔并济，体现肝脏体阴而用阳的特点。

（3）敛肝法：指用酸味药物收涩肝魂。"肝藏血，血舍魂"，肝虚则神不内守，肝火旺则神易弥散，故予酸以收之，可选用白芍、五味子、酸枣仁、乌梅、山萸肉等。敛肝法与柔肝法的不同在于：敛肝以酸味药物为主，以收涩魂神为治法；柔肝法以甘味药物为主，以缓肝之疏泄太过为治法。又白芍、五味子酸甘，既能柔肝，亦能敛肝。

4. 从阳论治

温肝法：指温肝经、散寒滞的治法。论肾阳、脾阳者较多，肝为刚脏，无阳虚之症，但肝经易受凉，则宜温肝散寒，典型方剂为暖肝煎、天台乌药散，药物可选用乌药、吴茱萸、小茴香、干姜、橘核、荔枝核等。

———————————— 【小结】 ————————————

张声生教授根据肝脏之生理、病理特点，提出肝脏为"气血之脏""气机之脏"，提倡从气、血、阴、阳四端以调肝，总结出调肝十五法，即疏肝法、镇肝法、泻肝法、化肝法、清肝法、平肝法、凉肝法、养肝法、散肝法、破肝法、软肝法、滋肝法、柔肝法、敛肝法、温肝法。并提出调理气血，调畅气机为调肝治法的核心。

临床中运用调肝法，又当注意以下几点：①调肝诸法可根据肝脏及病证特点合用，如凉肝法与平肝法同用、疏肝法与柔肝法同用。②一味药可用于多种调肝治法中，如生地黄既可凉肝，又可滋肝；三七既可散肝，又可软肝；白芍既可柔肝，又可敛肝。③注意肝脾关系，可合用调肝法与理脾法，临床中肝脾不和、肝胃不和病证多见，亦可见肝病及脾、脾病及肝的病证，通过调肝可以增强脾胃运化功能，通过理脾有助于肝脏疏泄功能。④注意肝脏与他脏的关系，常多脏兼夹而致病，治疗又有抑木清金、滋水涵木等方法。

第三节　论理脾十法

脾为后天之本，脾脏与气血、寒热、痰湿等密切相关。通过调理脾脏之功能，充分发挥其主生气生血、主统血、主运化、主四肢肌肉，又与津液代谢相关等功能的治脾诸法，统称为"理脾法"，是临床常用治法，"理脾则百病不生，不理脾则诸疾续起"（喻嘉言《寓意草》）。"理脾法"含义有三：一为治理、调节脾脏，恢复脾脏生理功能，如健脾化湿、运脾通络、醒脾开胃等；二为管理全身气血阴阳，如健脾摄血、健脾固精、健脾升阳等；三为辨别虚实寒热，改善脾之功能，如健脾温阳等。理脾法可以总结为"理脾法以理气为核心，理脾之功能，理气血阴阳之虚实，理脏腑之寒热"，既包括调理脾脏之功能，也包括通过调理脾脏功能从而调节全身的气血、阴阳、寒热、虚实。根据临床实践，我们将治脾诸法归纳为理脾十法，包括补脾气、温脾阳、滋脾阴、升脾气、化脾湿、消脾积、醒脾困、运脾滞、泻脾热、固涩法。

一、临床运用理脾法的重要意义

《素问·经脉别论》云："饮入于胃，游溢精气，上输于脾，脾气散精，上归于肺，通调水道，下输膀胱，水精四布，五经并行。"脾为气血生化之源，主津液代谢。又"脾为之使"（《素问·刺禁论》），为其他四脏之使，为气机运化、升降出入之使。故《金匮要略》提出"四季脾旺不受邪"，说明脾对人体健康有重要意义。脾功能失调，则"内伤脾胃，百病由生"（李东垣《脾胃论》）。治疗上，治脾可安五脏，正如张景岳《景岳全书》中论述："脾胃有病，自宜治脾。然脾为土脏，灌溉四傍，是以五脏中皆有脾气，而脾胃中亦有五脏之气，此其互为相使，有可分而不可分者在焉。"说明脾胃为气机之枢纽，可以通过调节脾胃功能以安五脏。

二、理脾十法的临床运用

"脾以气虚为本，以湿困为标，以气郁为先，以气滞为渐，以气机升降失司为常态"，故理脾以补脾气为基础，配合疏肝行气、消积导滞、运脾化湿、芳香醒脾诸法，旺脾以恢复脾脏功能，斡旋中焦以调畅全身气机。

1. 补脾气

补脾气即健脾益气，用于体虚乏力、病后体弱、劳倦伤气、饮食伤脾等，以四君子汤为代表，可选用人参、茯苓、白术、炙甘草、黄芪、山药、党参、太子参等。脾虚气弱，气机易郁滞于中，故可加陈皮、砂仁等行气导滞，有助于脾气恢复，如六君子汤、香砂六君子汤等。

2. 滋脾阴

滋脾阴即滋润脾阴。"脾阴"之说素有争议，脾有气、有阴，而临床中脾阴不足的症状多与胃阴虚类似，表现为口渴思饮、胃脘灼热等，以益胃汤、麦门冬汤等为代表，可选用玉竹、黄精、石斛、葛根、麦冬、沙参、天花粉等。脾为至阴之脏，其不足者可表现为阴不敛阳，出现失眠、口疮、失眠健忘等症，以酸枣仁汤、百合知母汤为代表方，缪希雍提倡"甘凉滋润益阴之有益于脾"，可选用石斛、玉竹、麦冬、沙参、百合、白芍等。

3. 温脾阳

温脾阳即健脾温阳散寒法，适用于脾胃虚寒证，见脘腹疼痛、泄泻、肢凉、纳差等症者，以理中汤、黄芪建中汤、吴茱萸汤为代表方。理中汤强于温中散寒，黄芪建中汤强于和中止痛，吴茱萸汤强于和胃散寒止呕。药物可选用桂枝、干姜、附子、吴茱萸、白豆蔻、肉豆蔻、补骨脂、荜茇、高良姜、川椒、丁香等。阳虚出血者，忌用大辛大热之品动血，亦不可予大寒之品凝血，当温脾止血，选用黄土汤健脾温阳摄血。

4. 升脾气

升脾气即补中益气，升举阳气之意。用于阳气不升之内脏下垂，阳气被遏之发热、乏力，也可用于清阳不升之头晕目眩、下肢水肿，久痢之气脱者，内痈、外痈之脱毒期。以补中益气汤、升阳益胃汤为代表方剂，可选用升麻、柴胡、葛根、黄芪等。升脾气又有补脾以降逆胃气之意，以旋覆代赭汤为代表方，升脾气，和胃降逆。

5. 醒脾困

醒脾困即芳香醒脾法。脾脏劳倦，无力运化，功能减弱，表现为乏力、肢体困倦。因其不同于脾虚证，故称为"脾劳"，以芳香醒脾，鼓舞脾脏以"醒阳"，增强脾脏的益气行气化湿之功。可选用枳壳、陈皮、砂仁、香橼等药。

6. 运脾滞

运脾滞即运脾导滞。滞有气郁、气滞、湿蕴、食积之分。气郁于内，表现为情志不遂、胀满胀痛等，以柴胡疏肝散为基础方，选用柴胡、枳实、白芍、佛手、香橼等药物疏肝行气。气滞即气机壅滞于中焦，表现为胃肠气滞、脘腹胀满、呃逆、嗳气等症，以枳术丸、枳实消痞丸为代表方，选用枳实、白术、莱菔子、厚朴、枳壳、陈皮、大腹皮、化橘红等药物，疏散胃肠气滞。湿蕴指气机郁滞，内生痰湿，又阻滞气机，可予二陈汤、温胆汤，选用陈皮、半夏、胆南星、石菖蒲、浙贝母、瓜蒌等药物，祛湿化痰以调畅气机。食积指饮食不节，以保和丸为代表方，选用连翘、焦神曲、生山楂、鸡内金等药物消食化积。郁久化热，气郁而变生火热，湿蕴变生湿热、痰热，食积化热，可配合使用清肝热、清痰热、化湿热等治法。运脾滞之法关键在于行气、通腑，使有形实邪从肠腑排出，促进气机运行，故可加通腑药物。

7. 消脾积

此处脾积指脾虚寒积、瘀血内积证。寒积证多见于脾肾阳虚病证，表现为腹痛便秘、喜温喜按、手足寒厥等，以大建中汤、温脾汤为代表方，选用附子、花椒、干姜、党参、白术、厚朴、大黄、甘草等药物。瘀血内积指脾络瘀滞证，久病入络，临床见病久腹痛、便秘、舌暗红等，可加丹参、檀香、三七、郁金等药物。

8. 化脾湿

化脾湿指运化中焦水湿，广义者包括运化湿、水、痰三种代谢产物。脾气虚弱，水谷精微不能转化成气血，内蕴中焦而化生痰湿，阻滞气机，困脾碍胃，表现为困怠乏力、泄泻、舌淡苔厚腻等，以平胃散、参苓白术散、七味白术散为代表方，可选用苍术、薏苡仁、白扁豆、半夏、佩兰、泽兰、茯苓、白术、六一散、竹叶、木瓜。水液代谢失常而出现水肿者，以五苓散、苓桂术甘汤为代表方，可以茯苓、猪苓、薏苡仁、苍术、桂枝等为主药。痰湿内蕴者，以石菖蒲、浙贝母、竹茹等为主药。化脾湿法与运脾滞法有相同点，又有区别。运脾滞以行气为主，通过行气以消湿、痰、食之内积；化脾湿法以祛湿为主，通过调节水液代谢以化湿、痰、水等实邪。诸多药物既能化湿，又能行气导滞，如草豆蔻、半夏、陈皮等。

9. 泻脾热

脾热指脾气虚弱而生的"阴火"，我们称为"脾之阴火"，故泻脾热指益气健脾消阴火。临床可见口疮、乏力，伴低热、消瘦等内热之象，又有脾虚气弱的基础。《脾胃论·饮食劳倦所伤始为热中论》说："元气不足而心火独盛。心火者，阴火也，起于下焦，其系于心，心不主令，相火代之。相火，下焦包络之火，元气之贼也。火与元气不两立，一胜则一负。"脾胃气虚，气血生化不足，心失阴血滋养，肾精失养，则心阴、肾阴不足，相火亢盛，此相火便是"阴火"。脾气虚弱，升清降浊失司，阳气不得宣发，郁而内耗营血，形成内热，故脾气虚弱是形成"阴火"的根本原因。治疗当"以辛甘温之剂，补其中而升其阳，苦寒以泻其火""升阳气，降阴火"，以升阳散火汤为代表方。又有清脾热以安胎者，多用黄芩、白芍等，可加用益气固摄之品，如黄芪、炙甘草等。

10. 固涩法

固涩法指固涩人体气、血、精、津等的治法。脾气的另一个重要作用是主固涩，气虚固涩无力而出现汗证、血证、滑精、尿频、大便失禁、白带多等，可予归脾汤益气养血止血、玉屏风散益气健脾止汗、桑螵蛸散固精、缩泉丸益气缩泉止遗、完带汤健脾渗湿止带、参苓白术散健脾渗湿止泻。

【小结】

临床运用理脾诸法要注意以下几点：①临床中理脾诸法并非单独存在，而是相互关联的，运用时可单用某一治法，也可兼而用之以增效。如补脾气与醒脾困合用，增强脾脏运化功能；补脾气与泻脾热合用以消阴火；补脾气与化脾湿合用，增强健脾化湿之功。②调节脾脏功能，当考虑脾脏与他脏关系。如脾胃相关，同居中焦，主气机升降，临床应健脾和胃同用；肝脾相关，治疗时可调肝理脾；脾肾相关，健脾温肾以增强温阳之功。③他脏之病，可从脾论治，各脏腑是一个整体而不可划分。如"见肝之病，知肝传脾，当先实脾"，说明肝病治脾的重要性。④通过调畅气机而治脾，如辛开苦降调畅气机，以半夏泻心汤为代表方剂。⑤一味中药兼多种功效，临床切不可以健脾一概而论，当区别其各自特点。如苍术性温，辛香健脾，苦温燥湿，又可祛风散寒，长于燥湿健脾；薏苡仁性偏凉，健脾渗湿强于通利水湿；木香性温，辛散温行，长于行气。

第四节　调肝理脾法在疑难病治疗中的运用

调肝理脾法为中医治疗大法之一，属中医治法八法中"和法"的范畴。调肝理脾法主要是协调肝脾功能，包含疏肝、清肝、养肝、柔肝、镇肝等调肝治法，以及补脾、运脾、温脾、滋脾、祛湿（化脾）、升脾等理脾治法。肝脾之脏腑功能协调，是脾胃发挥正常生理功能的重要保证；肝脾功能失调，影响脾胃正常生理功能，导致脾胃病的发生。肝脾失调与疑难脾胃病关系更为密切，从调肝理脾入手治疗疑难脾胃病往往能取得良好临床疗效。

一、肝脾生理病理关系与调肝理脾

肝属木，脾属土。肝藏血而主疏泄；脾主运化，主统血，为气血生化之源；肝脾宜升，胆胃宜降。肝胆脾胃之生理关系，可概括为"木赖土以滋养""土得木以疏通"。如《黄帝内经》曰："土得木而达之。"《临证指南医案》曰："木能疏土而脾滞以行。"《黄帝内经》曰："气有余，则制己所胜，而侮所不胜；其不及，则己所不胜侮而乘之，己所胜轻而侮之。"肝脾失调包括肝木乘脾土、脾土侮肝木、肝脾不和、肝脾湿热等证型。病因怒伤情志所致者，多为肝气太盛，乘克脾土，其病机特点以肝实为主；病由饮食劳倦伤脾者，因脾土虚弱，招致木胜乘土，其病机特点以脾虚为主。

二、对调肝理脾法的认识

调肝理脾是治疗疑难脾胃病的常用和基本治疗大法，调肝即疏肝、泻肝、清肝、养肝、滋肝、化肝、散肝、柔肝、镇肝等，理脾即补脾气、运脾滞、升脾气、温脾阳、泻脾热、化脾湿、滋脾阴等，临床上可根据疑难性脾胃病所表现出的不同肝脾失调证候类型，将调肝法与理脾法配合应用：①疏肝健脾法：适用于肝郁脾虚证。临床表现为胸胁胀满疼痛，情志抑郁，善太息，纳差食少，腹胀便溏，苔薄白，脉弦等。代表方为四逆散或逍遥散。②泻肝扶脾法或称"抑木扶土"法：适用于肝木太旺，横逆脾土的肝旺克脾证。临床表现为腹痛泄泻，泻后痛减，痛泻与情志有关，伴胁痛，胸闷不舒，腹胀，肠鸣矢气，苔薄或微黄，脉弦。代表方为痛泻要方。③补脾泻肝法或称"培土泻木"法：适用于脾土虚弱、肝气乘脾的脾虚肝旺证。临床表现为食少纳差，脘腹胀痛，大便不调，倦怠乏力，舌质淡，苔薄白，脉弦缓无力。代表方为柴芍六君子汤。④补脾养肝法：适用于脾气虚弱，肝血亏虚的肝脾两虚证。临床表现为纳少脘胀，神疲乏力，形体消瘦，头昏目眩，眠少梦多，心虚胆怯，舌淡，脉虚细。代表方为六君子汤合四物汤或归脾汤。⑤泻肝和中法：适用于肝气（火）犯中证。临床表现为胸胁、脘腹胀满疼痛，呃逆嗳气，吞酸嘈杂，郁闷或烦躁易怒，或口干口苦，或心烦易怒，或便秘，苔薄白或薄黄或黄，脉弦或数。代表方为柴胡疏肝散合左金丸或泻肝煎。⑥柔肝滋脾法：适用于肝脾阴虚证。临床表现为胁肋及脘腹隐痛，口干纳差，脘痞腹胀，大便或秘，心烦少寐，舌嫩红少苔，脉细数无力。方用一贯煎。⑦暖肝温脾法：适用于肝脾虚寒证。临床表现为脘腹冷痛、喜温按，时有腹泻，恶心欲吐，手足厥冷，舌质淡，苔白，脉弦紧等。代表方为理中丸合吴茱萸汤或暖肝煎。⑧理气化瘀法：适用于肝脾血瘀证。临床表现为胁肋脘腹疼痛、痛如针刺，或疼痛固定不移，舌质黯红，脉涩或弦紧等。方用血府逐瘀汤合丹参饮、失笑散。⑨清利湿热法：适用于肝脾湿热证。临床表现为胁肋疼痛，脘痞胸闷，泛恶欲吐，大便不爽，舌红，苔黄腻，脉弦滑或濡数。方用茵陈蒿汤合连理汤。

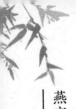

三、调肝理脾治疗疑难脾胃病临床验案

1. 疏肝健脾法治疗慢性萎缩性胃炎

患某，男，52 岁，2009 年 9 月 12 日首诊。

胃脘隐痛十余年。患者十余年来反复出现胃脘胀痛，连及两胁，每于生气后明显，伴有胃脘嘈杂不适，早饱，时有嗳气、反酸、恶心，胃纳差，乏力，大便时溏，眠差多梦。1 个月前胃镜及病理检查提示慢性萎缩性胃炎、重度不典型增生。舌质黯红苔白，脉弦细。

西医诊断：慢性萎缩性胃炎。

中医诊断：胃脘痛。

中医辨证：肝郁脾虚，兼气滞血瘀证。

治法：疏肝健脾，理气化瘀。

方药：逍遥散合枳术丸、半夏厚朴汤加减。柴胡 10g，当归 10g，白芍 10g，甘草 5g，党参 15g，茯苓 15g，炒白术 15g，生薏苡仁 30g，香附 10g，枳壳 10g，木香 10g，清半夏 10g，厚朴 10g，苏梗 15g。每日 1 剂，水煎服，每次 200mL，每日 2 次。

2 周后患者复诊，药后诸症明显好转。舌质黯红，苔薄白，脉弦。上方去厚朴、苏梗，加白花蛇舌草 20g，八月札 20g，三七粉 3g（冲服），露蜂房 6g。此后患者以上方为基本方加减治疗 6 月余，复查放大染色精查胃镜示慢性浅表性胃炎，病理检查示胃黏膜慢性炎症，未见不典型增生。

【按语】慢性萎缩性胃炎合并重度不典型增生是临床常见疑难脾胃病，属癌前病变。脾胃病与情志失和密切相关，患者平素多因情志不畅导致肝气郁结。肝主疏泄气机，脾主运化水谷，脾胃之运化功能必得肝木之疏泄，才能纳化升降如常。故《黄帝内经》曰："土得木而达之。"《临证指南医案》曰："木能疏土而脾滞以行。"若肝气郁结，肝木乘脾土，则脾胃运化失健，中焦气机升降失调，从而产生气滞、食停、湿（痰）阻、寒凝、火郁、血瘀等各种病理产物，久则形成慢性萎缩性胃炎。本例患者以疏肝健脾立法，以逍遥散合枳术丸、半夏厚朴汤为基本方加减。方中柴胡、香附、当归、白芍疏肝柔肝，党参、炒白术、甘草健脾益气，生薏苡仁、茯苓、清半夏健脾祛湿，枳壳、木香、厚朴、苏梗理气调中。二诊时微观辨证与宏观辨证相结合，慢性萎缩性胃炎不典型增生属气滞郁热、湿滞血瘀，故而患者复诊时加八月札、白花蛇舌草、三七粉、露蜂房解郁清热，祛湿化瘀。患者病程日久，须守方缓图，方可收效。本例患者坚持服药半年余，诸症皆愈，疗效显著。

2. 柔肝滋脾法治疗慢性持续性溃疡性结肠炎

患某，女，42岁，2009年4月28日首诊。

腹痛伴黏液脓血便反复发作9年余。患者9年来反复因情志不畅及过度劳累后出现左下腹胀痛，大便干，一二日一行，伴有黏液脓血，里急后重。行肠镜检查提示溃疡性结肠炎（左半结肠型、中度、活动期）。曾服用柳氮磺吡啶、美沙拉嗪等药治疗，病情时轻时重，反复发作。近期查大便常规示红细胞30个/高倍视野，白细胞42个/高倍视野，黏液（+++）。现症见左下腹隐痛，大便每日2～3次，便质干，夹有黏液脓血，血便为主，伴里急后重，两侧胁肋不舒，纳食不香，脘痞腹胀，吞酸嘈杂，心烦少寐。舌红少苔，脉细数。

西医诊断：溃疡性结肠炎（左半结肠型、中度、活动期）。

中医诊断：久痢。

中医辨证：肝脾阴虚，兼大肠湿热证。

治法：柔肝滋脾，养中清肠。

方药：一贯煎加减。生地黄15g，当归10g，麦冬15g，沙参15g，川楝子10g，白芍10g，木香10g，槟榔15g，仙鹤草15g，地榆炭15g，红藤20g，黄芩15g，炒莱菔子15g，焦三仙30g。每日1剂，水煎服，每次200mL，每日2次。

2周后患者复诊，诉药后诸症明显好转。舌质淡红少苔，脉细。上方去仙鹤草、麦冬，加炒栀子10g，合欢皮20g。

三诊时患者症状进一步减轻，以上方为基本方治疗4月余后临床症状消失，复查肠镜提示溃疡性结肠炎（缓解期）。嘱患者继续服药巩固2个月，随访半年未见复发。

【按语】溃疡性结肠炎是临床常见疑难脾胃病，一般认为本病为本虚标实。活动期以标实为主，主要为湿热蕴肠，气血不调，治宜清热祛湿，

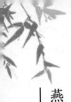

凉血止痛；缓解期属本虚标实，以本虚为主，主要为正虚邪恋，运化失健，且本虚多呈脾虚，亦有兼肾亏者，治宜调补脾肾、兼清余邪。此为病机之常者。本例患者素体肝旺，脾阴亏虚，肠道燥热，溃疡性结肠炎发病之后，出现大便干结或便秘，伴有黏液脓血便。阴亏燥热，故见大便干或便秘；邪热灼伤肠络，深入血分，故见黏液脓血便以血便为主。两侧胁肋不舒，吞酸嘈杂，心烦少寐，为肝阴不足，虚热内扰；纳食不香，脘痞腹胀，为脾阴亏虚，运化失健。方中生地黄、当归、麦冬、沙参、白芍滋养肝脾清虚热，木香、槟榔调气，炒栀子、川楝子、黄芩清热解毒，红藤、仙鹤草、地榆炭凉血止血修复肠络，炒莱菔子、焦三仙消积下气以助运化，合欢皮解郁安神。

3. 泻肝扶脾法治疗肠易激综合征

患某，男，46岁，2009年2月10日首诊。

腹痛伴腹泻反复发作6年余。患者6年来反复出现脐周或左下腹疼痛，疼痛呈隐痛或胀痛，生气时明显，无放射痛，伴有腹泻，大便每日3～5次，大便呈糊状或稀便，便前腹痛，便后缓解。肠镜检查未发现异常。舌质黯红，苔黄腻，脉弦。

西医诊断：肠易激综合征。

中医诊断：泄泻，腹痛。

中医辨证：肝旺乘脾，兼湿热证。

治法：泻肝扶脾，健脾化湿。

方药：痛泻要方加减。陈皮10g，炒白术15g，酒白芍15g，防风10g，白梅花10g，佛手10g，党参20g，茯苓15g，生薏苡仁30g，草豆蔻10g，白扁豆10g，甘草6g。每日1剂，水煎服，每次200mL，每日2次。

2周后患者复诊，诉药后诸症明显好转。舌质黯红，苔白，脉弦。上方去草豆蔻、白扁豆，加砂仁6g，莲子30g，生黄芪15g，芡实15g。

三诊时患者基本痊愈，继续以上方为基本方巩固治疗2周，随访6个月未见复发。

【按语】肠易激综合征的发病原因目前尚不清楚，其病理生理学基础与肠道动力障碍、内脏感觉异常、脑-肠轴作用、精神心理因素、消化道激素及全肠道感染、细菌移位等有关。我们多年来一直从事肠易激综合征的临床研究，主持了首都发展基金重点课题与北京市科委研发攻关项目，研究显示肝脾不和是肠易激综合征发病与复发的中心环节，调理肝脾是治疗的基本大法。本例患者肝脾失调的特点在于肝旺乘脾，或木旺乘土。肝主疏泄，调畅气机，疏理脾土，以助运化，肝旺则气机阻滞，故腹痛或伴腹泻；脾主运化，既运化水谷精微，也运化水湿，脾运失健，故腹泻或伴腹痛。因此，肝旺乘脾证多痛泻并存，泻后痛减为其基本证候特点。治疗上以陈皮、炒白术、酒白芍、防风抑肝扶脾，同时加白梅花、佛手增强疏肝理气之功，党参、茯苓、生薏苡仁、草豆蔻、白扁豆、砂仁、莲子、生黄芪、芡实等增强扶脾化湿作用。

第五节　调肝理脾法治疗功能性胃肠疾病

功能性胃肠疾病（functional gastrointestinal diseases，FGIDs），又称"胃肠功能紊乱"，是一组生理、精神心理和社会因素相互作用而产生的消化系统疾病，其临床表现主要涉及胃肠道进食和排泄方面的异常。罗马Ⅳ标准根据其发病部位和临床症状，将本病分为功能性食管病，功能性胃十二指肠病，功能性肠病，功能性胆道和括约肌功能障碍，功能性肛门直肠疾病，新生儿、婴幼儿、儿童和青少年功能性疾病。每个病种又分为几个亚型。其中，功能性消化不良（functional dyspepsia，FD）属于功能性胃十二指肠病，肠易激综合征（irritable bowel syndrome，IBS）属于功能性肠病。这两种疾病是功能性胃肠疾病中最常见的两种类型。FGIDs 可以发生于任何年龄，以 20～40 岁的青壮年居多，女性多于男性，且常伴有胃肠道外症状，如焦虑、失眠、健忘、注意力涣散等。由于 FGIDs 是一组功能性胃肠疾病，其发病机制尚未完全阐明，主要涉及胃肠道动力异常及内脏敏感性改变等方面，西医主要采用对因对症治疗，疗效不能令人满意，且患者反复就诊，耗费了大量有限的医疗资源。中医中药可明显改善患者的临床症状，提高其生活质量，因此越来越多的患者开始寻求中医药治疗。

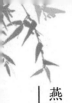

中医无功能性胃肠疾病的病名，根据其临床表现可归属于"胃痞""胃脘痛""泄泻""腹痛""吐酸""呕吐""便秘"等范畴。在临床中，同一种疾病或同病异证的患者，其临床表现差别也较大，有时常可见到多种症状重叠和并存的情况。如患者既有上腹部不适、饱胀感等功能性消化不良的症状，又合并存在腹部胀痛、便秘型或腹泻型肠易激综合征的表现。再比如，有的患者表现为胃食管反流病与功能性消化不良或肠易激综合征的重叠症状。该病总的病机以肝脾失和、脾胃运化失常最为常见。因此，治疗当以调肝理脾、和胃理气为主。经过多年的临床探索，并结合相关动物实验研究，我们发现运用调肝理脾法治疗功能性胃肠疾病有显著的临床疗效。

一、调肝理脾与功能性消化不良

功能性消化不良（FD）是临床常见病、多发病，主要临床表现为餐后饱胀不适、早饱感、上腹部烧灼感以及上腹痛等。罗马Ⅳ标准将 FD 分为餐后不适综合征、上腹痛综合征。中医学根据临床表现，多将其归属于"胃痞""痞满""胃脘痛"等范畴。由于情志失调是本病的主要病因，所以患者多伴随情志方面的异常改变，如焦虑、烦躁、易怒等。本病病机多为肝脾失调，治疗当以调肝理脾为大法。因此，虽然本病病位主要在脾胃，但无论是病因病机，还是具体临床表现，都与肝有密切相关。近年来，有关调肝理脾法治疗 FD 的研究受到越来越多的重视。

1. 调肝理脾法治疗 FD 的临床研究

宋建平以逍遥散加减治疗功能性消化不良的研究结果显示：采用逍遥散加减（基本方：柴胡、白术、当归、茯苓、芍药、薄荷、生姜、甘草、鸡内金、木香、枳壳）的治疗组，其总有效率达到 91.7%，与口服多潘立酮治疗的对照组（总有效率 72.9%）比较，结果具有统计学意义（$P < 0.01$）。罗茜等运用舒胃汤（柴胡、白芍、香附、枳实、白术、焦神曲、川楝子等）治疗功能性消化不良 30 例的研究中，对照组予以多潘立酮，结果提示：采用舒胃汤的治疗组，其总有效率为 93.33%，对照组为 76.67%，两组比较有显著统计学意义（$P < 0.01$）；在胃排空改善率方面，治疗组也

要优于对照组（$P < 0.05$）。刘运至等观察柴积平肝汤治疗功能性消化不良肝胃不和证的临床疗效，结果显示：治疗组无论是在有效率（94.4% 和 86.1%）方面，还是在抑郁自评量表评分方面，均要优于对照组，差别亦均具有统计学意义（$P < 0.05$）。陈秋萍采用疏肝和胃法针刺治疗功能性消化不良的临床研究中，对照组予以口服多潘立酮，结果显示：针刺组在降低功能性消化不良患者症状积分、总有效率方面，均优于对照组，结果具有统计学意义（$P < 0.05$）。雷良蓉等应用疏肝健脾和胃法治疗功能性消化不良肝胃不和证，对照组予以多潘立酮和奥美拉唑治疗，结果显示：治疗组在总有效率方面明显优于对照组（93.02% 和 67.44%）（$P < 0.01$）。

2. 调肝理脾法治疗 FD 的实验研究

我们团队观察仁术健脾理气方对功能性消化不良大鼠胃排空功能及胃促生长素（Ghrelin）、5- 羟色胺（5-HT）、降钙素基因相关肽（CGRP）的影响，结果显示：治疗组胃排空率要高于对照组（$P < 0.05$），且存在剂量依赖性，提示仁术健脾理气方对 FD 大鼠具有加快胃排空、降低胃肠高敏感的作用，其机制可能与外周血 Ghrelin、5-HT 含量升高，CGRP 含量降低有关。徐寅等在前期舒胃汤治疗 FD 患者临床研究的基础上，进一步探讨其对 FD 大鼠相关胃肠激素的影响，结果显示：舒胃汤不仅能促进大鼠的胃排空，而且可以下调其胃动素水平，改变胃窦 Cajal 间质细胞的超微结构，提高 P 物质水平，从而利于胃肠道运动功能的恢复。

二、调肝理脾与肠易激综合征

肠易激综合征（IBS）是一种慢性功能性疾病，临床以腹痛或腹部不适，伴有排便习惯及大便性状改变，无器质性内脏损害为特征，症状可持续存在，亦可间歇发作。根据其临床表现可分为腹泻型（diarrhea，IBS-D）、便秘型（constipation，IBS-C）、混合型（mixed，IBS-M）和未定型（unsubtyped，IBS-U），其中又以 IBS-D 最为常见。IBS 可以发生于任何年龄，以 20 ～ 40 岁的青壮年居多，男女之比约为 1 : 2，占消化门诊量的 20%。

中医学中没有与 IBS 完全相符的病症名称，一般根据患者的临床症状，

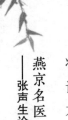

将其归属于"腹痛""泄泻""肠郁"等范畴。其病因病机在中医古籍中早有详细阐述，本病多由久病伤脾，或素体脾虚，或饮食不节，损伤脾胃；情志不舒，肝气郁结，久则横逆犯脾；水湿内阻，损伤脾肾等所致。本病病位在肠，涉及肝、脾、肾三脏，脾胃虚弱和肝失疏泄贯穿发病的整个过程。

西医学关于 IBS 病因比较一致的观点是：早期不良生活事件的刺激是 IBS 日后发生发展的重要因素。而中医药在这方面的多项临床研究证实，调肝理脾法调节心理（不良生活刺激因素）是肠易激综合征的有效手段。其中的机制涉及通过影响 IBS 的离子通道、肠道动力、神经内分泌激素等发挥治疗作用。

1. 调肝理脾法治疗 IBS 的临床研究

调肝理脾法主要包括疏肝、柔肝、健脾、醒脾 4 个方面，由于临床上患者的证候相对复杂，并非单一出现，故治疗方面亦多是根据具体证候分型联合应用，多采用疏肝健脾、健脾益气、疏肝解郁（柔肝）、健脾化湿（醒脾）等治疗，收到很好疗效。

（1）疏肝健脾法：陶琳、张声生等人采用前瞻、随机、对照方法，将 132 例 IBS-D 肝郁脾虚证患者随机分为中药组和西药组。中药组，给予痛泻要方加减方口服；西药组，给予匹维溴胺口服。两组均治疗 4 周，并在治疗后 3 个月、6 个月进行随访，观察西医症状、中医证候、生活质量等的改善情况。结果显示：中药疏肝健脾法不仅能改善 IBS-D 肝郁脾虚证患者的临床症状，还能持久提高其生活质量，并随着随访时间的延长，疗效更加显著。

刘竹轩等人采用随机对照的研究方法，观察健脾疏肝方治疗肝郁脾虚腹泻型肠易激综合征的临床疗效。结果显示：治疗组总有效率为 92.50%，组间中医证候疗效差异有统计学意义，提示健脾疏肝方能有效改善肝郁脾虚腹泻型肠易激综合征患者的临床症状，疗效确切。

（2）健脾益气法：吴攀伟等人通过观察比较健脾益气汤治疗组与西药对照组前后小肠插管造影。结果显示：治疗组经健脾益气汤治疗后有效率 86.67%，小肠造影显示合格率 83.33%；对照组采用西药治疗后有效率 75.00%，小肠造影显示合格率 76.67%。两组疗效比较，治疗组优于对照组（$P < 0.05$），提示健脾益气中药治疗肠易激综合征具有明显优势，小肠

插管造影能较好反映治疗效果和功能改变。

苏燕妮等人通过观察健脾益气方配合心理疏导治疗便秘型肠易激综合征的临床疗效。结果显示：治疗组与对照组在总有效率、治疗前后症状积分及复发率方面，差异均有统计学意义，提示健脾益气方配合心理疏导可有效提高 IBS–C 的疗效，值得临床推广应用。

（3）疏肝解郁（柔肝）法：陈峰松等人将 60 例患者随机分成两组，中药治疗组予以自拟疏肝解郁汤（由柴胡、川芎、香附、杭白芍、茯苓、炒白术、防风、陈皮、炙甘草等组成），西药治疗组予以黛力新片。两组总疗程均为 8 周。治疗前后分别进行焦虑自评量表（SAS）、抑郁自评量表（SDS）评分及 IBS 症状评分，结果显示：疏肝解郁汤能明显改善患者腹痛、腹泻及焦虑、抑郁情绪等症状，与黛力新组疗效相当，但其不良反应较少，更有利于临床推广。

（4）健脾化湿（醒脾）法：赵立波观察健脾化湿颗粒（由炙黄芪、炒白术、茯苓、砂仁、白芍、陈皮、防风等组成）治疗腹泻型肠易激综合征的临床疗效，并与匹维溴铵片组对照，结果显示：治疗 1 个月后，两组在总有效率方面无统计学意义（$P > 0.05$），但治疗组在治疗后的腹泻、腹痛及腹胀量化积分及总积分方面要优于对照组（$P < 0.05$），与本组治疗前比较，结果亦有统计学意义（$P < 0.05$）。提示健脾化湿汤治疗腹泻型肠易激综合征疗效显著。

2. 调肝理脾法治疗 IBS 的基础研究

（1）调肝理脾法对离子通道的影响：国家自然科学基金资助项目"疏肝健脾方对实验性腹泻型肠易激综合征 5–HT 相关的结肠黏膜离子通道转运机制的影响"的研究结果显示：疏肝健脾方对腹泻型肠易激综合征大鼠结肠黏膜 5–HT 通路相关的跨上皮电活动的作用是通过调节 Cl^- 和 HCO_3^- 的分泌实现的，其调节是通过位于结肠上皮顶膜的囊性纤维化跨膜调控性 Cl^- 通道，以及位于基底膜的 Na^+–K^+ 泵、钠钾氯共转运体、钠碳酸氢根共转运体、Cl^-/HCO_3^- 交换器和基底膜 K^+ 通道共同作用的结果。

由该实验中心设计研究的另一项结果显示：疏肝健脾方对 IBS 模型大鼠治疗作用的发挥与其对大鼠结肠黏膜多巴胺通路相关的 Cl^- 和 HCO_3^- 转运的调节作用有关，这一过程主要由结肠黏膜顶膜侧 Cl^- 通道，基底膜侧

阴离子交换体及 Na^+-K^+-$2Cl^-$ 共转运体等膜通道蛋白共同介导。

（2）调肝理脾法对肠道动力的影响：不同的动物实验均证实，中医调肝理脾法能够通过抑制结肠平滑肌的收缩作用，有效改善 IBS 老鼠及家兔腹泻症状。费晓燕等人通过制备 IBS 大鼠离体结肠纵行平滑肌条，应用乙酰胆碱引起肌条收缩，再加入不同浓度的疏肝饮，观察疏肝饮对结肠纵行平滑肌收缩的抑制作用，结果显示：疏肝饮对乙酰胆碱刺激后的结肠纵行平滑肌肌条的收缩有抑制作用，并呈浓度依赖性，提示疏肝饮可通过改善肠道动力缓解肠易激综合征大鼠的症状。

（3）调肝理脾法对神经内分泌的影响：调肝理脾法可影响 IBS 模型动物体内诸多物质的水平，如 5-HT、P 物质（SP）、血管活性肠肽（VIP）、降钙素基因相关肽（CGRP）、c-fos 蛋白、嗜铬细胞、肥大细胞等。汪正芳等人通过观察疏肝健脾方对腹泻型肠易激综合征大鼠血浆及结肠组织 5-HT、SP 和 VIP 的影响，结果显示：疏肝健脾方可以降低大鼠血浆中 5-HT 和结肠组织中 SP 的含量，而血浆中 SP、VIP 及结肠组织中 VIP 含量无显著变化。王军洁等人采用免疫组织化学检测方法，分析 60 例腹泻型肠易激综合征患者及 30 例正常人的升结肠黏膜中肥大细胞（Mast Cell，MC）及蛋白酶激活受体 -2（Protease Acti-vated Receptor-2，PAR-2）蛋白表达的变化，结果显示：IBS-D 组与对照组相比，肥大细胞及 PAR-2 表达明显增多。

三、调肝理脾法与其他功能性胃肠疾病

1. 调肝理脾法与功能性烧心

功能性烧心（Functional Heartburn，FH）是一种以发作性胸骨后烧灼感为临床特征的食管功能紊乱性疾病。临床上不能以生理性胃食管反流病或器质性食管疾病来解释，但其症状的产生与酸反流却有明显相关性，此类患者的食管动态 pH 检测往往属于正常范畴。治疗方面，临床多采用质子泵抑制剂（proton pump inhibitorn，PPI）和 / 或平滑肌松弛药（如钙通道阻滞剂、硝酸盐）来控制症状，但仍有 50% 的功能性烧心患者对其标准治疗剂量无效，有时需要服用 2 ～ 3 倍剂量的 PPI 才能改善症状。

FH多属中医学"嘈杂""吐酸"范畴，其病机为肝脾不调，因此，临床上应用调肝理脾法治疗FH多能取得很好的疗效。赵立英通过观察丹栀逍遥丸加减治疗功能性烧心20例，结果显示：丹栀逍遥丸化裁可以明显降低FH患者的症状积分（$P < 0.05$），对其生活质量，如生理功能、生理职能、躯体疼痛、总体健康、活力、社会功能、情感职能、精神健康等亦有明显改善（$P < 0.05$）。

2. 调肝理脾法与功能性便秘

功能性便秘（functional constipation，FC）是临床常见的消化系统疾病，主要表现为排便困难或便后排不尽感，排便次数减少，粪质干结，并除外肠道本身器质性病变及其他因素导致的便秘。西医学多采用对症治疗，效果并不十分理想，且会产生较多的不良反应及药物依赖性，甚至导致肠道神经末梢的损害，从而加重便秘症状。中医药在治疗FC方面有一定的优势，因此越来越多的患者开始寻求中医药治疗。

中医学认为，便秘与寒、热、气，肺、脾、胃、肝、肾等脏腑功能失调关系密切。其总的病机不外虚实两个方面：实则为邪滞肠胃，壅塞不通，尤以气机郁滞多见；虚则为肠道失于濡润，推动无力，尤以津枯失润多见。李仙采用随机双盲对照研究的方法，观察疏肝解郁胶囊合并莫沙必利对老年功能性便秘的临床治疗效果，研究结果提示：与对照组比较，治疗组在治疗后的排便次数明显增加，大便性状改善显著（$P < 0.05$）。两组排便困难症状评分均下降（$P < 0.05$）。

3. 调肝理脾法与功能性腹泻

功能性腹泻（functional diarrhea，FD）是指持续存在或反复发生的、不伴有腹痛或腹部不适且除外器质性病变的稀便或水样便的肠道功能紊乱综合征。功能性腹泻多归属于中医"泄泻"范畴，病因不外乎外感和内伤两个方面，外感风、寒、暑、湿、燥、火（热）等六淫之邪，或素体脾胃虚弱，或久病体虚，导致脾虚失运，无力运化水谷精微及水湿，升降失司，致使清气不升，浊气不降，清浊不分，混杂而下，而为泄泻。其病变涉及肝、脾、大肠及肾，但与脾关系最为密切。病机为肝郁脾虚湿蕴，治疗当以疏肝健脾化湿为主。

陈光辉运用平胃散合四逆散治疗47例慢性腹泻的疗效观察，研究结

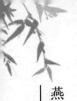

果显示：治疗组总有效率 93.62%，明显优于对照组的 72.92%（$P < 0.01$）。这一结果提示，平胃散合四逆散治疗慢性腹泻疗效确切，改善胃肠功能明显，药物不良反应少，能够明显改善患者的临床症状和生活质量，值得临床继续研究和推广。吴文江等采用母子分离加直肠刺激法复制大鼠腹泻模型，给予疏肝健脾、安神和胃中药 2 周后观察大鼠小肠推进率，并采用放射免疫法检测大鼠下丘脑、脑干以及肠黏膜的促肾上腺激素释放激素水平，结果显示：疏肝健脾、安神和胃的中药能降低腹泻大鼠脑干、下丘脑及肠黏膜促肾上腺激素释放激素含量，其作用机制可能是与影响脑 – 肠轴促肾上腺激素释放激素通路有关。

第六节　气血同治调脾胃

气血是维持人体基本生理功能的基础物质，互根互用，相互影响，并有"气为血之帅""血为气之母"之论述。历代医家对气血论述颇多，《黄帝内经》提出"人之所有者，血与气耳"，说明气血是生命的根本。张景岳在《景岳全书》中指明："人有阴阳，即为血气。阳主气，故气全则神旺；阴主血，故血盛则形强。人生所赖，惟斯而已。"南宋杨士瀛在《仁斋直指方论》中提出："以气为主导，调气为上，调血次之，治气在治血之先，对于有瘀血者，先去其血，然后调之。"《丹溪心法》中有"气血冲和，万病不生，一有怫郁，诸病生焉，故人身诸病，多生于郁"的论述，指出气血贵在流畅，一有郁结则生病。明代汪机认为"阴不足即血不足，阳不足即气不足"，提出治疗疾病以调补气血为主导。清代王清任强调补气消瘀。

近代中医名家关幼波强调气血辨证，治疗上主张平调气血。董建华认为治胃必调气血，提出调气以和血，调血以和气，补气以温中，和血以养阴四法治疗胃病。张教授在前人气血理论基础上，进一步发挥，将气血同治运用于常见脾胃病的治疗中。

一、气血相关

脾胃为后天之本、水谷之海，脾主运化，胃受纳、腐熟水谷，化生气血以养五脏。脾胃为气机升降枢纽，为多气多血之脏腑，其功能失调首先表现为气虚、气滞，气机升降失调，而"气为血帅，血为气母"，气血之间相互影响，久病成瘀，湿、热、痰、浊、毒等继而随气血失调而生。张教授提出"气虚则气必滞，气滞则血必瘀"，强调脾胃病辨证当首辨气血虚实。治疗宜平调气血，佐以祛湿、化痰、清热、化浊、消积导滞等药物。在临床中，根据脾胃的生理病理特点，从寒、热、温、凉四气归纳调气理血诸法，灵活配伍治气药和治血药，扩大了调气理血在脾胃病治疗中的运用。

二、从气论治

1. 清气止血

清气止血指行气、清热、止血之法，"气有余便是火"，清热必以行气为先，气行则火邪、热邪随气机升降而出。对于溃疡性结肠炎活动期患者，脓多于血，里急后重，张声生教授认为该病多为血腐肉败成脓，临床以大肠湿热证为主，治以清气止血，清气以燥湿、行气以导滞、清热以止血。所谓"行血则便脓自愈，调气则后重自除"，多选用白头翁、黄连、黄柏、焦栀子、败酱草等清热燥湿；槐花、贯众炭、芦根、生石膏、青黛等清气凉营，可加木香、槟榔等行气导滞。

2. 清气凉血

清气凉血指转气、清热、凉血之法，"入营犹可透热转气，入血直须凉血散血"，虽热在营血分，但气机不畅仍然存在，治疗宜气血同治。临床表现为舌红、烦热、夜寐不安，多选用茜草、丹参、藕节炭、丹皮、紫草、生地黄等药以透热转气。

3. 调气和血

调气和血指平调气血，一指"补虚、通滞、祛瘀"，补而不滞、通而

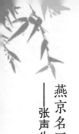

不泻、祛瘀而不伤正；二指"调畅气机"，并非调节脾胃一脏一腑，而涵盖肺与大肠、肝胆等脏腑。临床常用党参、炒白术、茯苓、薏苡仁、莲子肉、芡实、黄芪、山药等以"益气健脾以补虚"，脾旺则气血生化有源。"调畅气机"常用理肝气药物以调和气血，如北柴胡、佛手、青皮等；又多选用能入气分与血分的药物，如乌药、降香行气活血，可行血中之气滞而祛瘀。

4. 理气活血

理气活血指行气、活血化瘀，与调气和血相较，非"平调气血"，而以攻伐为主，用药有所侧重，对于气滞、气逆、血瘀明显者宜用本法。临床表现以脘腹胀痛、刺痛、呕恶、呃逆频繁者，常用元胡、大腹皮、焦槟榔、丁香、柿蒂、旋覆花、苏木、川芎、五灵脂等药。

三、从血论治

1. 破气破血

破气破血指用药性峻猛之行气活血药物，以治疗气滞甚则气闭、血瘀日久而结聚，对应用理气活血药物不能达到治疗效果，临床表现为胀、痛迁延难愈及面色黧黑、肌肤甲错、甲状腺或乳腺结节的患者，可酌情应用三棱、莪术、刺猬皮、九香虫、夏枯草等药物，但临证中注意此类药物不宜久服，当中病即止。

2. 搜风剔络

搜风剔络用于治疗脾胃病久，血瘀入络，精髓、脑脉失养，临床表现为四肢震颤、活动不利者，多用虫类药入络搜风，行气化瘀。叶天士认为虫类药"灵动迅速，追拔沉混气血之邪"，吴鞠通认为其"无微不入，无坚不破，祛除络中宿邪"，临床可应用全蝎、僵蚕、地龙、蛴螬、蜈蚣、红藤等药，临证中注意用量宜轻，重症缓图。

四、气血同治

1. 益气温阳止血

益气温阳止血指健脾益气、温补脾肾以止血。脾气主运化水谷，主统血，气为阳之渐，阳为气之甚，少火生气，气充为阳，故临床中可用健脾益气或健脾温阳法以固涩血液，称为益气温阳止血，多用于治疗消化性溃疡、溃疡性结肠炎。消化性溃疡患者病程长，反复发作，入秋冬易复发，多见消瘦者，秋冬阳气渐微，脾肾不足则气虚体弱、水谷润养不足、气不摄血则出血，脾虚则消瘦，故予温阳止血法，以黄土汤为代表方剂，选用伏龙肝、炒白术、炮姜炭等。此外，又可用于溃疡性结肠炎慢性复发型及激素依赖型，以脾肾阳虚多见，以温阳止血、健脾温肾为基本治法，选用四神丸为基础方，药物可选炙黄芪、炒白术、炮姜、山药、木香、补骨脂、诃子肉、血余炭等药物。又如缺血性肠病，以便血为主要表现，但其机理是先瘀血，后出血，多有高血压、糖尿病等久病的基础，其病机与心肌梗死、脑梗死类似，故临床可以借鉴，予以温阳通痹、活血化痰，选用瓜蒌薤白桂枝汤合丹参饮加减。

临床中见到出血性疾病，不可一味凉血止血，凉血止血易使血行缓慢而形成新的瘀血，因瘀而致出血。在出血性疾病的治疗中，很多医生对温阳药物有所忌惮，是因为没有区别温阳药物中有一类药物既能温阳又兼止血功效，且很多药物烧炭去味存性；同时出血性疾病可适当选用活血止血药，如三七粉、蒲黄炭等；需要特别注意的是，应当把温阳与鼓动阳气区别开，如附子、肉桂是鼓动阳气之药物，出血性疾病当忌用。

2. 温阳行气活血

很多消化系统疾病都是反复发作，包括功能性胃肠病等，故临床不乏久病入络者、久病伤阳者。如年老体弱者，可见脾肾阳虚夹瘀证，表现为全身畏寒或胃脘寒凉、不可进凉食、胃脘隐痛或刺痛经久不愈、舌暗红、舌底静脉迂曲等症状，临床以温阳行气活血为基本治法，可选用九香虫、檀香、当归、川芎、艾叶、木香、香附。这些药物性温、辛香走窜，既可温阳散寒，又可行气活血。

3. 温阳益气养血

温阳益气养血指益气健脾、补血养血之法，多用于脾胃虚寒，气血不足者，如慢性萎缩性胃炎、糖尿病胃轻瘫患者因脾胃纳化功能失常，临床常见面色萎黄、少气懒言、睑结膜苍白、大便难下等症状。治宜益气养血，在补气、补血的同时注意补而不滞，适当加用行气、活血药物，以小建中汤、归脾汤为代表方加减，常用党参、黄芪、桂枝、土白芍、阿胶、龙眼肉、当归等。应当注意的是，补益药物易碍脾胃，故可予生姜开胃，或砂仁、陈皮、木香、香附行气醒脾。

————————————————【小结】————————————————

临床中运用调气理血诸法，又当注意以下几点：①治疗以调气理血为主导，同时应兼顾痰、湿、食、火。②临床中常见虚实、寒热错杂，治疗可多法同用，在临证中当分清寒、热、虚、实所在脏腑，抓住药物归经，有的放矢。③调气理血诸法，并非调理脾胃一脏一腑之气血，而是诸脏合治，据脾胃病临床表现及病机特点，常结合降肺、通腑、疏肝、补肾之法。④灵活选用既入气分，又入血分的药物，如降香、苏木等以入脾胃中焦为主，可降胃肠之气逆；香附、川芎、元胡以入心、肝经为主，可行气止痛；玫瑰花、月季花、白梅花等花类药物，气轻味薄，疏肝宣畅气机，可调和情志；徐长卿、八月札行气活血消癥，可用于慢性萎缩性胃炎等；红藤、酒大黄入肠可通肠腑、活肠络。

第七节　从气机升降出入论治脾胃病十三法

历代医家对调畅气机论述颇多。气机升降理论源于《黄帝内经》，提出"肝生于左，肺降于右"之说，后张仲景提出"汗、吐、下、和、温、清、消、补"八法，并将气机升降理论首次应用于辨证。张从正在此基础上对"汗、吐、下"三法进行延伸，使三法不仅仅局限于攻邪，更能调畅气机。李东垣则主张升清阳、降阴火以调节脾胃升降功能。金元四大家开创气机升降理论各家学说，而到明清时期，经张景岳探究升降之理、李宗源从寒热虚实论升降用药法则、黄元御立论"中气为气机升降之根本、气机升降之枢纽"，使气机升降理论趋于形成。近代蒲辅周善用升降散以调气机升降，现代名医董建华则强调治疗脾胃病以通降胃气为治疗大法，国医大师路志正则提出"怡情志是调升降技巧，顾润燥为调升降之特性"。

张声生教授根据脾胃生理、病理特点，结合多年临证经验，提出治疗脾胃病当以调畅气机为主，兼以清热化湿、祛痰消食、活血通络。并根据气之升降出入及气虚、气陷、气逆、气乱、气滞、气闭、气郁、气脱等病机，凝炼出补气、升清、降逆、理气、开窍、行气、破气、清气、固脱、疏肝、搜风、扶阳、醒脾十三法以调畅气机。

一、从升降出入论调畅气机十三法

气在体内运动形式，主要表现为升、降、出、入。气机升降出入正常，则人体内气、血、精、津、液得以正常输布。若气机升降出入失常，则体内物质从化失衡，出现湿、热、痰、食、瘀等病理产物。脾胃居于中焦，能够转枢五脏气机，既维持各脏腑气机正常运转，同时制约诸脏气机升降太过。故治疗脾胃病以恢复气机为要，并根据气机升降、出入、从化，总结出调畅气机十三法（图2）。

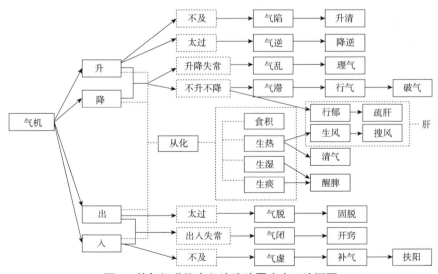

图2　从气机升降出入论治脾胃病十三法概要

二、调畅气机十三法解析

1. 从气机升降论治

（1）升清法：为升提脾气、举陷之意。脾气不升，清阳不能上荣头面，脏腑失于濡养，临床表现为头晕目眩、视物不清、面色萎黄、便溏、胃下垂、肛门下坠感等，当以升清为主要治法，可选用补中益气汤、升陷汤、升阳益胃汤、参苓白术散等，常用葛根、柴胡、升麻、生黄芪等药。注意升清之法，当升清有"源"，即在脾气、肾元充足之时应用，若元气虚惫，则升清反而耗气，故临床应用当加入补气之品，如党参、白术、莲子等药。此外还应注意升清之品，多偏温燥，易致口干，不宜久服。

（2）降逆法：指降肺胃之气、通腑之意。胃气上逆、腑气不通，临床表现可见呃逆、嗳气、反酸、腹胀、便秘，当以降逆为主要治法，可选用旋覆代赭汤、四磨汤、丁香柿蒂汤等。临床常用旋覆花配代赭石、丁香配柿蒂。代赭石镇肝胃气逆，旋覆花降逆同时兼能化痰，对于呃逆伴咳痰、咽部异物感者尤佳。体虚寒者，可选用丁香配柿蒂，温胃降逆。注意降逆的同时当兼顾通腑，给所降之气以出路。

（3）理气法：指升降并调、辛开苦降之意。胃以降为和，脾以升为健，气机升降逆乱，升降反作，临床表现为胆汁及胃酸反流、呃逆、嗳气，当以理气为主要治法，升降同调，可选用半夏泻心汤、左金丸、苏连饮等，常选用黄连配炮姜、黄连配吴茱萸等。

（4）行气法：对气机壅滞者，当行气消积导滞，临床常表现为胃脘胀痛、堵闷、排气及呃后胀减，或梅核气，或食滞胃脘等，当用行气法，使上者上、下者下，多选用半夏厚朴汤、越鞠丸、枳实消痞丸、保和丸等，常选用紫苏梗、苏子、枳壳、厚朴、连翘、莱菔子、酒大黄等药。

（5）破气法：指对于气机壅滞已极，脏腑纳化功能停滞，亟须排出积气，使脏腑功能恢复运转，当用破气法。此时临床表现多见腹满如鼓、胀痛难忍、便秘日久、干结难下，临床可选用承气汤类方、木香槟榔丸、枳实导滞丸等，常用玄明粉、枳实、厚朴、生大黄、焦槟榔、大腹皮等药。注意破气之法，加快胃肠道蠕动，对于大便过于干结者，应用之时可能加重腹痛，甚至造成肠梗阻，当"急攻缓图"，且破气药物药性峻猛，当中病即止。

（6）疏肝法：指疏导肝气。肝主疏泄，肝气郁滞则表现为情志抑郁，两胁胀满，善太息，不思饮食，故当以疏肝为治法，可选用柴胡疏肝散、逍遥散，常用柴胡、白芍、香附、香橼、佛手、白梅花等药。注意肝郁常克伐脾土，临证当注意固护脾胃。同时肝脏体阴而用阳，当加用当归、生地黄、五味子等柔肝、缓肝之药，避免劫阴之弊。又有肝气壅滞化热或兼夹湿热者，可见肝阳上亢或肝胆湿热，选用丹栀逍遥丸、化肝煎、龙胆泻肝汤等。

2. 从气机出入论治

（1）固脱法：气虚、阳虚已极或耗散太过，都会出现气脱于外，失于固摄，甚则阳气浮越，此时当应用固脱法。注意：固脱不仅是敛气，还当补气、补阳。既要开源，又要节流。临床多表现为神疲、喘促、大汗、动则加重，多选用独参汤、参附汤、四逆汤等。或未见脱症，而有汗、精、小便、经、大便频多等症，临床多选用牡蛎散、桑螵蛸散、缩泉丸、二至丸、四神丸等固涩剂。

（2）补气法：指补肺、脾、肾气。临床常见乏力懒言、食少便溏，多选用四君子汤、肾气丸等，常用党参、炒白术、莲子肉、茯苓、山药、芡实、黄芪等药。注意：脾胃病患者往往患病日久，虚不受补，当以平补为主，在补气的同时还应加用行气醒脾和胃药物，如木香、陈皮、炒神曲、半夏曲等以求补而不滞。

（3）扶阳法：指温补肾阳、脾阳之法。阳气虚损往往在气虚之后发生，故扶阳的同时当不忘健脾补气。临床常见形寒肢冷、腰膝酸软、五更泻等，多选用右归丸、地黄饮子、附子理中丸、黄芪建中汤等，常用菟丝子、补骨脂、杜仲、牛膝、肉桂、干姜、制附子等药。有阴中求阳者，可选用左归丸、肾气丸等，以滋阴药为基础加少量附子、肉桂等温阳药物，滋阴药物可选用熟地黄、山萸肉、当归、知母等。

（4）开窍法：气机出入失常，气闭痰阻者，当应用开窍法，打开气机通路。临床表现可见神昏、脘腹胀闷、痰盛气粗、恶心呕吐等，多选用安宫牛黄丸、至宝丹、苏合香丸等，或仅头晕者，可予菖蒲郁金汤，临床常用牛黄、水牛角、冰片、苏合香、沉香、青礞石、石菖蒲、郁金等药。

3. 从气机从化论治

（1）搜风法：指祛风止痒、镇肝息风、搜风剔络法。气极为风、热极生风、肝风内动，风在于皮肤毛窍者表现为皮肤瘙痒、鼻塞流涕等，风在于头目者表现为眩晕、耳鸣等，肝风内动者表现为急躁易怒、目赤目眩等，风在于肠腑者表现为肠鸣腹泻，风在于四肢者表现为四肢麻木、肌颤、屈伸不利等。脾胃虚弱者易感外风，可并发荨麻疹、过敏性皮炎等，多选用白鲜皮、苦参以祛风止痒，或合用过敏煎，予银柴胡、防风祛风，乌梅、白芍司玄府开阖，或选用川芎、白芷、辛夷宣肺通窍；头晕目赤、急躁、夜梦者可选天麻、钩藤祛风，龙骨、牡蛎、珍珠母以凉肝镇惊安神；脾胃病久伤入络者，选用地龙、全蝎、蜂房、僵蚕、穿山龙等搜风剔络药；肠鸣增加者，可予痛泻要方，加红藤、桂枝等；四肢麻木、肌颤者，可选用黄芪桂枝五物汤等。

（2）清气：所谓"气有余便是火"，清气法指行气清热，清热必以行气为先，气行则火邪、热邪随气机升降而出。临床表现可见牙龈肿痛、口舌生疮、手足心热、尿短赤等症，选用石膏配知母、丹参配紫草、六一散配生地黄。牙龈肿痛、口舌生疮者，为气分热盛，予白虎汤，选用石膏配知母；舌红绛有瘀斑者，用丹参配紫草以凉血活血消瘀；舌红苔黄腻者，为湿热伤阴，予六一散配生地黄滋阴清热化湿，又使热去不伤阴。

（3）醒脾法：对于脾胃虚弱、痰湿阻滞气机者，治疗当用醒脾消滞法，以恢复脾胃纳运功能。临床表现常见脘腹胀满、食欲不振、纳少，多选用二陈汤、藿朴夏苓汤等，常用木香、香附、砂仁、草豆蔻、藿香、佩兰、石菖蒲、苏叶、蚕沙等芳香类药物，以芳香化浊醒脾。

【小结】

在调畅气机的过程中，要注意以下几点：①要注重顺应脏腑特性，以宣肺、降胃、升脾、通腑、疏肝为要；②要重视气机与脏腑、气血、痰热、湿食、瘀的关系，在调畅气机的基础上清热、利湿、化痰、祛瘀、消食；③要在治疗上因势利导，注意给邪气以出路；④要在治疗中根据不同病因病机多种治法合用，如疏肝降逆、补气固脱、补气升清等。

第八节　寒热并用法治疗脾胃病经验

脾胃病是临床常见病和多发病，大多虽不危及生命，但临床反复发作、缠绵难愈，给治疗带来了困难。脾胃病常常表现为虚实夹杂、寒热错杂的证候特点，而单纯的温补或者清热难以以一概全，治疗当寒热并用、攻补兼施，通过平调脏腑寒热、斡旋气机升降、恢复脾胃运化，从而达到治疗脾胃病的目的。

一、脾胃生理病理与寒热错杂

脾胃同处中焦，互为表里，脾主运化、主升清，藏精气而不泻；胃主受纳、主降浊，传化物而不藏。脾胃功能与机体升降出入密切相关，也最易受到六淫、饮食、情志的影响，所谓"饮食失节，寒温不适，脾胃乃伤"（《脾胃论》）。外感寒邪、暑邪可经口鼻而入，直犯脾胃，饮食生冷、过食辛辣亦伤及脾胃，故脾胃常首当其冲，易寒易热。又知脾在志为思，思虑伤脾，或肝郁犯脾，或素体脾胃不足，均可造成脾胃虚弱，运化失司，如此又易邪滞为害，影响脾胃功能。邪滞日久，损伤脾阳则寒化；邪滞壅胃，郁而化热则热化。从临床来看，脾胃病常因外感六淫、内伤饮食、情志失调、素体不足等单因素或多因素合而为病，从而导致虚实夹杂、寒热错杂的证候。《素问·太阴阳明论》曰："阳道实，阴道虚。"脾为太阴，其气易虚，虚则有寒；胃为阳明，受邪易实，实则易热。脾胃功能相辅相成，脾胃同病则寒化、热化同时存在。临床上脾胃病常反复发作、缠绵难愈，多种病理产物夹杂其中，使得病情变化多端、寒热并见。

二、寒热并用法的认识

对于脾胃病寒热错杂证，应遵守寒热并用的治疗总则，如《医碥》所言："寒热并用者，因其人有寒热之邪夹杂于内，不得不用寒热夹杂之剂。"在脾胃病中，病邪交阻于中焦，寒热错杂，若单用辛温芳香之剂则有助热化燥之弊，纯用苦寒清热又有损阳伤气之嫌，故须辛开苦降，寒热并用。现代中药药理研究表明，清热攻下之品具有抗菌消炎，促进胃肠蠕动，祛除致病因子的作用；而辛温升散之品则具有提高免疫，改善微循环，增加胃黏膜的屏障保护之功效。寒热并用具有上述双层作用，其在脾胃病的临床治疗中显示出了良好的疗效。慢性脾胃病多表现为寒热错杂的证候特点，病位有脾、胃、肝、肠之别，临床治疗应当首辨寒热虚实，结合病变脏腑，进而采用相应的寒热并用法。常用的寒热并用法如下：①温中清胃法。适用于脾寒胃热证，临床表现为恶食生冷、气短、肢冷、牙龈红肿疼痛、舌淡边有齿痕、苔薄白微腻，代表方为半夏泻心汤。②温中清肝法。适用于脾胃虚寒、肝经有热证，临床表现为食少便溏、脘腹胀满、喜温喜按、口干口苦、渴喜热饮、舌淡边有齿痕、苔黄或黄白相间、脉弦数，可用理中汤温中，加用栀子、珍珠母、茵陈等清肝热。③暖肝清胃法。适用于肝寒胃热证，临床表现为忧虑胆怯、倦怠疲乏、四肢不温、胃中灼热、口干口苦、舌苔黄、脉沉细而迟，可用左金丸，吴茱萸暖肝，黄连清胃热，或可加石膏、栀子等药清胃热。④清上温下法。适用于上热下寒证，临床表现为口中异味、口舌生疮、肠鸣腹泻、小腹冷痛、舌质淡胖、舌苔黄、脉沉弱，代表方为乌梅丸。⑤温上清下法。适用于脾胃虚寒、大肠湿热证，临床表现为胃脘冷痛、喜暖喜按、渴喜热饮、便干而难或大便黏腻臭秽而不畅、舌边有齿痕、舌苔黄厚腻，可选用黄连汤加减。肠热便秘者，加用瓜蒌、枳实、火麻仁等；肠道湿热者，用黄柏、黄芩、焦槟榔。

三、寒热并用治疗慢性脾胃病临床验案

1. 温中清胃法治疗反流性食管炎

患某，女，44岁，2015年9月首诊。

反酸烧心3年余。患者3年来反复出现反酸烧心，每于受凉及过食辛辣油腻后明显，伴有胸骨后烧灼感、呃逆，偶有胃胀、恶食生冷、畏寒肢冷、乏力懒言、纳可、眠差多梦，大便日一行、质干、排出费力，小便

调，舌淡边有齿痕、苔薄白，脉弦细。电子胃镜提示反流性食管炎，慢性（非萎缩）浅表性胃炎。

西医诊断：反流性食管炎。

中医诊断：吐酸。

中医辨证：寒热错杂，脾寒胃热证。

治法：温中清热，制酸止逆，行气导滞。

方药：半夏泻心汤合左金丸加减。处方：清半夏9g，黄连6g，黄芩10g，小茴香10g，吴茱萸3g，干姜5g，紫苏梗15g，旋覆花（包煎）10g，紫菀20g，焦槟榔15g，陈皮10g，莱菔子25g，瓦楞子25g，珍珠母15g。每日1剂，水煎服，每次200mL，每日2次。

2周后患者复诊，诉服药后诸症明显好转。去焦槟榔，加元胡15g，远志25g。三诊时患者基本痊愈，继续以上方为基本方巩固治疗2周，随访2个月未见复发。

【按语】反流性食管炎是临床常见的脾胃病，近年来发病率呈上升趋势，因其易反复发作而难以治愈。本病多因饮酒过度、嗜食肥甘厚腻，聚湿生热，湿热中阻，以致浊阴不降，胃气反逆；或因肝气郁结，日久化热，横逆犯胃，胃气夹热上逆所致。本例患者嗜食辛辣油腻，导致脾阳受损，而湿热内生，胃气夹湿热上逆则出现反酸烧心，湿阻气机，胃气上逆则呃逆；湿热上攻则伴有胸骨后烧灼感；胃火下移大肠，耗损津液，大便偏干，中焦气机阻滞则腑气不通；脾虚气滞而见胃胀、乏力懒言；脾虚生寒则恶食生冷，畏寒肢冷。治以温中清热，制酸止逆，行气导滞。方中清半夏降逆和胃；黄连、黄芩清泻胃火；干姜、小茴香、吴茱萸、紫苏梗温阳散寒，其中黄连配伍吴茱萸，取左金丸之泻火降逆制酸之效；旋覆花、紫菀、焦槟榔下气降逆；陈皮、莱菔子理气化痰；瓦楞子制酸止痛，珍珠母清心安神。方中半夏配黄连、吴茱萸配黄连寒温并用、辛开苦降，为治疗吐酸的常用药对。

2. 温中清肝法治疗慢性萎缩性胃炎

患某，男，57岁，2015年6月首诊。

胃脘胀满伴呃逆1年余。患者1年多来反复出现胃脘部胀满，遇寒加重，喜揉喜按，呃逆频作，每日8～10次，于生气后明显，平素脾气急躁易怒，口干口苦，胸胁苦满，乏力，胃纳差，眠尚可，大便每日 2 次、不成形、夹有未消化食物，小便色黄赤，舌边尖红瘀斑、苔黄腻，脉弦滑。胃镜及病理检查提示：慢性中度萎缩性胃炎、重度肠化、中度不典型增生。

西医诊断：慢性萎缩性胃炎。

中医诊断：胃痞。

中医辨证：脾胃虚寒，肝经有热夹瘀证。

治法：温中清肝，健脾理气化瘀。

方药：理中汤加减，加茵陈、珍珠母清肝热。党参 25g，炒白术 10g，炮姜 10g，炒薏苡仁 25g，珍珠母 10g，茵陈 6g，厚朴 10g，木香 10g，元胡 15g，柿蒂 10g，旋覆花 10g（包建），煅赭石 10g，三七粉 6g（冲服），藤梨根 15g，蜂房 5g，白花蛇舌草 25g。每日 1 剂，水煎服，每次 200mL，每日 2 次。

2 周后患者复诊，诉药后诸症明显好转，偶有胃脘胀满、大便偶不成形。上方去旋覆花、煅赭石、藤梨根，加香附 10g，葛根 10g，肉豆蔻 10g。此后患者以上方为基本方加减治疗 7 月余，复查放大染色精查胃镜示慢性轻度萎缩性胃炎，病理检查示中度肠化，未见不典型增生。

【按语】慢性萎缩性胃炎临床表现形式多样，临床症状以上腹部饱胀不适、上腹痛、非特异性消化不良最为多见，可伴有食欲不振、反酸、嗳气、嘈杂、乏力、消瘦等症状。慢性萎缩性胃炎合并不典型增生是临床常见疑难脾胃病，属于癌前病变。本病病因虽较为复杂，但发病多因脾胃虚弱，或肝郁气滞，继而木旺克土，肝郁脾虚；气滞则痰湿壅滞，湿蕴则浊毒内生，久而化热成毒，气滞血瘀，瘀毒交结，发为湿毒、血瘀。慢性萎缩性胃炎患者多为本虚标实之证，本虚以脾胃虚弱为主，标实有肝郁气滞、湿、毒、瘀等。本例患者寒凝气滞而见脘腹胀满、呃逆频作，脾不运化则大便稀溏、乏力、纳食差；患者平素急躁易怒，肝气郁滞久而化热，而兼见胸胁苦满、口苦口干、小便色黄赤、舌边尖红等肝经有热之象。因此，治宜寒热并用、攻补兼施。本例患者的治疗以温中清肝、健脾理气化瘀立法，方中党参、炒白术、炮姜、炒薏苡仁温健脾运；珍珠母、茵陈清泻肝热化湿浊；厚朴、木香、元胡、柿蒂、旋覆花、煅赭石理气降逆消胀，三七粉活血化瘀。笔者主张从中医辨证论治、整体观念的基本原则出发，在对萎缩性病变宏观辨证的基础上，根据内镜下病变的具体表现、病理检查结果及相关实验室指标等进行微观辨证，患者病理检查示肠化及不典型增生，加白花蛇舌草、蜂房、藤梨根清热解毒、利湿散结。本例患者坚持服药7月余，诸症皆愈，疗效显著。

3. 清上温下法治疗溃疡性结肠炎

患某，男，29岁，2014年12月首诊。

黏液脓血便反复发作4年余。患者4年来反复因过度劳累及饮食油腻后出现大便不成形，每日6～8次，伴有黏液脓血，偶有便前腹痛，伴里急后重。肠镜提示：溃疡性结肠炎。曾服用美沙拉嗪治疗，病情未得到明显改善。现症见：腹泻，大便每日7～8次，夹有黏液脓血，血色鲜红，血多于脓。伴有便前腹痛、里急后重、口干口苦、心烦少寐、少腹冷痛、恶食生冷，纳可，小便调。舌红，边有齿痕，苔薄白，脉弦细。

西医诊断：溃疡性结肠炎。

中医诊断：久痢。

中医辨证：寒热错杂，脾肾阳虚，血热内蕴证。

治法：清上温下，健脾温肾，涩肠止血。

方药：乌梅丸加减。乌梅15g，炮姜6g，炙黄芪25g，炒白术15g，炒薏苡仁25g，山药15g，补骨脂10g，黄连5g，儿茶15g，地榆炭10g，血余炭20g，紫草10g，红藤25g，阿胶珠15g，当归10g，三七粉（冲服）6g，元胡15g，白芍15g。每日1剂，水煎服，200mL，每日2次。

2周后患者复诊，诉服药后诸症明显好转。大便每日4～5次，基本成形，无脓，血量较前减少，色鲜红，无腹痛，偶有里急后重。纳、眠可。舌淡红，苔薄白，脉弦。上方去红藤、补骨脂，加木香10g。三诊时患者症状进一步减轻，大便每日2～3次，质软成形，偶有少量黏液，无明显脓血，无腹痛，无里急后重。纳、眠可。以上方为基本方治疗10月余后，临床症状消失，嘱患者注意生活起居、合理饮食、避免过度劳累。

【按语】溃疡性结肠炎是临床常见疑难脾胃病，是一种主要累及直肠、结肠黏膜和黏膜下层的慢性非特异性炎症，属于炎症性肠病（IBD）范畴，临床主要表现为腹痛、腹泻、黏液脓血便等。本病初始多因感受湿热之邪，或饮食不洁，或情志失调，而致湿热内蕴，然而临床上见到的患者大都病程较长，本病病位在肠，与脾、肾有密切关系。病变日久及肾，损伤正气，或过用苦寒戕伐中阳，以致中下焦阳虚寒盛，从而形成寒热错杂之证。临床多表现为口舌生疮、口干口苦、下利不止、小腹冷痛、肢寒喜暖等上热下寒之征象。若一味清热，则正气愈衰；若只顾"温涩"，不仅温阳化火，更易闭门留寇。笔者多用乌梅丸加减，寒热并用，刚柔共济，气血兼顾，扶正祛邪。本例患者脾肾两虚，脾虚不统血，肾虚不摄血，血溢脉外，以致便血；肾虚失于固摄，故每日滑泻7～8次之多；脾肾阳虚，失于温煦，故小腹冷痛、恶食生冷。湿热内蕴则可见口干口苦，热扰心神则出现心烦少寐；湿阻气机而见便前腹痛，里急后重；邪热灼伤肠络，深入血分，故见黏液脓血便，以血便为主。方中乌梅温肠清热止泻；炮姜、炙黄芪、炒白术、炒薏苡仁、山药、补骨脂温补脾肾、固涩止泻；黄连、儿茶清热燥湿止利；地榆炭与血余炭、紫草、红藤清热解毒，凉血止血；阿胶珠、当归、三七养血和血，配以元胡、白芍行气缓急止痛。

第九节　"治未病"思想与脾胃病的防治

中医"治未病"思想始于《黄帝内经》，逐渐在实践中形成完整的理论体系，包括未病先防、已病防传、病盛防危、新愈防复等方面，是中医传统健康文化的核心理念。脾胃是人体脏腑的重要组成部分，"四季脾旺不受邪""脾胃内伤，百病由生""留一分胃气，便有一分生机"等论述体现了脾胃在"治未病"中的重要地位。笔者在临床诊疗过程中十分重视"治未病"思想在脾胃病防治中的运用。

一、中医"治未病"思想的形成与内涵

"治未病"一词首见于《黄帝内经》。《黄帝内经》曰："是故圣人不治已病治未病，不治已乱治未乱，此之谓也。""病虽未发，见赤色者刺之，

名曰治未病。"上工刺其未生者也；其次，刺其未动者也……故曰，上工治未病，不治已病，此之谓也。"《黄帝内经》的这些论述明确提出了治未病思想，成为中医防病治病的指导原则。同时，《黄帝内经》还提出了"治未病"的许多具体措施，如顺应四时养生，防止疾病的发生；小金丹方"服十粒，无疫干也"，开创了药物预防之先例。

历代医家在临床实践中进一步发挥了"治未病"思想并且丰富了"治未病"的理论与具体方法。汉代张仲景《金匮要略》云"见肝之病，知肝传脾，当先实脾"，提出了实脾防治肝病的指导原则。华佗创五禽戏健身法，晋代葛洪强调气功摄生，均为增强体质以防疾病。唐代孙思邈将疾病分为"未病""欲病""已病"三个层次，并曰"上医医未病之病，中医医欲病之病，下医医已病之病"。他反复告诫人们要"消未起之患，治未病之疾，医之于无事之前"，其所著《备急千金要方》中载有一整套养生延年的方法和措施，有很高的价值。清代喻嘉言《医门法律》以未病先防、已病早治的精神贯穿于临床医疗实践，如人参补气汤是治疗中风时御外人之风的绸缪之计；强调于虚劳将成未成之时，调荣卫，节嗜欲，积贮渐富，使虚劳难成。清代叶天士《温热论》中指出治温热病"务在先安未受邪之地"，是控制其发展的积极措施，并充分体现在护阴保津的治疗原则上。

中医"治未病"思想经历五千年的临床实践与发展，已经形成了成熟的理论体系，包括"未病先防，已病防传，病盛防危，新愈防复"等方面。其内涵主要体现在以下几个方面。

1. 未病先防

《黄帝内经》曰"虚邪贼风，避之有时，恬惔虚无，真气从之，精神内守，病安从来"，强调了疾病是可以预防的，并且认为避邪与精神调养在预防疾病中非常重要。张仲景在《伤寒杂病论》中指出："若人能养慎，不令邪风干忤经络""无犯王法，禽兽灾伤，房屋勿令竭乏，服食节其冷、热、苦、酸、辛、甘，不遗形体有衰，病则无由入其腠理"，指出了摄生养慎对未病前预防有积极意义，并介绍了具体的预防措施。提示人体若能内养正气，外慎风寒，与自然界四时气候相适应，就可以抵御外邪侵袭，避免疾病发生，这是预防疾病的关键之所在。

2. 已病防传

张仲景《金匮要略》曰"治未病者，见肝之病，知肝传脾，当先实脾"。他依据脏腑病证的传变规律，以治肝实脾为例，系统阐述了这一传变规律，提出了治肝补脾、防止传变的原则，指出在治疗疾病时应注意照顾未病的脏腑，防止疾病的传变途径，防其蔓延为患，使疾病向痊愈方面转化。

3. 病盛防危

对病情较重者，应采取积极救治措施，防其逆变，这是治未病思想更深层次的体现。《伤寒论》"一逆尚引日，再逆促命期"，指出所有急危重症，都有一个从量变到质变的过程。若能防患于未然，在关键的时刻及时救治，多可转危为安。

4. 病愈防复

疾病初愈，人体阴阳平衡还没有完全回复，机体功能还没有完全恢复，此时需注意调摄，防止疾病复发。如张仲景《伤寒论》"以病新瘥，人强与谷，脾胃气尚弱，不能消谷……大病瘥后，劳复者……"均提示病愈后需注意调护，防止疾病复发。中医"治未病"的思想展示了中医学的科学性和超前性，符合现代医学模式从疾病医学到健康医学的转化，即从"治已病"到"治未病"的转化。

二、脾胃在"治未病"中的重要作用

脾胃与治未病有着密切关系。中医学认为，疾病的发生、发展及结局是正邪相争的结果，其中正气是关键。《黄帝内经》曰"正气存内，邪不可干""邪之所凑，其气必虚"。脾胃为气血化生之源、后天之本，是人体正气的重要部分，如《金匮要略》言"四季脾旺不受邪"，即指脾胃在人体四季抗御外邪中起着重要的防卫作用。脾胃的盛衰，关系到人体抗病能力的强弱。李东垣《脾胃论》曰"脾胃内伤，百病由生""脾胃之气既伤，而元气亦不能充，而诸病之所由生也"；邓铁涛亦言"内在的元气充足，则疾病无从发生。元气充足与否，关键在于脾胃是否健旺""脾胃的健旺，使五脏六腑、四肢百骸都强健，身体没有弱点给疾病以可乘之机，则不易成病；既成病之后，调理其脾胃则病易愈"。因此，人们平时应注意节饮食，慎起居，劳逸适度，保护脾胃运化功能正常，扶助正气，防止疾病发生。既病之后，亦当调养脾胃，防止疾病传变与加重。

《金匮要略》曰："夫治未病者，见肝之病，知肝传脾，当先实脾。"通过实脾，增强脾胃功能，促进气血化生，能防止肝病进一步发展，并且能直接治疗肝病。慢性肺病常常见气短、咳痰等气虚痰湿症状。中医学认为脾胃属土，肺属金，脾土生肺金，是谓母生子；治疗上虚则补其母，即肺虚当补益脾土。脾为生痰之源，肺为储痰之器，故而慢性肺病咳痰亦当治脾，健脾以绝生痰之源。此外，心病常见心悸、气短、憋闷等症，多因宗气不足，不能助心行血，故当健脾益气以化生中气。肾病常见乏力、纳差、面色萎黄等症，肾病及脾，导致脾虚；同时脾虚则后天不能滋养先天，导致肾病进一步恶化。

温热之病，易于伤津伤气，治疗上当注意保护胃气。叶天士谓"留一分胃气，便有一分生机"即指治疗温热之病当以顾护脾胃之气为要。胃气是机体健康的体现，胃气旺盛又是疾病康复的重要保证，所谓"得胃气者昌，失胃气者亡"。脾胃健运，患者能进饮食与药物，气血生化有源，药物能驱除邪气，便有了生机。病缓防复，亦当调养脾胃。疾病初愈，虽然症状消失，但此时邪气未尽，正气未复，气血受损，阴阳未平。若不注意调摄，极易病复。必须注意调理脾胃，脾胃健运，气血生化有源，阴平阳秘，方能康复。

三、脾胃疾病防治中"治未病"思想的具体应用

1. 功能性胃肠病

功能性胃肠病是以胃肠道功能失调而无器质性病变为主要表现的一类疾病，包括功能性消化不良、功能性腹痛、肠易激综合征、功能性腹泻等。这类患者应按照"治未病"思想给予饮食、情志、劳逸等方面的综合调理与健康教育，预防其发病或复发。如根据中医"天人相应""四时养生"理论，指导患者避邪气，扶正气。春季风气主令，当注意避风寒、毋食辛辣发物；夏季炎热，当适当进食绿豆、西瓜等降暑之品，但忌大量食

用寒凉食物，如冰淇淋等；秋季干燥，注意补充水分，多食肥润多汁之品；冬季寒冷，当注意保暖，可食羊肉、大枣等温补阳气之品。以"五神脏"理论及情志学说指导患者调节精神情志，如喜、怒、忧、思、悲、恐、惊等七情生于五脏，太过、持久、抑郁均可伤五脏动六腑，致百病丛生。故需要保持良好的心态，心情愉悦，安闲清静，防止过激情绪，达到"恬惔虚无，精神内守"的目的。生活饮食作息要有规律，即饮食有节，起居有常，不妄劳作。饮食有节，是指饮食宜定时、定量，不宜偏嗜、过食、过饥等，否则易引起脏腑气血病变，如"肥者令人内热，甘者令人中满"。同时中医学注重食疗，药食同源。《黄帝内经》曰："毒药攻邪，五谷为养，五果为助，五畜为益，五菜为充，气味合而服之，以补精益气。"饮食合理搭配，即"气味合而服之"有利于改善体质或辅助药物治疗疾病，如健脾消食白萝卜、益胃润肠吃香蕉、温中助阳扁韭菜、暖胃散寒大茴香等。此外，中医独特的太极拳、八段锦、五禽戏、导引、气功、按摩等养生保健方法有助于锻炼身体，保持阴平阳秘。

2. 慢性胃炎

慢性胃炎反复发作，缠绵难愈，病程较长。中医学认为"久病必虚"，长期胃炎往往损伤脾胃功能，脾胃失健，纳运失司，气血化生之源不足，往往会导致脾胃虚弱。临床上观察到慢性胃炎患者多面色萎黄、肢体困倦、舌体胖大、舌边有齿痕、脉象细弱无力，或胃脘隐痛、口干便秘、舌红苔少等临床症状，即为脾气虚弱或胃阴受损之候。在胃炎治疗全过程中，应始终注意顾护脾胃，或健脾助运，或滋养胃阴。治疗上，以四君子汤或益胃汤为基础方进行加减。此外，胃病初起在气，久病则由气及血，渐致血瘀，胃络痹阻。叶天士《临证指南医案》指出："病初期在气，久则入血，络脉瘀阻。"瘀血既是病理产物，也是致病因素，慢性胃炎病变过程中，瘀血一旦形成，则可使胃络痹阻，胃失所养，造成胃黏膜的萎缩性改变。临床常见慢性胃炎患者出现胃脘疼痛、痛处固定、时或有针刺样痛、舌质暗或有瘀斑等表现，即为瘀血内生之候。故治疗慢性胃炎常用活血化瘀之品，如三七、丹参、蒲黄等，防止瘀血形成，同时具有预防癌变作用。

3. 溃疡性结肠炎

溃疡性结肠炎是一种肠道非特异性炎症，以腹痛、腹泻、黏液脓血便和里急后重为主要临床表现，是常见疑难消化疾病。中医药治疗溃疡性结肠炎（特别是轻中症）的临床疗效较好，尤其在维持治疗、预防复发方面有明显优势。笔者认为溃疡性结肠炎多在先天禀赋不足或脾胃功能失健基础上感受湿热之邪；或是嗜食肥甘厚味，酿生湿热；或寒湿化热客于肠腑，气机不畅，通降不利，血行瘀滞，肉腐血败，肠络受伤而成内疡。其活动期虽以湿热内蕴肠腑、气滞血瘀、肉腐血败之病理变化为主，但往往仍可见纳差乏力、面黄舌胖、脉弱等脾胃虚弱的临床表现，尤其是慢性持续型患者。缓解期患者多表现脾胃虚弱，大肠不固，湿热留恋之候。我们始终坚持以健脾为主，防止湿热之邪损伤脾胃，或扶正以祛邪，往往能取得良好的临床疗效。溃疡性结肠炎容易复发，导致病情迁延难愈。我们发现，溃疡性结肠炎患者复发前往往有情志不畅、饮食不节等因素存在；病机表现为脾肾虚弱及湿热瘀血等余邪留恋，故而以健脾益肾为主，佐以清热祛湿、活血化瘀。同时嘱咐患者注意饮食，调畅情志。溃疡性结肠炎患者通过综合调治，能有效预防复发。

4. 脂肪肝、肝硬化

中医在肝病防治方面，积累了丰富的临床经验。"肝病实脾"之理始见于《难经》："见肝之病，则知肝当传之于脾，当先实其脾气，无令受肝之病邪。"汉代张仲景《金匮要略》云"上工治未病，见肝之病，知肝传脾，当先实脾"，明确提出"肝病实脾"属于治未病范畴。"肝病实脾"的理论基础出于中医学的五行及脏腑学说。中医五行学说认为肝属木、脾应土，肝木制约脾土，谓之"木克土"，包含了肝脾相生相克之义。若肝气舒畅，可助脾胃运化，即所谓"木可疏土"；当脾土充实时，肝木得脾土濡养，方遂其条达之性，即所谓"土旺荣木"；肝脾相克必须以承平为度，即"承乃制"。若木克土超过了正常限度，就会使土的作用难以发挥，所谓"亢则害"。如肝气横逆，致脾胃运化失健，为"木旺乘土"；或脾土不足，受肝气裁伐，为"土虚木乘"。"肝病及脾"是中医学对肝病发展变化的深刻认识，而"肝病实脾"是中医治未病思想在肝脏疾病防治中的具体体现，是肝病的基本治则，包括了丰富的中医治疗学、预防学思想。其内

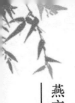

涵包括：①治肝病注重实脾以防木乘，则截断肝病传变的途径，阻止病邪扩散与病情加重；②通过实脾以滋肝木，促进脾胃健运，气血生化有源，达到治愈肝病的目的。我们发现，脾虚是脂肪肝、肝硬化的主要临床证候，并将健脾法作为防治脂肪肝、肝硬化的基本治法。同时我们通过实验研究发现，健脾法能有效预防单纯高脂饮食诱导的脂肪肝的形成。

中医"治未病"的思想源远流长，内容丰富，其包含的未病先防、既病防变、病盛防危及病后防复等含义，对于指导脾胃疾病的防治具有重要的意义。

第十节　《黄帝内经》五味理论浅析

五味理论最早源于《黄帝内经》，对临床遣药制方有着重要的指导意义。五味指酸、苦、甘、辛、咸五味，虽然某些药物还具有淡、涩二味，但习惯上仍称为"五味"。其中辛、甘、淡属阳，酸、苦、咸属阴。对于药物五味属性，梅氏认为最初形成只是药物本身的一种味觉感官刺激，随后逐步发展成为用来阐述药物功用的一种理论框架。如《黄帝内经》云"甘缓""酸收""苦燥""苦泄""辛润"，实际上是将药物按五种属性进行功能上的分类。

《素问·六节藏象论》云："地食人以五味……五味入口，藏于肠胃，味有所藏，以养五气，气和而生，津液相成，神乃自生。"可见五味对人体的重要性，五味的相互转化影响着人体生、长、化、收、藏的整个生命活动过程。笔者认为临床诊疗中应重视五味与脏腑的相关性，通过调节五味的有余、不及来调节脏腑的功能盛衰。

一、五味理论与人体的生理

《黄帝内经》认为，人禀天地之气以生，人身气化即天地之气化。《类经》释曰："夫味得地之气，故能生五脏之阴。"阴者，脏腑阴精也，指物质基础而言。《素问·五运行大论》更为具体地说："酸生肝，肝生筋，筋生心……苦生心，心生血，血生脾……甘生脾，脾生肉，肉生肺……辛生肺，肺生皮毛，皮毛生肾……咸生肾，肾生骨髓，髓生肝"。由此可见，五味对五脏起着重要的滋养和协调作用，五味化生精血方能形成人的有机整体。一般认为心喜苦、肺喜辛、肝喜酸、脾喜甘、肾喜咸，五脏对五味各有特定的亲和性。掌握脏、味之间的这种关系，对于正确使用药疗及食养都具有重要意义。

另外，人体的生命活动从根本上离不开阴阳的对立互根和消长转化，所谓"阴平阳秘，精神乃治"。五味也可影响阴阳的盛衰，从阴阳属性上分，气属阳，味属阴，味厚者为阴中之阴，薄者为阴中之阳；从五味运动转化而言，辛甘发散属阳，酸苦涌泄属阴，咸味涌泄属阴，淡味渗泄属阳。《素问·生气通天论》总结道："是故谨和五味，骨正筋柔，气血以流，腠理以密，如是则骨气以精，谨道如法，长有天命。"由此可见，人体的生理结构与功能都与五味的作用是密切相关的。

二、五味理论与人体的病理

中医理论认为，人体处于一个动态的平衡中，各脏腑相互制约，相互作用，对立统一，以平为期。若饮食五味偏嗜，则五味作用于人体太过或不及，就会造成脏腑功能偏盛偏衰，使脏腑之间这种相互制约的对立统一的平衡受到破坏，导致疾病的发生。《黄帝内经》以五行生克乘侮规律为线索，列举了不同生活环境、饮食习惯在发病方面各不相同的影响。《素问·生气通天论》云："味过于酸，肝气以津，脾气乃绝；味过于咸，大骨气劳，短肌，心气抑；味过于甘，心气喘满，色黑，肾气不衡；味过于苦，脾气不濡，胃气乃厚；味过于辛，筋脉沮弛，精神乃央。"指出了虽然五脏的滋养生长依赖于五味，但是过用五味却又能损害五脏的协调关系。

根据"同气相求"五味各走其所喜的理论，水能克火，若人体心气本虚，又摄咸过度，则可导致肾水太甚乘火，水气凌心；反之，若见心火亢盛证又为咸味所宜。故《黄帝内经》分别有"心病禁咸"与"心欲耎，急

051

食咸以耎之，用咸补之"之说。又如《灵枢·五味》云："脾色黄，宜食咸。"脾胃土为肾水之所不胜，若肾得谷味之咸，则可反克中焦脾胃之实积。根据这些基本的原则，执法以制方，才能圆活自如。关于五味与人体病理的类似论述在《黄帝内经》中是很丰富的。

尤其值得重视的是，在《灵枢·五味》中不仅记载了五味所入和各有所走、各有所病，更详细地解释了五味致病的病机。如在谈到"酸走筋，多食之令人癃"时，解释道："酸入于胃，其气涩以散，上之两焦，弗能出入也，不出即留于胃中，胃中和温，则下注膀胱，膀胱之脆薄以濡。得酸则缩蜷，约而不通，水道不行，故癃。"其论从酸主收涩，影响气化运行入手，指出过食酸味，可产生膀胱约而不通的癃闭，病变涉及与水液代谢密切相关的三焦、胃、膀胱诸腑。其余诸脏也各有较深刻分析，对临床实践具有重要的指导意义。

三、五味理论对诊治的指导

1. 对诊断的指导

脏腑阴阳与五味密切相关，五味影响脏腑。反之，脏腑本身的病变也可表现为对五味感觉嗜好的改变，如《素问·奇病论》云："有病口甘者……此五气之溢也，名曰脾瘅……此肥美之所发也。"临床上认为，口甜为脾热证之一，由于多食肥甘厚味之品，肥则助阳生热，甘者性缓留滞，碍脾不运，水谷精微，留滞于脾而不得转输，脾热之气上泛则口甜。同理，胆为少阳相火，其气主升，胆热气上逆，胆汁上溢则口苦；咳吐咸痰多为肾虚水泛等，这类依据五味辨证的方法已经被医家广泛地运用。

2. 对治疗的指导

《素问·至真要大论》云："夫五味入胃，各归所喜，故酸先入肝，苦先入心，甘先入脾，辛先入肺，咸先入肾。"这里所谓某味先入某脏，说明五味的归脏是有主次轻重之分的，这是五味理论指导临床实践的前提。由于机体受邪不同，所中脏腑、经络各异，而五味与人体生理病理关系密切，五味所入脏腑经络、所发挥的补泻作用也各不同。我们可以运用五味之性去纠正脏腑之偏，以达到治疗疾病的目的。后世以某药引药入某经，用以治疗该经之病的"引经药"，便是《黄帝内经》五味归脏理论的发挥。

五味理论运用于临床，内容丰富多彩。《素问·脏气法时论》云："肝苦急，急食甘以缓之……心苦缓，急食酸以收之……脾苦湿，急食苦以燥之……肺苦气上逆，急食苦以泄之……肾苦燥，急食辛以润之。"如脾之所苦为湿，临床上对湿滞脾胃、气机不畅者，可选平胃散化裁，方中苍术、厚朴、陈皮皆苦温之品以燥湿健脾。再如五脏所欲，脾之所欲为甘，临床上常以小建中汤治疗中央脾土受损，营卫气血生化之源不健所致虚劳里急。在姜、桂辛甘化阳，芍、甘酸甘养阴的基础上重用饴糖，甘温质润，温中补虚，既能益脾气而养脾阴，又可缓肝急而止痛。

金代张元素认为"药之五味，随五脏所入而为补泻，亦不过因其性而调之"。他根据《黄帝内经》脏腑苦欲、虚实的补泻原则，提出了五脏五味补泻的具体用药范例。如治肝，辛散之以川芎，辛补之以细辛，酸泻之以白芍；治脾，甘缓之以甘草，甘补之以人参，苦泻之以黄连等均构成其独特的药法体系，对指导临床用药具有重要的参考价值。

传统"君臣佐使"的研究方法强调药物配伍的治疗作用，但对配伍后气味间的变化规律认识不足。《素问·至真要大论》进一步指出了五味相配的治疗原则："五味阴阳之用何如……辛甘发散为阳，酸苦涌泄为阴；咸味涌泄为阴，淡味渗泄为阳。六者或收或散，或缓或急，或燥或润，或软或坚，以所利而行之，调其气，使其平也。"对于气味配伍规律这一问题，王氏通过将《黄帝内经》《伤寒论》中有关五味化合的内容进行归纳分析后认为，五味化合有其自身规律可循。其规律可分为两类：①为相辅相成的作用，如辛甘发散、甘淡利湿等；②为相反相成的作用，如辛开苦降、辛散酸收、甘苦补泻。前者如临床上用治心阳不足之桂枝甘草汤，便是以此为法的。该方选择属阳性味的药相互配合，桂枝辛温，甘草甘温，二药合用，辛甘化阳，温补心阳，养心定悸。相反相成的配合如半夏泻心汤，其中辛味药如桂枝、干姜、半夏等能直通气机，祛寒化湿；苦味药如黄连、黄芩、枳实等，能泄热和胃，消除痞满。两者合用，可达到辛开苦降、畅通气机、调和寒热、消除痞满的作用。

《黄帝内经》对五味理论的另一深刻认识在于提出味之厚薄不同，功用各异。《素问·阴阳应象大论》曰："味厚则泄，薄则通，气薄则发散。"大黄黄连泻心汤治疗中焦胃脘无形邪热之气痞塞之证，由大黄和黄连两味组成，关键在于煎服之法，方后附曰："以麻沸汤二升，渍之，须臾，绞去滓，分温再服。"大黄、黄连皆为苦寒之品，然气味俱厚，若用水煮取，则多走胃肠而行泻下之功。本方取麻沸汤浸渍稍许，绞汁而服，意在避其苦味之厚，薄取其气，以泄热消痞于中而不行下泄之能。对比三黄泻心汤便更显而易见了，两者药味相近，而后者以水煮服，则功效迥异：大黄苦寒降泄，泻心胃之火且导热下行，通利大肠；芩、连苦寒直折火势而治心火内盛，迫血妄行诸症，则是取其苦味之厚了。不仅如此，《素问·至真要大论》还把司天在泉，六气分治变化所产生的疾病及因六气胜复而产生的病变做了详细论述，其中关于五味配伍理论阐发得尤为淋漓尽致。如治疗中风表虚证之桂枝汤，则充分体现了《黄帝内经》有关风邪致病的治则。成无己在《伤寒明理论》中释道："桂枝辛热，用以为君，必谓桂犹圭也，宣导诸药，为之先聘，是犹辛甘发散为阳之意。盖发散风邪必以辛为主，故桂枝所以为君也。芍药味苦酸微寒，甘草味甘平，二物用以臣佐也，《黄帝内经》所谓'风淫所胜，平以辛，佐以苦，以甘缓之以酸收之'，是以芍药为臣，而甘草为佐也。生姜味辛温，大枣味甘温，二物为使者，《黄帝内经》所谓'风淫于内，以甘缓之，以辛散之'，是以姜、枣为使者也。"任应秋先生对此评价甚高："如在泉淫胜之治，六气复气之治等所述，可谓已尽其气味配伍之能事。即以现在配制方剂的水平来衡量，它不仅毫无逊色，甚至说某些配伍，还不曾达到这样高的水平。"

总之，《黄帝内经》的五味理论是历代医家制方选药所必须遵循的重要原则。后贤在此基础上进一步发挥，如辛凉清热、苦酸泄热、苦温燥湿、甘淡利湿等诸法，更与四气结合，形成系统的气味配伍理论，有力地推动了中医药学的发展。所以我们在临床组方用药时，必须明五味之用，宗五味配伍之法。不可只知专药治病之验，而不分药之阴阳五味，中医药的疗效不仅在于药量大小，而更在于气味厚薄。

第十一节 《金匮要略》
温、通、清、和四法在脾胃病中的运用

《金匮要略》是一部研究杂病的专书，其中关于脾胃病的内容极其丰富，涉及腹满、寒疝、宿食、呕吐、胃反、哕（呃逆）、下利、吐血、下血、痰饮、脾约、皮水、黄疸、肠痈等多种疾病。书中有专门讨论脾胃病腹痛腹满、呕吐下利的证治方药，另有篇章涉及治疗脾胃病的方药。这些方药历经千年临床检验，疗效肯定。这些方药对当今临床指导脾胃病的治疗、提高疗效有很好的借鉴作用。

一、温法

《金匮要略》治疗脾胃病重视阳气的作用，首崇温补脾胃。如温中散寒止痛以治腹痛腹满，用大、小建中汤。其中仲景用小建中汤意在温运脾胃，建立中气，中阳一运，气血营卫运行有常，经脉通畅，其痛自愈。正如尤在泾所言："求阴阳之和者必求于中气，求中气之和者必以建中也。"小建中汤用桂枝温阳通脉，芍药和阴，甘草、生姜、大枣补中益气，更加饴糖甘缓益中、缓急止痛，共奏温阳和阴止痛之功，加黄芪则温补之力更著。大建中汤用干姜温中散寒，人参呵护中气，有取理中汤之意。加花椒温中祛寒止痛，其温补散寒止痛之功不在小建中汤之下。从药物来看，仲景温中散寒止痛用桂枝、干姜，和中益气用大枣、生姜、人参、黄芪，缓急止痛以饴糖之甘缓最优，白芍为和阴柔肝止痛之佳品，花椒辛香走窜、散寒止痛兼有杀虫作用。暖肝温胃止呕以治吐涎头痛，用吴茱萸汤。方中吴茱萸入肝经，温经散寒而降逆；人参补中益气；大枣缓脾和胃；生姜升发胃气，降逆止呕。全方功能温肝暖胃，降逆止呕。肝寒得散，胃气得顺，其痛自止。此外，尚有温胃散寒止呕以治呕哕，用半夏干姜汤、橘皮汤；温阳健胃摄血以治便血，用黄土汤；温补脾肾止泄以治泄泻，用四逆汤、桃花汤等。

二、通法

《金匮要略》对于腹满胀痛等证候的治疗，特别强调脏腑气机的上下通畅，所用方药体现了"六腑以通为用""通则不痛"的原则。通下之法用于治疗热结、寒结、燥结、宿食停滞肠腑之证。如清热攻下、行气导滞以治腹满、下利、宿食，多用大、小承气汤；温阳散寒通腑以治寒实内结，用大黄附子汤；清胃滋脾润肠以治脾约，用麻子仁丸等。《金匮要略·腹满寒疝宿食》中载有厚朴七物汤、厚朴三物汤、大柴胡汤、大承气汤、大黄附子汤，均为行气导滞通腑的方剂，方方有大黄，可见导滞通腑法在腹满病中的地位。厚朴三物汤、厚朴七物汤、大承气汤皆为小承气汤之变方，皆有枳实、厚朴、大黄三药。三方表里轻重缓急虽不同，但行气攻积导滞功能则一。尤在泾谓厚朴三物汤："痛而闭，六腑之气不行矣，厚朴三物与小承气同。但承气意在荡实，故君大黄；三物意在行气，故君厚朴。"可见厚朴三物所治，为内实气滞之证，气通则痛止。厚朴七物汤除下气泻实外，表邪尚未尽，故为表里双解剂。大承气汤则治"腹满不减，减不足言"。"减不足言"形容其痞满之至甚，临床以痞满燥实坚之胃腑实证为运用指征。大柴胡汤，仲景言其治"按之心下满痛者"。心下满痛乃有形之实邪结于少阳、阳明二经，故用柴胡为主，主脘胁结气。黄芩除胃中邪热，半夏主消心下坚，芍药软坚止痛，枳实消胀除心痞满，大黄荡涤肠胃。大黄附子汤为温下方，主治内有寒实结滞之证。故既用附子、细辛温中散寒，又用大黄攻积导滞，使寒去积消，则胁痛发热之症可除。

三、清法

《金匮要略》中的清法主要应用于治疗胃肠实热，腑气不通，胃气不降所引起的呕逆、烦闷、黄疸、泻痢等。如《金匮要略·呕吐哕下利病》曰："食已即吐者，大黄甘草汤主之。"方中大黄荡涤胃肠实热，推陈出新；

甘草缓急调胃，以防伤中。二药合用，祛邪而不伤正，使壅于胃肠之实热去，胃气自降则呕吐止。若湿热内停，蕴蒸脾胃，"心中懊憹或热痛"之湿热黄疸，用栀子大黄汤清除实热，和胃除烦；"寒热不食，食即头眩，心胸不安"之谷疸，用茵陈蒿汤清热利湿。若胃虚而热以致"哕逆者"，方用橘皮竹茹汤清补和胃。该方补而不滞，清而不寒，脾顺热清，胃行和降，则哕逆自止。此外，清法如清热升津以治消渴，用白虎加人参汤；清热凉血止痢，用白头翁汤；清热止痢降逆以治痢疾兼呕，用黄芩加半夏生姜汤；清热养阴止痢以治产后下痢阴伤，用白头翁汤加甘草阿胶汤等，皆体现了实则清之的治疗原则。但仲景在使用清法时特别注意顾护胃气，用药精当，力专效宏，所制之方皆短小精悍，中病即止，使邪去而正安，尤其对气味苦寒、性能峻猛之方药，仲景则佐配甘味以调之，在克伐病邪时，时刻不忘顾护脾胃，这一点值得当今临床医师用心体会。

四、和法

《金匮要略》对由于寒热错杂、阴阳失调所引起的脾胃病用半夏泻心汤、生姜泻心汤、甘草泻心汤、黄连泻心汤等治疗。《金匮要略·呕吐哕下利病》云："呕而肠鸣，心下痞者，半夏泻心汤主之。"热邪上冲，并于中焦，气机升降受阻则痞满，主以半夏泻心汤，使阴寒得散，寒热协调，气机升降有序而病愈。此类病证，仲景组方多以黄芩、黄连、干姜等药并用以治之。此外，旋覆代赭汤治疗心下痞硬，大黄黄连泻心汤治疗热痞，生姜泻心汤、甘草泻心汤、黄连泻心汤治疗寒热错杂痞满，厚朴生姜半夏甘草人参汤治疗虚痞，半夏厚朴三物汤治疗腹满便秘等。同是痞满，中医有寒热虚实之分，治疗有温清补泻之别，这是中医治疗痞满证疗效显著的关键所在。在仲景方中，以半夏厚朴汤为基础方治疗痞满证疗效最佳。原方由半夏、厚朴、茯苓、生姜、苏叶组成，寒热相宜，不腻不燥，临证若配以木香、佛手、槟榔、香橼皮等行气之品则效果更佳。若舌红苔黄有热象者加黄连、黄芩，舌淡苔白有寒者加吴茱萸、砂仁，气虚者加党参、黄芪，便秘者加酒军，痰热者加黄连、瓜蒌，阴虚者加玄参、麦冬，血瘀者加丹参、香附，多随手取效。

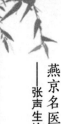

────── 【小结】 ──────

　　中医脾胃学术思想，追溯其源，当首推《黄帝内经》。《黄帝内经》曾云："脾为中央土，以灌四旁，故能生万物而法天地，失其职则不能行其津液，五脏失所养，亦从而病也""饮食不下，膈塞不通，邪在胃脘""六腑以通为用""通则不痛""可将以甘药，不可饮以至剂"，从脾胃的生理、病理、治则、治法等不同的方面给予了阐述。而至东汉，张仲景在《金匮要略》中全面继承了《黄帝内经》的学术思想并提出"四季脾旺不受邪"这一观点，且充分体现在他治疗脾胃病的温、通、清、和四法之中，给后世以典范，开启了后世脾胃论的先河，对后世医家产生了巨大影响，如李东垣的脾胃内伤、升阳益气、甘温除热、调养胃气思想，叶天士的调养胃阴之法，无不继承、发扬和创新了仲景治疗脾胃病的学术思想。无怪乎明·方广强调"仲景调理脾胃为医中之王道"，酌古鉴今，始信其承前启后，直中肯綮之论也。因此《金匮要略》值得我们大力去发掘它、运用它，以期进一步提高其对当今脾胃病治疗的指导作用。

第十二节　八法在脾胃病中的临床运用

　　清·程国彭在《伤寒论》六经辨证和《金匮要略》脏腑辨证的基础上提出了八纲辨证理论及医门八法，即汗、和、下、消、吐、清、温、补八法。民以食为天，人以脾为本。人自出生以后，五脏六腑、四肢百骸功能的正常发挥皆依赖于脾的正常运化、输布水谷精微的滋养。脾胃共为后天之本，脾胃功能障碍，则百病由生。张声生教授在八纲辨证的指导下，根据脾胃的生理病理特点，将"医门八法"演化为补、消、温、清、升、降、和、化新八法，用于治疗多种复杂性脾胃疾病，均取得了较好的疗效。

一、补法在脾胃病中的应用

补法为八法之一，又称补益、补养、补虚，指用补益药物补养人体气血阴阳不足，改善衰弱状态，治疗各种虚证的方法。虚证有气虚、血虚、阴虚、阳虚之不同，补法相应分为补气、补血、补阴、补阳四类。根据病情急缓和体质虚弱程度，又可分峻补与缓补。《素问·至真要大论》中载"虚者补之""损者益之"。《素问·阴阳应象大论》中载："形不足者，温之以气；精不足者，补之以味。"脾胃乃仓廪之官，后天之本，津液气血及精气化生之源。如素体脾胃虚弱，或饮食不节，饥饱失宜，损伤脾胃；或忧思伤脾，或情志不舒，郁怒伤肝，木不疏土；或病后体虚，纳差食少，均可直接影响脾胃对饮食的运化和吸收，以致本脏失养，出现脾气虚、脾阳虚、胃阴虚等证候，故临床上可应用补法治疗以脾胃气虚、阳虚、阴虚为主症的多种脾胃病，如慢性胃炎以胃脘隐痛或腹胀、喜暖或喜按、纳呆、神疲乏力、形体消瘦、便溏等为主症的脾胃气虚证（含脾胃虚寒证），治以党参、炒白术益气健脾。兼湿者，以山药、白扁豆健脾化湿止泄；兼气滞者，以白术、白芍调理肝脾；气虚甚者，出现以脘腹坠胀、久泻久痢、内脏下垂为主症的脾虚气陷证，以黄芪、升麻益气升提；阳虚者，以桂枝、炙甘草辛甘化阳；胃脘灼痛、饥不欲食为主症的胃阴虚证，以白芍、炙甘草，或五味子、太子参酸甘化阴。胃食管反流病以反酸或泛吐清水、嗳气及脾气虚证为主症的脾虚气逆证，治以党参、炒白术益气健脾，代赭石、枳壳以降气；便秘，以大便并不干硬，虽有便意，但排便困难，用力努责则汗出短气等为主症的肺脾气虚证，治以炙黄芪、生白术健脾助运；脾肾阳虚证之便秘，治以肉苁蓉、牛膝以温肾通便，升麻、枳壳一升一降；大便干结，便如羊粪之津亏血少证，以当归、生地黄养血润肠，玄参、麦冬滋阴清热。程氏言补者，补其虚者，此为当补而补者，分五脏而补之，有相生而补之之法，如炙黄芪、生白术之补土生金；分气血而补之，气分五脏气，而血有寒有热，热又有实热、虚热之不同，故补益之时应分气血、辨寒热之不同而补之，如以人参、大黄一补一消，以玄参、麦冬滋阴清虚热。天地之机有开必有阖，用药之机有补必有泻，故张声生教授以参芪补之同时，以陈皮、佛手、枳壳等药以散之，勿使气血壅滞也。

二、消法在脾胃病中的临床应用

消法为八法之一，指针对气、血、痰、食、水、虫等积聚的实邪，使之消散的治疗方法。治疗作用主要是消散脏腑、经络、肌肉的实邪。消法应用范围较广，凡食积、痞块、积聚、蓄水、痰核、瘰疬、痈肿初起等均可用消法。由于致病原因和病情的不同，消散的方法有消食化滞、消痞化积、软坚散结、消肿溃坚等。程氏言消者，去其壅也。脏腑经络肌肉之间，本无下物而忽有之，必为消散，乃得其平。胃与大肠相连，同属于腑，协同发挥传化水谷的作用。胃肠处于不断地受纳腐熟、传导和排泄糟粕的过程，虚实更迭，通而不滞，故前人强调"六腑以通为用""六腑以通为补""胃宜降则和"。张声生教授言消之之法，需辨气血、积食、蓄水、痈脓及前后二阴诸疾不同而消之。张声生教授认为，慢性胃炎以胃脘胀满或胀痛为主症的肝郁气滞证，治以香橼、木香理气和中，疏肝解郁；兼食积者，以山楂、神曲、麦芽消食和胃，神曲、连翘消食化积。张声生教授认为，慢性萎缩性胃炎无论是饮食因素、体质因素，皆能导致脾胃运化失常，饮食纳入后不能化生精微物质，反而成为病理性痰饮，并转化为湿毒，故治疗以八月札、半枝莲、蜂房、山慈菇、白花蛇舌草清热解毒；慢性萎缩性胃炎病久迁延不愈，"初在气结在经，久则血伤入络"，故以胃脘痞满或痛有定处，舌质暗红或有瘀点、瘀斑为主症的胃络瘀阻证，以蒲黄、五灵脂活血散结止痛，三七粉、元胡养血活血止痛；腹痛甚者，以全蝎、僵蚕活血通络止痛；胃食管反流病，以胸骨后灼痛或刺痛为主症的瘀血阻络证，以桃仁、红花活血散瘀；胃食管反流病，以咽喉不适如有痰梗、胸膺不适为主症的气郁痰阻证，治以半夏、厚朴化痰散结、降逆和胃，旋覆花、代赭石降逆化痰止呕。

三、温法在脾胃病中的临床应用

温法即温中、补中之意，主要适用于中焦虚弱或虚寒，阳气失于输布所致的纳差腹胀，或脘腹冷痛、泛吐清水、大便溏泄等症。程氏曰："伤寒若不由表入而直中阴经者，名曰中寒。其证恶寒厥逆，口鼻气冷，或冷汗自出，呕吐泻利，或腹中急痛，厥逆无脉，下利清谷，种种寒症并见，法当温之。"张声生教授认为"人以胃气为本"，胃气旺盛是饮食消化、气血化生的基础条件，而胃的生理特性是喜温煦，具腐熟功能，其体阳，为腐熟之根本。张声生教授强调寒邪是脾胃病的重要发病因素，常有"十胃九寒"之说；久病者，脾胃虚弱为病机之本，寒邪侵袭多为发病之标。正如《医学纲目》中云："脾胃之症，始则热中，终传寒中。"而温运中阳可以使"中气轮转，清浊复位，否则阳衰土败，土湿水寒，水盛土湿，万物萧条"。叶天士云："太阴湿土，得阳始运。"中阳不足，脾失健运，内不能运化水谷之湿，外又易感时令之湿，则寒湿内生，壅滞中宫，虚与湿、寒兼见。湿为阴邪，得温则化；脾为湿土，得阳则运。《名医方论》中曰："阳之动始于温，温气得而谷精运。"温阳药味辛性温，能启动脾阳，醒脾燥湿，使中焦脾土阳气升发，脾气散精，则水谷精微得升，水湿得化。因此，张声生教授在治疗慢性脾胃病时，常以培土建中、温运中阳为大法。如治疗肠易激综合征以晨起腹痛即泻、腹部冷痛、得温痛减等为主症之脾肾阳虚证，以干姜、炒白术温中健脾，附子、肉桂温补命火；肾虚失摄者加肉豆蔻、赤石脂以涩肠止泻；兼脾虚有湿者加茯苓、山药以淡渗利湿止泻。慢性胃炎、消化不良以胃脘隐痛、喜暖或喜按等为主症的脾胃虚寒证，以温存之品参、芪、归、术以益气健脾；兼呕吐者，以吴茱萸、生姜温中降逆止呕；兼呃逆者，以丁香、柿蒂温中降逆止呃；兼气逆者，以紫苏梗、荜茇以温中理气。程氏言温之与补，有相兼者，有不相兼者。虚而且寒，则兼用之。若寒而不虚，即专以温药主之。

四、清法在脾胃病中的临床应用

清法为八法之一，又称清热法，是指运用寒凉性质的药物治疗里热证的治法，具有清热泻火、凉血解毒的作用，是根据《素问·至真要大论》"热者寒之，温者清之"的原则制定的。程氏云："清者，清其热也，脏腑有热则清。"张声生教授认为，当代人因过食肥甘厚腻，多卧少动或工

作压力大,易导致胃气壅滞化热,出现脾胃病多实、多郁、多热(火)的特点,故临床上多应用清法治疗脾胃病。《素问玄机原病式》中云:"若久喜酸而不已,则不宜温,宜以寒药之下,后以凉药调之,结散热去则气和也。"热而自酸,张声生教授将清热作为胃食管反流病的首要治则,临床多选用连翘、蒲公英、黄芩、黄连、半枝莲、木蝴蝶等清热泻火解毒。若兼湿热者,加龙胆草、玉米须、六一散、冬瓜皮、厚朴、藿香、佩兰等清热化湿或芳香化湿。如治疗糜烂性胃炎之肝胃郁热证,用药以黄芩、栀子清泻胃热,丹皮清热凉血,龙胆草清泻肝胆火热;慢性肠炎之胃肠湿热证,采用"通因通用"之法,以四妙清化下焦湿热,活用芍药汤,取刘完素"行血则便脓自愈,调气则后重自除"之意。

五、升法在脾胃病中的临床应用

升是指趋上、升陷的治法。脾胃居于中焦,是升降运动的枢纽,升则上输于心肺,降则下归于肝肾,因而脾胃健运才能维持"清阳发腠理,浊阴走五脏,清阳实四肢,浊阴归六腑"的正常升降运动,脾胃气虚则升降失常。张声生教授根据"脾胃与元气""脾胃为升降枢纽""火与元气誓不两立""升降失常"等生理病理概念,在调理脾胃方面遵循"补中益气""升清降浊""升阳益胃"等治疗原则,特别强调"升阳"的重要性。张声生教授认为,慢性胃炎的病之本在于脾胃虚弱、升降失调,病之标在于湿热寒邪作祟。治病当治其本,治宜升阳益胃、升清降浊,用羌活、柴胡取升阳之用,黄连更加黄芩助升阳药降浊,用半夏、干姜以温胃,达辛开苦降之功效,用党参、白术、茯苓助肺气、养脾胃。气虚明显者,加黄芪;痞满而痛者,用白芍。慢性肠炎久泻之病机,主要在于脾虚湿盛,升降失调,使清阳之气下陷地中。因此,《素问·阴阳应象大论》曰:"清气在下,则生飧泄;浊气在上,则生膜胀。"虽然久泻病机尚有肝邪乘侮、湿热交阻及肾阳不振等因素,但以脾虚湿盛最为常见。用柴胡、荆芥、防风、羌活升阳祛风、止泻;黄连、黄芩助升药降浊并燥湿;党参、白术、茯苓健脾化湿以止泻。

六、降法在脾胃病中的临床应用

降是指润下、降逆的治法。胃生理上以降为顺，病理上因滞而病，胃为六腑之一，具有"传化物而不藏"的生理特点。《灵枢·平人绝谷》中载："胃满则肠虚，肠满则胃虚，更虚更满，故气得上下，五脏安定，血脉和利，则精神乃居。"胃的特点就是和降，胃以降为顺，以通为用，通降是胃的主要生理特点。胃失通降，则如《灵枢·胀论》记载："胃胀者，腹满而胃脘痛，鼻闻焦臭，妨于食，大便难。"因此，降法是脾胃实证治疗的基本治法之一。张声生教授治疗脾胃病常用降气和胃法治疗脾胃病胃气上逆证，常用药有旋覆花、代赭石、半夏、生姜、竹茹、黄连、丁香、柿蒂等。其中旋覆花、代赭石又可平肝，生姜、半夏偏于化痰，竹茹、黄连兼可清热，丁香、柿蒂常用止呃。胃气上逆证，尚有寒热虚实之别。寒证宜用温中散寒，可加干姜、肉桂；热证宜用清热和胃，配以芦根、茅根；虚证当补脾益气，予党参、茯苓配伍；实证当行气导滞，厚朴、砂仁常用。降气和胃法，有时还需配合肃降肺气的药物，因肺主一身之气，肺失肃降，胃气则不和顺，常用的药物有苏叶、枇杷叶等。苏叶辛温解表、散寒、止呕，入肺、胃二经，如外感风寒、内有湿滞，苏叶和藿香、白芷和陈皮配伍，方如藿香正气散。如湿热呕吐，舌苔黄腻，脉滑数，薛生白《湿热病篇》中苏叶、黄连小剂量同用，每获良效。枇杷叶苦微寒，肃肺化痰，清肺和胃，亦每配入降气和胃方中。如胃气上逆属热者，以上方配芦根、茅根，亦用《金匮》橘皮竹茹汤。芦根、茅根既能清肺胃之热，又能生津止渴，用于久病伤津、呕吐、呃逆之虚热证。老年习惯性便秘常用济川煎，可在肉苁蓉、当归、泽泻、牛膝、枳壳等润下降泄之品中佐用升麻，升麻配牛膝，一升一降，使清阳得升，浊阴自降。

七、和法在脾胃病中的临床应用

和法为八法之一，是通过和解的作用，以祛除病邪为目的的一种治法。此"和解"之意，并非单纯指"和解表里"，还包含调解、调和之

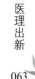

意。岳美中讲:"和法是指和解表里、疏瀹气血、协调上下等各方面,凡属补泻兼施、苦辛分消等均是。"蒲辅周亦讲:"和解之法,具有缓和疏解之意,使表里寒热虚实的复杂证候,脏腑阴阳气血的偏衰偏盛归于平复,寒热并用,补泻合剂,表里双解,苦辛分消,调和气血,皆谓和解。"和法适用于脏腑气血不和,或寒热混杂,或虚实互见的病证。故凡邪在少阳、募原,以及肝脾不和、肠寒胃热、气血失调、营卫不和等致病时,都可以和法治之。脾胃为后天之本,脾主升,胃主降,脾气以升为健,胃气以降为和,脾胃升降是五脏和合之枢纽。在生理表现上是气机升降相宜,水谷纳化相成,功能燥湿相济,阴阳虚实调和。无论外感,还是内伤;无论脾胃自病,还是他脏影响,均可导致脾胃生理功能异常,在病理表现上常见有脾胃虚弱、脾胃气滞、脾胃不和、胃热脾寒、脾胃湿热、胆胃郁热、肝气犯胃等证。脾胃因其特殊的生理特性及病机特点,治疗上当以调和脾胃为基本治疗原则。张声生教授治疗脾胃病常用的和法:调和脾胃,如枳术汤;调和肝胃,如四逆散;调和肝脾,如当归芍药散;调和胆胃,如大柴胡汤;调和胃肠,如半夏泻心汤;和解少阳,如小柴胡汤。其应用规律是:寒热并用;升降并用;扶正祛邪并用;表里双解。

八、化法在脾胃病中的临床应用

化法包括化湿、化痰、化瘀。张声生教授认为许多脾胃病反复发作,皆与痰湿有关,而痰湿的产生与脾的关系最为密切。脾的运化失常,水湿代谢障碍则化生痰湿,水湿停留则凝聚成痰。《素问·经脉别论》云:"饮入于胃,游溢精气,上输于脾,脾气散精,上归于肺,通调水道,下输膀胱,水精四布,五精并行。"人体水液的代谢由脾、肺、肾三脏参与,但脾居中焦,既可上助肺主治节,又可下佐肾司开阖,在水饮代谢过程中的作用远非肺、肾所能及。《景岳全书·痰饮》曰:"痰即人之津液,无非水谷之所化,此痰亦既化之物,而非不化之属也,但化得其正,则形体强,营卫充,而痰涎本皆血气;若化失其正,则脏腑病,津液败,而血气即成痰涎。""无湿不成痰",湿邪为病,有外湿和内湿之分;外湿作为湿邪可外犯人体,内湿则多由脾失健运,水湿不化,停聚于内等病理变化而产生；外湿虽与内湿不同，但在发病过程中又相互影响，伤于外湿则湿邪困脾，影响脾运，水湿不化则继发湿浊内生，津液不行，积聚为痰；若平素体胖阳虚，又久食酒肉肥甘等生湿之品，湿聚不化亦可成痰成饮，且亦招致外湿的侵袭，而久居潮湿环境及水中作业，外湿困遏，脾阳失聪，则又可为痰饮内生之因。可见，在痰湿的形成中，脾土的强弱占有极其重要的地位，正所谓"脾为生痰之源"。而痰饮水湿为患，上至巅顶，下至涌泉，随气行走，无处不至，五脏六腑皆到，周身内外俱有。痰湿阻气机，风痰上扰，则眩晕；痰火上扰，气机闭，则见耳聋症；痰气互结于咽喉，则致梅核气；痰热互结于胸，则见结胸症；痰阻经络，则致痹证、乳癖或阴疽流注等病证；痰滞在肺，则咳喘咯痰；痰蕴脾胃，则恶心呕吐；痰扰于心，则失眠、心悸，或癫狂、痴呆；痰火犯肝，则惊风、痉厥、惊风；痰动于肾，则肾不纳气，咳喘气逆。《临证指南医案》谓："胃强脾健，则饮食不失其度，运行不停其机，何痰饮之有。"可见痰之所在，多由于脾，脾虚生湿，湿胜则精微不运，从而凝结，或壅肺窍，或流经隧，或郁于脏腑、肢节者，遍身无所不到，故有"百病皆由痰作作祟"之说。仲景所倡"病痰饮者当以温药和之"，这个"和"即具有健脾助运、消水蠲饮之意，使邪有去路。"脾复健运之常，则痰自化矣。"叶天士《临证指南医案》云："经主气，络主血。""初病气结在经，久病血伤入络。"张声生教授认为脾胃共处中焦，为气机升降之枢纽，同时足阳明胃为十二经之长，为多气多血之脏，胃络受损则痰瘀易于互结。脾胃病初病，即可影响脾胃气机升降，气机停滞不行则气滞，气滞不行日久则津液停聚，聚则为痰；气有郁滞，则血亦随之停积，变为瘀血，终致痰瘀互结。病势缠绵日久，邪气久羁，气血皆伤，则可导致血瘀凝痰，阻滞经络。张声生教授在治疗慢性难治性脾胃病时，尤重视祛瘀逐痰。

临床化瘀活血法多选用以下几种方法：①养血活血法：选用当归、丹皮、丹参、生地黄、赤芍、鸡血藤等，具有养血和血脉作用，血脉充盈，流行畅达则瘀血自能疏通。②活血祛瘀法：多选用川芎、蒲黄、红花、五灵脂、郁金、三七、益母草、泽兰、苏木、延胡、乳香、没药等，具有活血、行血、通瘀作用，瘀血去则新血自生。③搜剔通络法：多选用僵蚕、全蝎、地龙、白花蛇等虫类药，深入隧络，搜剔逐邪，攻剔痼结之痰瘀，以通经达络、宣通气血，但虫类药大多有一定毒性，有破气耗血伤阴之嫌，用量宜轻，不宜久服，注意"衰其大半而止"。而化痰浊多选用半夏、天南星、川贝母、浙贝母、瓜蒌等类药，该类药具有燥湿、清热化痰之功效。血瘀痰凝皆与气滞不行相关，张声生教授在祛痰瘀的同时非常重视调气。正如《景岳全书》云"无论是血是痰，必兼顺气为主"。气行则津布，气运则血行。顺气既包括益气固本、扶正以祛痰瘀，又含有理气以助津血运之意，故首先应辨别气之虚实。气虚者，可加用生黄芪、党参、白术等补气之品，既推动津血运行，促使痰瘀活化，又可达到祛痰瘀而不伤正的目的；气滞血瘀者，祛瘀的同时可佐以香附、木香、砂仁、苏梗、佛手行气之品，使气机条达，津血运行通畅。如此逐瘀通络，气血并调。

第十三节　脾胃病常用药对

一、相须配对

相须配对是指两种性味、归经、功效相类似的药物配对，以增强原有的疗效。

1. 旋覆花配代赭石

旋覆花，味苦、辛、咸，性微温，入肺、脾、胃、大肠经，苦降以辛散，咸以软坚消痰，温以宣通壅滞，既善于下气散结，宣肺消痰，又长于降逆止呕止噫，"诸花皆升，旋覆独降"。代赭石味苦性寒，入肝、心经，苦寒质重，以苦燥湿，以寒清热，以重降逆，既能重镇降气而止噫止呕，又可平肝息风，平肝降压。旋覆花以宣为主，代赭石以降为要，两药配伍，相须为用，一宣一降，共奏重镇降逆、降气止噫、下气平喘、化痰消痞之功，是治疗肝气犯胃，胃气上逆致呕吐、嗳气、呃逆之常用对药。此对药亦是旋覆代赭汤的核心药味。

2. 诃子配石榴皮

诃子，苦、酸、涩，平，入肺、大肠经。具有涩肠止泻、敛肺止咳、利咽开音之功。《本草经疏》曰："诃黎勒，其味苦涩，其气温而无毒。苦所以泄，涩所以收，温所以通。"《药品化义》云："取其涩可去脱，若久泻久痢，则实邪去而元气脱，用此同健脾之药，固涩大肠，泻痢自止。"石榴皮，酸、涩、温，入大肠经。具有涩肠止泻、杀虫、收敛止血的功效。《名医别录》中载："疗下痢，止漏精。"《药性论》中载："主涩肠，止赤白下痢。"《本草纲目》曰："止泻痢，下血，脱肛，崩中带下。"两药均性酸主收敛，涩肠止泻，相须使用，为治疗久泻、久痢之常用药。

3. 九香虫配延胡索

九香虫，咸、温，入肝、脾、肾经。具有理气止痛、温肾助阳之功效。《本草纲目》云："治膈脘滞气，脾肾亏损，壮元阳。"延胡索，辛、苦，温，入心、肝、脾经。具有活血、行气、止痛之功。《医学启源》谓延胡索："治脾胃气结滞不散，主虚劳冷泻，心腹痛，下气消食。"《本草纲目》谓："延胡索，能行血中气滞，气中血滞，故专治一身上下诸痛，用之中的，妙不可言。"两药相须配伍，行气止痛之功倍增。用以治疗肝气郁滞之胸胁胀痛，或肝胃不和之胃脘疼痛。且两药皆温，也可治疗中焦寒凝气滞之胃痛。

4. 刀豆配荜茇

刀豆，甘、温，入胃、肾经。甘温暖胃，性主沉降，能温中和胃、降气止呃。《本草纲目》谓其："温中下气，利肠胃，止呃逆，益肾补元。"荜茇，辛、热，入胃、大肠经。辛散温通，能温中散寒止痛、降胃气、止呕呃。《本草正义》云："荜茇，脾肾虚寒之主药。"《本草衍义》云其："走肠胃中冷气，呕吐，心腹满痛。"刀豆偏于行气，荜茇长于温中，两药合用，相须相使，用以治疗胃寒脘腹冷痛、呕吐、呃逆、泄泻。但两药皆温，对于实热郁火、阴虚火旺者慎用。

5. 远志配石菖蒲

远志，味苦、辛，性微温，入肺、心、肾经，既能宁心安神，治失眠、惊悸，又可豁痰开窍，治痰蒙昏迷；石菖蒲，味辛、苦，性温，入心、胃经，其气味芳香，辛温走散，为宣气通窍之品，既能芳香化湿、醒

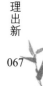

脾健胃，治湿困纳呆，又可开窍宁神，治痰湿蒙窍。两药合用，疏通心窍，交通心肾，健脾益肾，健脑聪智，用治痰湿作祟所致的胸脘痞闷、头胀头痛、失眠健忘。

6. 女贞子配墨旱莲

女贞子与墨旱莲皆甘、凉，归肝、肾经，功擅滋补肝肾之阴，合用为二至丸，常相须为用。女贞子冬至之日采，墨旱莲夏至之日收，二者伍用，交通季节，顺应阴阳，均入肝肾，合用则滋补肝肾阴液之力大增。在脾胃病中多发挥益肾养胃之功，肝肾之阴为五脏阴液之本，且五脏之病，穷必及肾，滋水即所以养胃也。

7. 乌贼骨配瓦楞子

乌贼骨又名海螵蛸，性味咸涩、微温，有收敛止血、涩精止带、制酸敛疮等功效。瓦楞子，性味咸、平，有消痰化瘀、软坚散结、制酸止痛之功效。《医林纂要》载瓦楞子可"去一切痰积，血积，气块"。现代药理研究证明，乌贼骨和瓦楞子中的化学成分均含有碳酸钙，可中和胃酸，缓解反酸与烧心症状，又可促进溃疡面炎症吸收，预防出血，减轻局部疼痛，故可用作制酸剂，用以治疗胃、十二指肠溃疡之反酸烧心、胃脘疼痛等症。

8. 茯苓配白术

茯苓，味甘、淡，性平，归心、脾、肾经，能淡渗利水祛湿，补益脾胃，且能宁心安神。白术，味甘、苦，性温，归脾、胃经，有健脾补气，燥湿利水作用。常用两者配伍治疗脾虚诸症，其中大便稀溏者用炒白术，便秘者用生白术。

9. 佛手配香橼

佛手，味辛、苦，性温，归肝、脾、胃、肺经。香橼，味辛、微苦、酸，性温，归肝、脾、胃、肺经。两药均具有疏肝解郁、理气和中、燥湿化痰之功。二者配伍，同气相求，可增强疏肝解郁、理气和中之力。

10. 砂仁配白豆蔻

砂仁，味辛，性温，归脾、胃经，可辛散温通、醒脾和胃、行气止痛、温脾止泻、理气安胎；白豆蔻辛温香燥，归肺、脾、胃经，可温中化湿、健胃止呕、行气止痛。砂仁香窜而气浊，功专于中上二焦。二药伍用，宣通上、中、下三焦之气机，以开胸顺气，行气止痛，芳香化浊，醒脾开胃，和中消食。

11. 白扁豆配薏苡仁

白扁豆，味甘，性微温，归脾、胃经，具有补脾和中化湿的功效。生薏苡仁，味甘、淡，性微寒，归脾、胃、肺经，具有利水消肿、渗湿、健脾、除痹、清热排脓的功效。二者药食同源，都有益气健脾之功，且化湿不伤阴，二者配伍用于脾虚湿盛者。

12. 芡实配莲子肉

芡实，味甘、涩，性平，归脾、肾经。味甘补益，味涩固敛，既能扶脾气祛湿邪以止泻，又能益精以固下元。莲子，味甘、涩，性平，归脾、肾、心经，具有补脾止泻、止带，益肾涩精，养心安神之功。芡实较莲子偏于固肾涩精，并能除湿，莲子较芡实长于益脾，且能养心宁神。两者性能相近，都能补脾止泻，益肾固下。故常将两者合用，治疗脾肾虚弱，久泻不止。

13. 藿香配佩兰

藿香与佩兰同属芳香化湿药，用于湿浊中阻证。《药品化义》载："藿香，其气芳香善行胃气，以此调中，治呕吐霍乱，以此快气，除秽恶痞闷。"佩兰有解暑化湿、辟秽和中的功效，《本草纲目》载："辛，平，无毒。"多用于"湿浊中阻，脘痞呕恶，口中甜腻，口臭多涎，头胀胸闷"等暑湿表证。两药合用出自《时病论》之芳香化湿法，原治五月霉湿、秽浊之气。此对药常用以和中化湿，治疗脾胃病中症见胸脘痞闷、呕恶泄泻、口臭多涎、舌苔厚腻者，若湿邪弥漫、消退缓慢者，可再加竹茹、玉米须以增强化湿之功。

14. 藿香配白豆蔻

藿香，味辛，性微温，归脾、胃、肺经，有化湿、止呕、解暑之功。白豆蔻，味辛，性温，归肺、脾经，具有化湿行气、温中止呕之功效。二者性味、归经及功效相似，相须配伍，芳香化浊、和中化湿力较强，用以治疗寒湿阻滞中焦所致的脘腹痞闷、少食作呕等症。

15. 酸枣仁与合欢花

酸枣仁，性味甘、酸、平，有宁心安神、养肝、敛汗之功效。《本草汇言》载其："敛气安神，荣筋养髓，和胃运脾。"合欢花，性味甘、平，具有解郁安神、活络止痛之功效。"胃不和则卧不安"，"胃不和"是导致失眠的常见病因，也是失眠的常见并发症，二者互为因果、相互影响，二药合用，疏肝理气和胃，宁心安神以安胃气，神宁则气平不逆，呃逆自止。

16. 木香配佛手

木香为行气药中常用药物之一，《本草纲目》曰："木香是三焦气分之药，能升降诸气。"其性味辛、苦、温，归脾、大肠、胆、胃经，功效行气调中止痛。《日华子本草》谓其："治心腹一切气，止泻、霍乱、痢疾、安胎、健脾消食、疗羸劣，膀胱冷痛，呕逆反胃。"佛手，味辛、苦，性温，归肝、脾、胃、肺经，具有疏肝理气、和中止痛、化痰止咳之功。木香辛温香散，温中行气止痛；佛手芳香行散，疏肝理气止痛。二者相须配伍，具有理气和胃之功，常用于脾胃气滞所致脘腹胀痛、呕恶食少、烦闷者。

二、升降配对

升降配对是指用一种升浮药与另一种沉降药配对。

1. 柴胡配枳实

柴胡质轻而散，升发清阳，疏肝解郁；枳实质重而沉，降泻而下气消痞。二者一升一降，疏肝理脾。若便溏者，减枳实用量，或用性缓之枳壳；便秘则用枳实，行气通便。两药配伍，用以治疗脘腹或胸脘痞满胀痛属气滞者，效佳。

2. 紫苏叶配紫苏子

紫苏叶，味辛，性温，归肺、脾经，具有解表散寒、行气宽中之功；紫苏子，味辛，性温，归肺、大肠经，具有降气化痰、止咳平喘、润肠通便的功效。苏叶轻升，疏散解表；苏子沉降肺气。二者配伍，一升一降，具有通畅气机作用。

三、刚柔配对

刚柔配对是指一种禀性刚烈的药与另一种禀性柔润的药物配对，起到刚柔相济、相互调节的作用。

1. 熟地黄配砂仁

熟地黄益肾补血，为肾阴亏虚及血虚之要药，但性静而不动，守而不行，且地黄经九蒸九晒，滋腻力大，过用每致腻膈减食，则阴血反不易生；砂仁辛散醒脾，但性味温燥，过用则易助热伤阴。二药合用，以砂仁辛散之性去熟地黄腻胃之弊，补血而不腻膈。

2. 白芍配枳实

白芍性微寒、酸，入肝经，为柔肝滋阴之要药；枳实性微寒、苦、平，行气导滞，能疏肝气。二药配伍，为四逆散组成，枳实为刚，白芍为柔，刚柔并济，行气疏肝解郁。白芍柔肝而防枳实疏肝行气太过，枳实行气又防白芍滋腻有余。

四、寒热配对

寒热配对是指寒与热两种截然相反的药物配对。

1. 吴茱萸配黄连

吴茱萸温中散寒止痛，黄连清热燥湿，以吴茱萸之辛热制黄连之苦寒，两药同用和胃制酸，治疗肠胃病的呕吐、吞酸、腹痛、泻痢等。

2. 黄连配肉桂

黄连苦寒，善于清心热，泻心火；肉桂辛热，长于和心血，补命火。二药合用，为交泰丸组成，寒热并用，相辅相成，泻南补北，水火并济，交通心肾安神。

3. 生姜配竹茹

生姜辛温，温中和胃；竹茹甘寒，清热止呕。二者同用清温相济，益胃清热，降逆止呕。生姜、竹茹配伍出自《全生指迷方》中的生姜竹茹汤。

4. 木香配黄连

木香辛温，行气消胀止痛；黄连苦寒，清热燥湿，泻火解毒，厚肠止泻。二者伍用，取自香连丸，苦辛通降，寒温并施，共奏行气止痛、清热燥湿、厚肠止泻之功，用于治疗湿热痢疾出现里急后重、痢下赤白、发热、腹痛者。

5. 枳实配厚朴

枳实味苦辛，性微寒，入脾、胃、大肠经，有破气消积、化痰除痞之功；厚朴味苦性温，归脾、胃、肺、大肠经，具有行气燥湿、消积平喘之力。枳实味苦降泻，专开气机壅结，以破气消痞；厚朴苦温燥湿，专下气消痞，以降逆除满为要。二药配伍，一寒一热，互相制约，共奏理气消积、降逆化痞之功。

6. 黄连配半夏

半夏辛温偏燥，具有燥湿化痰、降逆止呕、消痞散结之功。黄连苦寒，与半夏配伍，取自半夏泻心汤辛开苦降、寒热并用，具有和胃降逆、消痞除胀的作用，用于功能性消化不良、慢性胃炎、胃食管反流病等见上腹胀、纳差等症。

7. 黄连配苏叶

苏叶性温，理气和胃，为止呕之圣药；黄连苦寒降逆，与苏叶配伍，取自《湿热病篇》中的苏叶黄连汤，为治疗湿热呕吐之方，王孟英用此方止呕，寒呕、热呕均可用，热呕则以黄连为主，寒呕则以苏叶为主。

8. 黄连配干姜

干姜辛热，善祛脾胃虚寒；黄连苦寒，善祛胃肠湿热。干姜配黄连，可佐制黄连之苦寒，去性存用。《伤寒论》中多处用到此配伍，如干姜黄连黄芩人参汤、半夏泻心汤等。

五、散敛（补）配对

散敛（补）配对是指疏散类药与收敛类药物配对。

1. 柴胡配白芍

肝藏血，主疏泄，体阴而用阳。柴胡性辛散，疏泄肝气；白芍性酸柔，濡养肝血。柴胡得白芍之柔，不致疏散太过；白芍得柴胡之散，不致阻滞气机。四逆散、逍遥散、柴胡疏肝散等名方中均有此药对，该药对治疗证属肝气犯胃、肝脾不和之慢性胃炎、功能性消化不良、胃或十二指肠溃疡及慢性肠炎、肠易激综合征等有较好疗效。

2. 赤芍配白芍

赤芍味苦，性微寒，以泻为用，具有清热凉血、化瘀止痛之效；白芍味苦、酸，性微寒，以补为功，有养血敛阴、柔肝止痛之功。赤芍味苦疏散，以泻为用；白芍酸性收敛，以补为功。二药配伍，一敛一散，一补一泻，互相配合，增强清热凉血、养血活血、柔肝止痛之功，凡胃痛、腹痛、胁痛用之有效。

3. 苍术配白术

苍术健脾平胃，燥湿化浊，升阳散郁，祛风湿；白术补脾燥湿，益气生血，和中安胎。苍术苦温辛烈，燥湿力胜，散多于补，偏于平胃燥湿；白术甘温性缓，健脾力强，补多于散，善于补脾益气止汗。二药伍用，一散一补，一胃一脾，则中焦得健，脾胃纳运如常，水湿得以运化。此药对治疗脾胃湿盛者常有捷效。

4. 海螵蛸合浙贝母

海螵蛸味咸、性微温，制酸和胃；浙贝母苦寒，生肌和胃，并借其清热缓泻之功，以制海螵蛸收敛涩肠之弊。此药对适用于胃脘胀痛、反酸，无论胃寒、胃热证，均可随证应用，是治疗胃酸过多之佳品。

六、补消配对

补消配对是指一种扶助正气的药物与一种祛除邪气的药物配对，多用于虚实夹杂证。

1. 党参配丹参

党参味甘，性平，归脾、肺经，有补气作用。性质和平，补燥不腻，为治肺脾气虚之要药；气能生血，气旺津生，又有养血、生津的功效，故也适用于血虚、津亏之证。丹参味苦，性微寒，归心、肝经，功能活血通经、凉血消肿、清心除烦。《妇人明理论》云："一味丹参散，共同四物汤。"两者合用，补气养血效果增加而不会导致气机郁滞，瘀血内停。

2. 白术配莪术

白术味甘、苦，性温，入脾、胃经。甘温补中，苦温燥湿，功专健脾补气，又可燥湿利水；莪术味辛、苦，性温，入肝、脾经。功专行气破瘀通经，又能健脾消积化食。二药配伍，共奏补气健脾、行气活血、消积化食、散结消痞之功，用治萎缩性胃炎的胃脘痞满者。

3. 枳实配白术

枳实辛散，能破气消积、泻痰导滞、消痞止痛，针对胃病多"滞"的病理顺应胃主"降"的生理；白术甘温补中，能健脾和胃、燥湿利水、固表止汗。枳实辛散性烈，以泻为主，以走为要；白术甘缓补中，以补为主，以守为要。二药合参，一消一补，一走一守，一急一缓，补而不滞，消不伤正，以达健脾和胃、消食化积、消痞除满之功。枳实、白术药对配伍最早见于《金匮要略》枳术汤，用治"心下坚，大如盘，边如旋盘"。

七、气血配对

1. 黄芪配当归

黄芪，味甘，性微温，归脾、肺经，具有补气之功；当归，味甘、辛，性温，归肝、心、脾经，具有补血之功。二药配伍，气血并治，适用于气血俱虚的证候。若气滞血瘀，则用香附理气，当归活血。

2. 黄芪配白芍

黄芪、白芍配伍源于《金匮要略》黄芪建中汤。黄芪善于补气升阳，增强益气建中之力，阳生阴长，诸虚不足之症自除。白芍性酸甘，为补阴柔肝之佳品，缓急止痛。二者配伍，一者补气，一者滋阴，合用则气阴双补，用于气虚里寒致腹中拘急疼痛、喜温、自汗、脉虚等症，共奏益气养血、柔肝止痛之功。

3. 当归配川芎

当归与川芎合用即佛手散，又名芎归散，《普济本事方》言其活血定痛效佳类"佛手"之神奇。二药合用，气血兼顾，行气活血，养血补血，散瘀止痛之力增强。脾胃病属气血瘀滞者，可选其为通治之方。当归味甘、辛，性温，味甘能补血，气辛、性温又能行血，《景岳全书·本草正》谓："当归……补中有动，行中有补，诚血中之气药，亦血中之圣药也。"川芎味辛、性温，辛散温通，既能活血，又能行气，亦为血中气药，可"上行头目""中开郁结""旁通络脉"，祛风行气，活血定痛，主治血瘀气滞之痛证及风湿痹痛。当归能补能行，川芎功专行血祛风理气，合用定痛效佳，胃脘痛属气血瘀滞者多用此药对。

4. 柴胡配郁金

柴胡味苦，性微寒，归肝、胆经。可升可散，善于疏散少阳半表半里之邪，又能升举清阳之气，且可疏散肝气而解郁结，为疏肝理气之要药。郁金味苦、辛，性寒，入心、肝、胆经，体轻气窜，其气先上行而后微下达，既入气分，行气解郁，又达血分，凉血活血，为疏肝活血之要药。二药配伍，一气一血，气血并治，可增强疏肝理气、活血止痛之功，用治情志失调所致的胃痛、胁痛有妙效。

八、酸甘配对

酸甘配对是指一种味酸药物与另一种味甘药物配对，通常称为"酸甘化阴"，具有益阴敛阳、补虚生津的作用。

1. 白芍配甘草

白芍味苦、酸，性微寒，归肝、脾经，有补血敛阴、平肝柔肝的作用。甘草味甘，性平，归心、肺、脾、胃经，有补脾、润肺、解毒、缓急、调和诸药等作用。可治疗脾胃虚弱、中气不足之证，能缓解拘挛而止疼痛，可缓解药性之峻烈。白芍、甘草相合为古方芍药甘草汤，治疗胃肠疾病中肝脾失和之腹中挛急作痛以及泻痢腹痛等。常用来治疗顽固性腹痛、胃痛或胁痛。

2. 五味子配黄芪

五味子味酸，性温，能收敛固涩、益气生津、补肾宁心。黄芪味甘，性温，有益气健脾、止汗之功。五味子补肾滋阴，黄芪益气，二药配伍既能气阴双补，又能止汗、止泻，用于多汗、口干渴、腹泻等病症。

九、辛甘配对

辛甘配对是指一种辛味药与另一种甘味药物配对，以达到辛甘扶阳或辛甘发散的作用。

1. 党参配附子

党参，味甘，性平，归脾、肺经，具有补脾肺气、补血、生津之功；附子，味辛、甘，性大热，有毒，归心、肾、脾经，具有回阳救逆、补火助阳、散寒止痛的功效。党参补气健脾；附子温肾助阳。二药配伍，辛甘扶阳，共奏健脾温肾之功，常用于治疗脾胃虚寒证。

2. 干姜配甘草

干姜，味辛，性热，归脾、胃、心、肺经，具有温中散寒、回阳通脉、温肺化饮之功；甘草，味甘，性平，归心、肺、脾、胃经，具有补脾益气、缓急止痛、祛痰止咳、清热解毒、调和诸药的功效。干姜辛热助阳，甘草甘缓止痛。辛甘合用，有复中焦阳气之功。

十、辛苦配对

辛苦配对是指一种辛味的药物与另一种苦味的药物配对，具有辛开苦降、开通气机、调和肝脾、调理脾胃的作用。清·周岩说："胆主动主升，肝主静主降，肝逆则寒，胆逆则热。"而胃为阳土，脾为阴土，阳明多实，太阴多虚，在胃多热，在脾多寒。脾胃互为表里，肝胆脾胃相互影响，故证多寒热夹杂。用药当苦辛相合，取辛开苦降法。

1. 干姜配黄连

干姜，味辛，性热，归脾、胃、心、肺经，具有温中散寒、回阳通脉、温肺化饮之功；黄连，味苦，性寒，归心、脾、胃、肝、大肠经，具有清热燥湿、泻火解毒之功。干姜辛开温通中焦，黄连苦寒降泄心火。二药配合使用则降心火而不伤中土，既是寒热配，也具有辛开苦降的功效。

2. 半夏配黄连

半夏辛开，和胃止呕；黄连苦降，清热燥湿。合用则辛开苦降，降逆消痞。半夏配黄连是张仲景半夏泻心汤的核心配伍组药，体现了寒热并用、辛开苦降、消痞散结的配伍组方治疗思想。

第十四节　从瘀论治脾胃疾病

脾同处中焦，为气血生化之源，气机升降之枢，是后天之本，属多气多血之腑。脾胃气血调和，升降相因，则脾气健运，胃气顺畅，人体安和。气血不和，可致血脉瘀滞，从而影响胃之和降、脾之健运。脾病多涉及胃，而胃病也可累及脾，二者往往同病，出现脘闷纳呆、嗳腐吞酸、胃痛胃胀、腹痛腹胀、大便不调，甚至面色无华，或面色萎黄等多种脾胃病症状。脾胃病日久易入络而影响血脉的通畅，清代医家叶天士有"久病入络"之言，瘀在脾胃病的发生发展中具有重要的意义。张声生教授在脾胃病的临床治疗中，重视瘀的病机，常在辨证论治的基础上，加用活血通络化瘀法，取得了较好的效果。

一、中医学中的瘀

瘀的本义是指血积不行，中医学对瘀的认识源于《黄帝内经》，书中有"血实宜决之"（《素问·阴阳应象大论》）的观点，并指出治疗上应"疏其血气，令其条达"（《素问·至真要大论》）。《金匮要略》在《黄帝内经》理论的基础上，首立"瘀血"病名，并进行了专门的论述，而《伤寒论》则对瘀血证进行了初步的辨证论治，提出伤寒热病可能出现"蓄血""瘀血""血结"等证，并创制了桃仁承气汤、桂枝茯苓丸、鳖甲煎丸、大黄䗪虫丸等方剂，为临床诊治提供了参考。后世《备急千金要方》《仙授理伤续断秘方》等医籍中也有很多活血化瘀的方药，并对瘀血证的病机认识和治疗有所发挥。如李东垣运用复元活血汤行气血、调血脉以治疗血瘀相关病证，朱丹溪提出"六郁"之说，其中气郁、血郁为基本，其中的血郁证即相当于轻度的血瘀证。中医学对血瘀证的认识在明清时期有较为突出的发展，如王清任撰《医林改错》，创制许多治疗血瘀证的方剂，并提出疾病诊疗应以气血为主，提出"气有虚实，血有亏瘀"等观点，对后世血瘀证的治疗产生深远影响。而唐容川在《血证论》中对瘀血的治疗有了进一步的发展，指出"离经之血即是瘀"，总结血证治疗的"止血、消瘀、宁血、补血"四大法，提倡"化瘀不伤正"，为后世治疗血证的圭臬。近代医家颜德馨、姜春华对活血化瘀法的临床运用具有丰富的经验，提出活血化瘀并非单纯的运用活血化瘀药，而应治病求本，以"必伏其所主，而先其所因"为原则，将祛除病因与其他法则同用，才能充分发挥活血化瘀的治疗作用。还有医家认为运用活血化瘀药必须考虑瘀血产生的原因和各种因素，不少活血化瘀药还具有止血的作用，且活血化瘀药可以用于没有瘀血表现的疾病，利用其通行气血的作用，达到治疗疾病的作用。当代医家陈可冀院士对"瘀"赋予新的含义，认为瘀"除包括血的'瘀'或'瘀血'之外，当包括气的'瘀'，即'气瘀'或'气滞'"，对血瘀证和活血化瘀疗法有新的创见。中医学中"瘀"的含义甚丰，但滞而不畅为其基本特征。

二、脾胃病中的瘀

脾胃病中的瘀包括气与血的瘀滞两个方面。早在《伤寒论·辨脉法》中就载有："中焦不治，胃气上冲，脾气不转，胃中为浊，荣卫不通，血凝不流。"对脾胃病易致瘀血内结的特点进行了描述。脾胃为气血之府，其病多与气机升降逆乱和血之不循常道有关，脾胃病中的瘀既有气滞之瘀，也有血瘀之瘀，而血瘀的成因又多与气机不调有关。脾胃病瘀血证的成因归纳起来主要有以下三种原因：一是肝郁气滞，气滞血瘀；二是气虚血瘀，因虚致瘀；三是久病入络，络阻血瘀；四是离经之血即是瘀。

1. 肝郁气滞，气滞血瘀

肝与脾胃在生理上互相联系，在病理上互相影响。脾胃为升降之枢，脾胃气血调和，则气为血帅，血可随气而行，血为气之守，气可得血之涵养而静谧充和。脾胃的气机升降、运化腐熟离不开肝的疏泄。肝为刚脏，喜条达而恶抑郁。肝气郁滞，横逆脾土，可使脾胃气机升降失调，气滞而不行，则血行亦不畅，气滞血阻而为瘀，是为气滞血瘀。如胃脘疼痛日久，气机受阻，血行不畅，瘀阻胃络，症见胃脘刺痛、痛如锥刺、痛有定处、入夜为甚、拒按，胸胁痞满，嗳气，食少，舌暗有瘀斑，脉沉涩等气滞血瘀的表现。此外，脾虚不能升清，精微物质转输不力，则肝之气血虚损，也可引起肝失疏泄，肝气郁滞，而肝气郁滞又可化火伤阴，形成血瘀证。

2. 脾胃气虚，因虚致瘀

气机升降、出入、从化失常为脾胃病发病的关键环节。脾胃气虚，推动无力，则气机阻滞，血行不畅，阻滞络脉而为瘀，即所谓"气虚则气必滞，气滞则血必瘀"。气滞气郁于中，还可化热生火，致瘀热互结，损伤胃络（肠络），日久成瘀。同时，血瘀又可影响气机，加重气滞，形成血瘀而气亦滞。此外，脾胃失健，气虚气滞，瘀热互结，复加摄纳不足、生化乏源，又可导致血虚，即所谓"瘀血不去，新血不生"。脾胃气虚，瘀血阻滞，不通则痛，故可见纳呆腹胀、痞闷不舒、食后尤甚、胃脘或腹中痛、痛有定处，大便溏稀，舌紫暗、脉涩等症。

3. 初病在气，久病入络

脾胃病随着病程的进展，可见瘀血交阻之证。脾胃病初病在气，可见气滞、气逆、气虚之证，病久则血脉瘀滞，不通则痛，出现痛有定处、痛如针刺、入夜尤甚，舌质紫暗或有瘀斑、脉涩等症，呈现久病入络的表现，即《临证指南医案》"初为气结在经，久则血伤入络"之意。"初病在经，久病入络"，脾胃病初起，在经属气，为气分病，可见胸膈满闷、嗳腐吞酸、腹痛腹泻等症状；而气滞、气郁、气虚日久，病则由气及血，由经入络而见血分病，出现胃脘或腹中痛、痛有定处，呕血，便血等症状。因此，瘀血症状的出现，往往提示病已入络，可视为脾胃病发展的重要阶段，治疗上应注意活血化瘀之法的运用。

4. 离经之血即是瘀

脾胃病中还常见离经之血所致之瘀，主要见于呕血、便血等血证。气为血帅，气机逆乱，则血亦妄行，血不循常道则成离经之血，血证中"血止之后，其离经而未吐出者"，也是离经之血。因离经之血已离开正常运行的途径，故无论其为清血还是瘀血，均可视为瘀血。离经之血已离开其

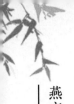

循行之常道，不能正常运行，往往长期停留体内，既阻碍机体气血的运行，又可影响新血的化生，进而加重原有病情。此即《血证论·瘀血》所载："凡系离经之血，与荣养周身之血已睽绝而不合……此血在身，不能加于好血，而反阻新血之化机。"因此，应牢记离经之血即是瘀，在脾胃病的辨治中应积极治疗，不可忽视。

三、治则治法

在脾胃病的诊疗中，调理气血关系是关键。瘀血既可以作为一个独立证候，也可以作为兼夹证，因此治疗时应抓住主要病机，辨别虚与瘀，根据气虚血瘀、气滞血瘀、络阻血瘀等不同的病机，适当运用和法、补法、消法等治法。张声生教授在脾胃病的临床诊疗中发现，将活血化瘀与调肝理脾、疏肝和胃、益气健脾等治法联用，借助活血化瘀之品通行气血的功效可以提高脾胃病的疗效。

1. 调肝理气化瘀——和法的运用

和法具有调和阴阳、调和气血、调和脏腑之意，适用于脏腑气血不和、寒热错杂、虚实夹杂等病证，是脾胃病治疗的常用治法。疏肝理气、调肝理脾、调和气血等均属于和法的范畴，在脾胃病治疗中经常使用。具体而言，对于肝郁气滞血瘀者，宜疏肝理气为主，辅以活血化瘀。因气为血帅，气行则血行，活血必先理气顺气，行气药应与活血药配伍使用，疏肝理气、行气活络则血行通畅，再辅以活血化瘀，则消散瘀血之效更佳。如临证中可将柴胡疏肝散、四逆散之类理气方与丹参饮、桃红四物汤等活血化瘀方剂合方加减使用，以柴胡、香附、枳实、木香、沉香、川楝子、青皮等疏肝理气活络之品，与丹参、鸡血藤、山慈菇等活血化瘀散结之品联用，共奏行气疏肝、通络化瘀之效，治疗气滞血瘀所致脾胃诸疾。

2. 益气健脾化瘀——补法的运用

对于气虚血虚、因虚致瘀的脾胃病，则当注意补法的运用和药物的选用。气虚行血无力而见瘀血者，宜益气健脾为主，辅以活血化瘀，以四君子汤、四物汤等方加减治之，冀以党参、太子参、黄芪、白术之类药物，补益脾胃之气以助运化，并用当归、白芍、川芎等药，补气生血而不滞血，养血活血而不伤血，则气机通畅而瘀血得化，新血得生，机体气血调和，虚、瘀皆除。同时，脾胃气虚、久病体虚或因虚致瘀者，多见虚实夹杂之证，还应注意补益药的选用。如党参、太子参均为参类补气药，但党参甘平，太子参微甘，其补益脾胃之力虽弱于党参，但妙在补气而不滞气，因此对于脾胃病有瘀血而气虚不甚者，可先投太子参。此外，对于脾胃气虚不能摄血所致的瘀血证，可益气活血并用。如可选用黄芪桂枝五物汤及补阳还五汤，重用黄芪益气，以大量补气药与少量活血药同用，使气行则血行，活血而不伤正，共奏益气活血、化瘀通络之效。

3. 活血通络化瘀——消补兼施

对于脾胃病日久、久病入络者，在补益气血的同时，还要注意活血化瘀药的使用，平衡补与消。以溃疡性结肠炎为例，其具有病程长、反复发作的特点，活动期可见泄泻、便血、腹痛等症，热毒、瘀热为主要病机，临证治宜清热化湿、调气和血、敛疡生肌，而泄泻、便血、腹痛之症缓解后，则要注意健脾益气、补肾固本，加以清热化湿。临证中，对湿热瘀毒阻滞所致之溃疡性结肠炎，可重用儿茶、红藤，以儿茶活血散瘀、止血生肌、收湿敛疮，红藤清热解毒、活血止痛。二者合用，既活血散瘀，又排脓敛疮，兼清热解毒，且药性相对平和，无攻伐太过之弊，对于黏液脓血便反复发作者尤佳。此外，在慢性萎缩性胃炎的治疗中，将化瘀通络之法与益气养阴同用，也取得了很好的疗效。在药物的选用上，三七散瘀止血、消肿定痛，具有活血而不破血的特点，可作为脾胃病瘀血证首选的活血化瘀药，借助其活血和血、化瘀止血而推陈致新之力，在脾胃病的治疗中广泛使用。此外，虫类药多能活血通络、入络散瘀，具有入络搜邪、通行气血的作用，在脾胃病瘀血证的治疗中也可适当选用。如对于瘀血较重，或有癥瘕积聚者，在调和气血、补益脾胃的同时，可加用少量虫类药以通络化瘀，如地龙、全蝎、蜈蚣、水蛭等，能取得更好的活血通络化瘀之效。因虫类药为气血之属，可与血气凝结的顽症、重症同气相求。但应注意部分虫类药有小毒，使用时应严格把握剂量。

在活血化瘀治法的使用中要注意评估瘀血的程度，判断虚与瘀的关系，视其瘀血的轻重而选用不同的药物和剂量，防止误用、滥用、过用活血化瘀药以妨碍脾胃的正常运化，或耗气伤血。此外，使用活血化瘀法的同时还应注意时时顾护胃气。对于久病体虚、因虚致瘀，或病久入络而见虚实夹杂的脾胃病患者，应视其虚与瘀的程度，决定补与攻的轻重。其病瘀血内结、血行不畅，治疗当以化瘀祛瘀，然久病正气已虚，而活血化瘀毕竟属于攻消之法，其药物性多破泄，若仅用活血祛瘀之品，则更损其正气，故当在祛瘀之中稍佐扶正之品，消补兼施，使瘀消而正气不伤，瘀去而新生。

4. 辨部位论治——审因论治

脾胃病瘀血阻滞的部位不同，病机特点与临床表现也有差异，其治疗也应有所区别。如瘀阻胃络而见胃脘痛、胃炎、胃溃疡等，则在常规辨治的前提下，应考虑胃为水谷之海，属多气多血之腑，其病机多伴有湿热气滞的特点，当佐以清热化湿和胃药，取平胃散、连朴饮之类方剂之意，益气和胃、清化湿热。而对于瘀阻胃络日久、肝气犯胃者，则当佐以疏肝理气、顺气降逆之品，采用一贯煎、丹参饮等方加减。此外，瘀热易伤阴，还应注意顾护胃阴，适当加减应用麦门冬汤、益胃汤、沙参麦冬汤等养阴和胃之剂。若瘀在肠腑，可见腹痛、便血等症，且血证多见，而血证又有远血、近血、肠风、脏毒之分，病机多以肠道湿热为主。湿热之邪侵袭肠道，阻碍气机，则气滞不通而腹痛；湿热内蕴，损伤肠络，使瘀热互结而见下痢脓血。故治疗应以清肠化湿、凉血止血为主，同时配伍祛风止血、止血不留瘀之品，以槐角丸、地榆散等加减治之，药选地榆、槐角、侧柏叶、茜草、栀子等与三七联合运用。而对于瘀热较重，瘀结肠中、热毒内聚之肠痈，则当通里攻下、清热解毒，佐以活血化瘀，选用大黄牡丹汤、仙方活命饮之类加减治之。

【小结】

瘀为脾胃病的常见病机，瘀血证为临床常见证，活血化瘀是常用治法。狭义的活血化瘀是调畅血行、祛除瘀滞，而广义的活血化瘀则包含了平衡气血关系、调节阴阳平衡之义，是祛瘀与生新的结合。在脾胃病的治疗中应着眼于广义的活血化瘀，以平衡气血、调和阴阳，应注意和法、补法与消法的平衡应用，三者相辅相成，共同促进气机流转，血行流畅，升降相因，燥湿互济，枢机运转，则体自康矣。此外，因脾胃病见瘀血证者大多病程较久，故在服药上可小量久服，缓消病邪而固本，缓缓图效。而正气极度虚弱或者有出血倾向的脾胃病瘀血证者，以及月经量多的妇女，均应慎用或忌用活血化瘀之法，孕妇更当忌用活血化瘀之法，如必须使用尤应慎之又慎。

第十五节　运用祛湿药治疗脾胃病的经验

脾胃为后天之本，"百病皆由脾胃衰而生也"（《脾胃论》）。脾喜燥恶湿，湿邪侵犯人体，常先困脾。若感受外界水湿之邪，或饮食不节，起居不时，脾胃受伤，不能运化水谷津液，水湿内停，均会影响脾胃的功能。湿邪阻滞气机，脾胃气机升降失常，则会出现脘痞腹胀、呕吐泛酸；湿为阴邪，困阻脾阳，运化无权，则发为泄泻；湿性重浊黏滞，则舌苔黏腻、大便溏黏不爽。张声生教授在对脾胃病的治疗中尤其重视祛湿药的运用。

一、临证用药，首重调气

《素问·六微旨大论》云："出入废则神机化灭，升降息则气立孤危。故非出入，则无以生长壮老已；非升降，则无以生长化收藏。"人体生命活动处于脏腑气机升降出入运动不息的状态，升降出入是人体气机运动的基本形式，也是脏腑经络、阴阳气血运动的基本过程。脾胃位于中焦，脾主升清，胃主降浊，脾胃为气机升降的枢纽。张声生教授认为，脾胃通过气机的升降作用，维持对水谷精微的运化、吸收以及输布的功能，气机升降有序，脾胃生理功能方能正常运转，气机升降失常，则脾胃功能失常，痰湿内阻。因此，张声生教授在运用祛湿药治疗脾胃病的过程中尤其重视维护气机的调畅。

1. 芳化湿气

湿为阴邪，易阻滞气机，损伤阳气，芳香化湿药多为味辛性温之品，辛能散气、行气，温能散寒，故张声生教授非常重视芳香化湿药的运用以芳化湿气，如常用藿香、佩兰、砂仁、白豆蔻、草豆蔻、蚕沙等药。藿香芳香化湿，和中止呕；佩兰芳香化湿，解暑。对于湿阻中焦，脾阳不升，浊阴不降者，张教授常用藿香配佩兰芳香化浊、醒脾化湿。砂仁气味芬芳，化湿醒脾，行气温中，止呕止泻，为"醒脾调胃要药"。白豆蔻芳香醒脾，化湿行气，温中止呕。二药均可化湿行气，温中止呕。张教授认为，砂仁化湿行气之力偏中下焦，温中重在脾，且善止泄；白豆蔻化湿行气之力偏中上焦，可用于湿温痞闷，温中偏在胃，更善止呕。

2. 补益脾气

脾主运化水湿，脾气亏虚则水湿不运，所谓"气虚则气滞，气滞则水停"。因此，张声生教授在对水湿内停的病症诊治中非常重视补益脾气。张教授常选用不仅能祛湿且能健脾益气的药物，如白术、茯苓、苍术、扁豆、薏苡仁等。白术可燥湿利水，补气健脾，根据不同的炮制方法分为生白术、炒白术、焦白术。炒白术健脾之力强，临床常用炒白术补脾益气燥湿；若中焦脾虚气滞，常以白术配枳实，枳实行气消痞，二药一补一消，复脾胃之健运；如遇大便稀溏者，则将炒白术与苍术同用，其认为苍术芳香苦温，性燥烈，兼能升阳散郁，其燥湿、升散之力优于白术，同用可增强其燥湿健脾之功；生白术不仅燥湿利水作用强，且可通便，对于脾虚气滞大便干结者，常选用生白术配酒大黄，酒大黄通腑化瘀、生白术补气健脾，一通一补，促胃肠之通降，且临证中生白术用量常为30g以上。薏苡仁与茯苓均可健脾利水渗湿，炒薏苡仁利水渗湿功似茯苓，但健脾作用强于茯苓，对于脾虚水湿内停者，将炒薏苡仁与炒白术共用以扶助炒白术健脾之能；生薏苡仁除利水渗湿外，还有清热的作用，常用其于湿热内蕴之证。

脾胃病患者往往患病日久，对于湿浊困阻脾胃之证，张教授不仅善用利湿健脾之品，还常与健脾益气药相合而用，使升清有"源"，脾运以行。临证中张声生教授常用党参配炒白术、薏苡仁，使脾气得充，水湿得化。对于湿浊困阻导致脾气不升，清阳不能上荣头面，脏腑失于提摄者，常用生黄芪配炒白术、薏苡仁，生黄芪补气升阳举陷，炒白术、薏苡仁健脾祛湿化浊。三药合用，升清化浊。

3. 清热散气

湿邪黏滞，缠绵难愈，内停日久则易郁而化热，湿与热结，形成湿热交阻之证。对于此类证候，张声生教授临证常选用不仅能祛湿，且能清热散气之品，如黄连、黄芩、苦参、玉米须、半夏等。黄芩善清中上焦湿热，黄连善清中焦脾胃湿热，对于中焦脾胃湿热之证，黄芩、黄连是常用之品。二药均能清热燥湿，常联合应用，但黄连清热燥湿之力大于黄芩。苦参也为清热燥湿之品，且苦参能利尿，导湿热之邪外出，故有良好的清除湿热作用。玉米须味甘，性平，清热利湿退黄，利水消肿，且药性平和，为临证中常用之品，一般应用剂量需较大。半夏味辛，性温，可燥湿化痰、降逆止呕。根据炮制的方式不同，分为法半夏、姜半夏、清半夏、半夏曲等。法半夏长于燥湿化痰，多用于咳嗽痰多时；姜半夏长于降逆止呕，常于痰湿内阻，呕吐反胃时用；清半夏化湿之余可降胃气，经常于反流性食管炎出现反酸烧心时选用；半夏曲则有化痰消食之功，常于患者出现食欲不振、嗳气脘胀等消化不良症状时用。

二、善用对药，相得益彰

张声生教授结合药物的升降浮沉、归经，以及脾胃的生理功能、病因病机，在临证中善于应用对药，在治疗中往往起到增强疗效、事半功倍的作用。在对祛湿药的运用中，常以藿香配佩兰芳香化浊，醒脾化湿；麻黄宣肺利湿，苍术燥湿运脾，二者合用以宣肺化湿；脾虚湿盛者，常以党参或黄芪配白术、薏苡仁以健脾化湿；暑季湿邪困脾者，选用佩兰配玉米须，清热解暑，利尿化湿；湿热邪气困阻中焦，苔黄腻者，则以茵陈配玉米须，清热燥湿且不伤阴；砂仁化湿醒脾，行气温中，砂仁与木香合用，在疏肝理气的同时调中开胃，行气化湿；湿为阴邪，对于中焦阳虚，脾失健运，湿聚成饮者，常用健脾利湿的茯苓和温阳化饮的桂枝相伍为用，温阳化湿；脾失健运，不能运化水谷精微，反成痰饮，转为湿毒者，常用生薏苡仁伍用白花蛇舌草、蒲公英、半枝莲、山慈菇等解毒祛浊。

张声生教授在临床中应用对药祛湿化浊有以下特点：①对具有同一功效的药物，不重复使用，而是针对患者病症，选用最适合的药物。如茯苓

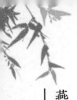

与薏苡仁，二者均可利水渗湿，但茯苓健脾力量弱于炒薏苡仁，故对于水湿内停而脾虚不显者，选用茯苓以加强利湿的功效；脾虚明显者，多选用炒薏苡仁以利湿健脾。②两种药物合用形成对药时，强调两种药物功效相互补充，以达到增效的作用。如对大便不成形者，常合用白扁豆、白豆蔻，白扁豆健脾化湿止泻，白豆蔻芳香醒脾、温中化湿，二者相互配合，起到增效作用。③常有多个对药同时应用，形成"组药"，如对腹泻者，可将炒白术、炒薏苡仁、白扁豆、白豆蔻联用，四药共奏健脾止泻、化湿理气的功效，使起效迅速，药力持久。

三、病证互参，灵活加减

张声生教授在运用祛湿药治疗临床疾病的过程中，注重病症互参，针对不同病种的脾胃病，辨证施治，随症施药，选用不同的祛湿药进行治疗，取得了良好的疗效。

1. 慢性萎缩性胃炎

张声生教授认为，慢性萎缩性胃炎的病机以脾胃气阴两虚为本，气滞、热毒、血瘀为标，病机的关键在于因虚、因滞致瘀，瘀热交结。对于慢性萎缩性胃炎出现胃脘疼痛或痞满、舌红、苔黄腻、脉滑数为主症之湿热交阻证者，可用黄连温胆汤化裁加减。腹胀偏重者，加用厚朴、槟榔以行气消痞；嗳食吞酸者加用莱菔子、神曲、山楂以消食化积。同时，张教授注意宏微相参，病理检查见肠上皮化生者，常加生薏苡仁、白花蛇舌草、浙贝母清热化湿，取清泻固本之意。张教授认为，幽门螺杆菌可看作是广义的毒邪，具有湿、热邪气的性质，主张幽门螺杆菌阳性者，可灵活选用白花蛇舌草、黄芩、黄连、半枝莲等药物以清热利湿解毒。

2. 腹泻型肠易激综合征

张声生教授认为，腹泻型肠易激综合征的基本病机是脾虚肝郁，日久迁延致脾肾两虚，形成湿浊、湿热、食滞、寒凝、血瘀等病理产物。在治疗上，根据患者的临床证候，以调肝理脾化湿为主要治疗法则，采用自拟方"调肝理脾方"为基本方化裁加减，此方不仅以党参、白术、白芍、八月札、绿萼梅调肝理脾，还加白扁豆、陈皮、芡实除湿健脾理气，并有防风胜湿以助止泻，取"风能胜湿"之意。"无湿不成泄"，"湿多成五泄"，对于湿盛患者，常酌加黄芪、山药益气健脾止泻；茯苓、薏苡仁淡渗利湿止泻；苍术、厚朴燥湿除满。若泄泻甚如水样，腹痛肠鸣者，为脾失健运，清浊不分，常酌加藿香辛温散寒、芳香化浊；伴腹中冷痛，手足不温者，则酌加草豆蔻或白豆蔻以温中散寒、燥湿行气；若湿热内蕴，则酌加连翘解郁清热，黄芩、黄连清热燥湿、厚肠止泻；若湿热较重，则酌加茵陈、六一散等清热利湿之品。

3. 溃疡性结肠炎

张声生教授认为，溃疡性结肠炎的病机以脾胃虚弱为本，湿热蕴结为标。对于湿热壅盛明显者，方选芍药汤、葛根芩连汤，其中两方均用到黄连，黄连是止泻痢的要药，有研究显示黄连的主要成分小檗碱，其具有抗菌、抗内毒素、抗炎、调节免疫等功能，其与本病存在免疫紊乱的非特异性炎症相应。"人以胃气为本，而治痢尤要"，脾胃虚弱为发病的基础，因此，张教授临证中尤其强调顾护脾胃的重要性，提出不可太过清热以免苦寒伤胃，且将补气健脾之法贯穿治疗始终，常选用六君子汤、参苓白术散为基本方化裁加减，尤喜用白扁豆，取其甘味补脾、香味醒脾、温性燥脾。

4. 非酒精性脂肪性肝病

张声生教授认为，痰浊碍脾为非酒精性脂肪性肝病的始动因素，肝郁脾虚、痰瘀互阻为其基本病机。因此，在对非酒精性脂肪性肝病的辨治过程中，以调肝理脾为大法，且化痰祛湿贯穿始终，常选用泽泻、车前子、金钱草、茵陈、通草、玉米须清热利湿；苍术、薏苡仁、六一散、木瓜化湿运脾；砂仁、佩兰、藿香芳香醒脾。

5. 功能性消化不良

张声生教授认为，功能性消化不良的病机以中焦虚弱为本，食积、痰湿、血瘀为致病之标，中焦气机升降失常为病机的关键。在治疗上，注重运脾调气，升补清阳，和胃通腑，降泄浊气，同时认为湿浊内阻势必有碍气机升降。在治疗上，张教授十分注意祛除痰浊之邪。在升补中气的同时，常酌加佩兰、藿香醒脾升阳；和降胃气的同时，常酌加砂仁、蚕沙、白豆蔻辛香温散化浊；疏肝理气时，常选用玉米须、茵陈降肝浊以助其升发之性；痰浊内阻，郁而化热者，常以黄芩、金荞麦清热利湿；痰浊内阻，腑气不通者，多用大腹皮、槟榔、木香、莱菔子、娑罗子等行气通腑。

————————————【小结】————————————

　　张声生教授抓住脾胃的生理病理特点，首重调气，善用对药，力求协同增效。临证时，病症互参，灵活加减，且用药多为寻常之品，用药和缓、平稳，其经验可参可学。

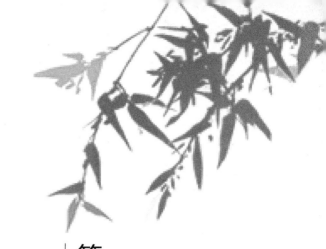

第二章

临床克难

第一节　食管疾病

一、贲门失弛缓症辨治经验

贲门失弛缓症（achalasia）以吞咽困难、食物反流、胸骨后疼痛、体质量减轻、夜间咳嗽和烧心等为主要表现，是一种较少见的原发性食管动力障碍性疾病。由于食管下段括约肌（lower esophageal sphincter，LES）持续痉挛或松弛，导致吞咽后食管体部无蠕动，贲门括约肌弛缓不良，食管蠕动波减少甚至消失。目前本病的发病机制尚不明确，通过上消化道造影、电子胃镜检查、食道压力测定等可明确诊断。目前本病治疗主要以手术治疗为主，其中内镜下气囊扩张术和经口内镜下环形肌切开术（peroral endoscopic myotomy，POEM）为主要治疗手段，但因术后并发症较多、易复发，且经济费用高，此类治疗方法尚存在争议。近年来中医对其病名、病机有了新的认识，并提出了系统辨证论治的方药，临床中取得了一定疗效。本文结合张声生教授的临证经验，对本病做一系统归纳总结，为贲门失弛缓症的中医治疗提供参考。

（一）病名

中医将贲门失弛缓症，归属于"呕吐""吐酸""反胃"等病的范畴，中西医病名对照将其命名为"食管痹"，指以间歇性进食梗塞、呕吐、吐出乃止为主要表现的内脏痹病类疾病，又名"食痹"。多因饮食不慎，情志失调，或因食管受损后形成瘢痕等导致气机阻滞，胃气上逆。

（二）历史沿革

《黄帝内经》中最早提出了"食痹"之名，并指出以呕吐为主要症状。王冰对食痹呕吐进行了具体分析，并提出了与饮食的关系，指出胃气上逆

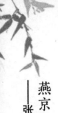

是其主要病机，与肝、脾、胃相关，正所谓"食痹，谓食已心下痛厥阴阴然，不可名也，不可忍也，吐出乃止，为胃气逆而不下流也。食饮不入，入而复出，肝乘脾胃，故令尔也。"清·沈金鳌《杂病源流犀烛·胃病源流》对病因病机进一步补充，指出肝气犯胃是其主要病机之一，言"惟肝气相乘为尤甚……痛必上支两胁，里急，饮食不下，膈咽不通，名曰食痹，谓食入即痛，吐出乃止也。宜肝气犯胃方。"并指出寒客胃肠、风痰痹阻等是本病病因，提出了茯苓半夏汤、麦天汤的治疗方药，如"吐食由胃气逆而不下也，亦有寒邪客于肠胃，厥逆上出者，亦有肝胜于脾，风痰羁绊脾胃间。脉弦吐食者，俱为食痹症，宜茯苓半夏汤、麦天汤。"清·李用粹《证治汇补》提出了本病痰瘀阻滞的病机，可运用薤白半夏汤治疗，如"食痹者，食已则心下痛，吐出乃止，此因胃脘痰饮、恶血留滞于中所致，薤白半夏汤治之。"

（三）病因病机

本病病位在胃和食管，与肝、脾关系密切。其发病的基本病理为痰气交阻。发病之初，患者多因饮食不节，伤及脾胃，或情志不畅，肝气郁结，横逆犯胃，脾胃运化失常，痰湿壅盛，阻滞气机，则气郁痰阻；气机不畅，瘀血阻滞，见气滞血瘀或痰瘀互阻；或久病体虚，致脾胃虚弱。

（四）辨证论治

张声生教授根据病因病机，提出本病最常见四个证型，分别为肝胃不和证、痰气阻膈证、痰瘀阻膈证、脾胃虚弱证。指出本病以行气降逆和胃、化痰活血通膈为基本治法，肝气不疏者疏肝理气，脾胃虚弱者健脾和胃，并提出了兼症的加减用药经验。

1. 肝胃不和证

主症：吞咽困难或呕吐间歇发作，胸骨后有梗塞疼痛感，每因情绪活动而诱发或加重；次症：胸骨后灼痛，胃脘灼痛，脘腹胀满，嗳气或反食，易怒，口干苦。舌脉：舌红，苔薄黄，脉弦。

治宜疏肝和胃，方用四逆散合半夏厚朴汤加减。心烦易怒、舌红苔黄腻者，加龙胆草、黄芩、栀子；反酸烧心者，加吴茱萸、黄连；呕吐频作者，可加苏叶、黄连、生姜。

2. 痰气阻膈证

主症：吞咽梗阻，进食迟缓，胸膈闷痛；次症：嗳气，呕吐痰涎黏液，反流，吞咽困难，声音嘶哑，半夜呛咳。舌脉：舌苔白腻，脉弦滑。

治宜祛痰理气宽膈，方用四七汤加减。呃逆频作者，加旋覆花、代赭石；失眠多梦者，加竹茹、茯苓；便秘者，加槟榔、莱菔子；舌红苔黄腻者，加小陷胸汤。

3. 痰瘀阻膈证

主症：吞咽梗阻，胸膈刺痛，呕吐痰涎；次症：后背痛，胃脘刺痛，烧心，反酸，嗳气或反食，面色黧黑。舌脉：舌质暗红或带青紫，苔薄白腻，脉细涩。

治宜祛痰化瘀宽膈，方用丹参饮合贝母瓜蒌散加减。胸闷刺痛者，加三七、元胡。

4. 脾胃气虚证

主症：吞咽困难，胸膈痞满，呕吐食物或痰涎；次症：胃脘隐痛，胃痞胀满，纳少便溏，神疲乏力，少气懒言，形体消瘦，大便溏薄。舌脉：舌淡苔薄白，脉细弱或沉缓。

治宜健脾化痰，方用茯苓半夏汤加减。胃脘隐痛，遇寒加重者，可选用黄芪建中汤。中气不足，内脏下垂，身体消瘦者，可予补中益气汤加减；形体消瘦，纳食不消，怠惰嗜卧，肢节痛，可予升阳益胃汤加减。

本病多与情志有关，治疗当注重疏肝行气，可选用佛手、香橼行气导滞；又病位偏上，可选用牛蒡子、薄荷、射干、山豆根等药；化痰宜选用半夏、化橘红等性味偏辛窜之品；消瘀当选用行气活血又兼有降逆之品，如降香、檀香、香附、川芎等；且本病表现为食管括约肌痉挛，故可用芍药甘草汤柔痉。

（五）病案举隅

患某，男，76岁，2008年9月首诊。

吞咽困难3月余。患者3个月前无明显诱因出现吞咽困难，偶有呕吐，呕吐物为胃内容物，自诉于当地医院行钡餐检查，考虑为"贲门失弛缓症",间断口服中西药治疗,未见明显好转。现患者为求进一步系统诊治来我院就诊。现症见吞咽困难,偶有胃脘部胀满、隐痛,时有呕吐,呕吐物为胃内容物,乏力倦怠,纳呆食少,眠可,大便不成形,每日 2～3 次,小便调;舌脉:舌淡苔薄白,脉沉弱。

西医诊断:贲门失弛缓症。

中医诊断:反胃。

中医辨证:脾胃虚弱,痰浊内阻。

治法:健脾理气,祛痰化浊。

方药:四君子汤合茯苓半夏汤加减。党参25g,茯苓10g,炒白术10g,姜半夏9g,陈皮10g,厚朴10g,藿香10g,浙贝母10g,瓜蒌20g,白芍25g,炙甘草6g。14剂,每日1剂,水煎服,每次200mL,每日2次。

二诊:患者诉药后吞咽困难较前好转,纳食较前增加,仍有倦怠乏力、大便溏泻。张教授认为,药后痰浊除半,然久病脾虚,需加强健脾之力,以截痰浊化生之源,上方去瓜蒌,加炙黄芪25g,炒薏苡仁30g。

三诊:患者服用上药后,患者乏力倦怠较前大好,大便基本成形。嘱患者继续服用汤剂巩固治疗。

【按语】贲门失弛缓症属于中医"呕吐""吐酸""反胃"等病范畴。多因饮食不节、情志不畅或素体脾虚,脾失健运,不能运化水湿,导致痰浊内生,郁滞于食管,致气机升降不利,出现吞咽困难。一般认为,脾虚为本病之基本病机,痰浊为主要病理产物,故本病治疗当标本同治,健脾同时兼以祛痰化浊,以四君子汤为基本方,方中党参、炒白术、茯苓健脾益气,促进运化水湿;半夏、浙贝母、瓜蒌、藿香豁痰化浊;陈皮、厚朴以加强行气化湿作用,化湿易伤阴液,少佐芍药、甘草滋阴柔痉,另炙甘草亦有健脾益气之功效。复诊之后,加炙黄芪、炒薏苡仁加强健脾之力。

(六)预防调护

患者应饮食有节,勿暴饮暴食,勿食无定时。饮食宜清淡,忌浓茶、咖啡、巧克力,忌油炸品,忌肥甘厚味、辛辣醇酒以及生冷之品。注意精神调摄,避免忧思恼怒及精神紧张。

（七）小结

贲门失弛缓症多以饮食不节、情志不调，或食管损伤为主要病因，以痰气交阻、瘀血阻膈为主要病机，临床可见肝胃不和证、痰气阻膈证、痰瘀阻膈证、脾胃虚弱证四个证型。中医具有一定疗效，但目前尚缺乏中医治疗本病的统一方案，亦没有充足的循证医学证据加以证实，希冀中医药治疗本病的研究更趋完善。

二、胃食管反流病辨治经验

胃食管反流病（gastroesophageal reflux disease，GERD）是指胃内容物反流入食管而引起不适症状和（或）发症的一组疾病，包括食管内和食管外两类综合征。其出现的典型症状主要有烧心、反流（含酸味或仅酸水称反酸）等，可伴发食管外症状，如咳嗽、哮喘等，部分患者可无症状。本病属于中医"嘈杂吞酸""呕吐""梅核气""郁证""反胃""气噎"等范畴。

（一）病因病机

张声生教授认为，胃食管反流病的病因多为情志不舒，忧伤恼怒，或饮食不节，损伤脾胃等，病位在胃与食管，与脾和肝的关系最为密切。脾气虚是发病之根本，肝气郁滞、胃气上逆是其病之标，属于本虚标实之证。初病表现多实，以肝胃气逆为主，病理因素有气、痰、热、瘀等。久病虚证日显，主要是脾气亏虚，后期气虚日久，亦可伤及脾阳。

1. 木郁土壅、胃失和降是胃食管反流病的发病基础

张声生教授认为，本病主要是由于忧思恼怒等情志失调导致肝胆失于疏泄，横逆犯胃，胃中浊气上逆所致。如《素问·至真要大论》中所说"少阳之胜，呕酸善饥"。《血证论》中说："木之性主于疏泄，食气入胃，全赖肝木之气以疏泄之，而水谷乃化。"刘完素在《素问玄机原病式·六气为病·吐酸》中说："酸者，肝木之味也。由火盛制金，不能平木，则肝木自甚，故为酸也。"《四明心传》云："凡为吞酸属肝木，曲直作酸也。"

故张声生教授在该病发病中重视胃的通降功能，认为木郁土壅、胃失和降、胃气上逆是本病发生发展的重要因素。

2.肝胃郁热、痰瘀内阻是胃食管反流病进展的关键

张声生教授认为，随着病情进展，中焦气机失调，进一步可聚湿生痰，化热成瘀，加重病情或变生他病，出现气、痰、瘀搏结，交阻于食管的表现。清·张璐在《张氏医通·呕吐哕·吐酸》中云："若胃中湿气郁而成积，则湿中生热，从木化而为吐酸。"肝气犯胃或胃气壅滞，均易从热化，导致肝胃郁热，甚至进一步发展为胆火上炎，随胃气上逆。表现为嗳气吞酸、心烦易怒、脘腹痞闷等症。《素问·至真要大论》指出："诸呕吐酸，暴注下迫，皆属于热。""少阳之胜，热客于胃，烦心心痛，目赤欲呕，呕酸善饥。"《医宗金鉴》云："干呕，吐酸苦，胃中热也。"这些均说明火热之邪与胃食管反流病密切相关。

3.脾气虚弱是胃食管反流病发病的根本

张声生教授认为，该病脾胃虚弱是发病之本，胃失和降是基本病机，属于本虚标实之证。由于素体虚弱，久病脾虚等造成脾胃虚弱，内外之邪乘虚而入，主要从两方面影响人体气机升降功能：一方面，由于脾虚失运，清阳不升，浊气不降，导致胃气上逆；另一方面，由于脾虚肝郁，土虚木乘，气机失于疏泄而发病。故肝气犯胃、肝胃不和只是其发病过程中的表象，其本在于脾气虚，固摄无力，贲门失固，胃内容物则随上逆之胃气通过松弛的贲门而反流入食管，出现反酸、烧心等症状。

（二）治疗经验

张声生教授认为调肝理脾是治疗 GERD 的总则，这里的肝脾是一个广义的概念和范畴，从病位上，"肝"包括肝与胆这一对互为表里的脏腑，"脾"则包括脾和胃。治疗时应针对该病的基本病机，根据不同病理特点，"知犯何逆，随证治之"，治肝有疏肝理气、泻肝清热、清胆泻火、抑肝扶脾等法；治胃有降逆和胃、理气和胃、温胃散寒等法；治脾有益气健脾、温中健脾、健脾化湿等法。此外，化痰理气、活血通络等是在疾病演变过程中针对特定病理产物的治法，与调肝理脾这一基本原则并不冲突。

1. 疏肝解郁、和胃降逆为治疗的基本法则

张声生教授认为 GERD 的中医发病机制虽然比较复杂，但总以木郁土壅、胃失和降为基本病机，故治疗上应肝胃同治，以"疏肝解郁、和胃降逆"为基本法则，并贯穿其治疗的整个过程。以肝郁为主者，着重疏肝兼以理脾，方用四逆散加减治疗，四逆散出自《伤寒论》第318条："少阴病，四逆，其人或咳，或悸，或小便不利，或腹中痛，或泄利下重者，四逆散主之。"张路玉云："此证虽属少阴，而实脾胃不和。"张教授认为，本条是指肝胃气滞之阳郁证，四逆散可用作疏肝理脾之基础方。同时常用处方还包括柴胡疏肝散、逍遥散，可加减苏连饮、旋覆代赭汤等共奏化痰下气、和胃降逆之功。

2. 清肝和胃、化瘀祛浊是治疗的主要方法

肝胃郁热、痰瘀内阻是胃食管反流病进展的关键。在疏肝和胃的基础上，加以泻肝火、清胃热之法，使气郁得解，热壅得散，胃气不能夹火上逆作酸，则诸症可愈。张声生教授治疗多从"疏肝泻热、清胆降逆、和胃化浊"立法，采用柴芩温胆汤、化肝煎或丹栀逍遥散加减化裁，肝胃同治。若湿从内生，可从寒而化也可从热而化。寒湿困脾者，治宜温中化湿、和胃降逆，方用胃苓汤加减；脾胃湿热者，治宜清热化湿、和胃降逆，方用三仁汤或平胃散加减。此外，化瘀祛浊针对其病理产物治疗，不但可使气血经络通畅，还可有效阻断病情的进一步恶化。

3. 健脾益气、标本兼治是治病求本的重要措施

张声生教授临证十分注重"治病必求其本"，从根本上纠正疾病发生的病理基础。本病脾虚为本，尤见于迁延不愈者以及疾病后期，多从"健脾益胃，补中升阳"立法来治病求本，以补中益气汤为主方化裁。补中益气汤出自《脾胃论》，以其为基本方可补脾益气、升阳举陷、浊降清升、脾胃和调，以达补脾益胃、防止反流之功。可加减使用代赭石、旋覆花、半夏、枳实降逆和胃；柴胡、佛手、白梅花以疏肝理气。或选柴芍六君子汤用于脾虚肝郁者，着重健脾，兼以治肝，组方配伍中均遵循以补为主，补中兼通。在辨证的基础上，可加郁金、八月札、当归、没药、三七活血化瘀，黄连、半夏、瓜蒌、橘络等药物清化痰热、开胸消痞。同时这类患者亦多出现虚实夹杂、寒热并现、多种病理因素同时存在的复杂证候表

现，对脾虚肝郁、胃寒胆热、寒热错杂、虚实夹杂者，着重扶正气、和寒热、调升降，方用半夏泻心汤结合以上方剂加减，寒热并调，补虚泻实。对于许多长期服抑酸药治疗的患者，在配合中药治疗后，逐渐减少抑酸药物用量的1/2、1/3，使食管功能逐步恢复，直到停止服用抑酸药物。

（三）病案举隅

患某，男，42岁。2016年7月首诊。

反酸烧心半年。患者半年来反酸烧心，嗳气，胸骨后有灼热感。平素多食肥甘厚味、嗜烟酒，近日酒后反酸加重，伴右胁时作胀满，精神抑郁不舒，闷闷不乐，身重头晕，胃胀便溏，腰膝酸软无力。观其形体偏胖，舌淡、体胖、边有齿痕，舌苔厚腻，脉弦细滑。胃镜检查示：反流性食管炎，食管下段黏膜斑片状充血，散在糜烂面；病理检查示：食管黏膜慢性炎症改变。B超：脂肪肝。

西医诊断：反流性食管炎。

中医诊断：吐酸。

中医辨证：肝郁脾虚，痰湿内阻证。

治法：疏肝健脾，理气降逆，化湿祛痰。

方药：二陈汤合四逆散、左金丸加减：炒白术15g，党参15g，茯苓12g，法半夏9g，陈皮10g，生薏苡仁20g，柴胡10g，赤芍15g，白芍15g，枳实10g，炙甘草6g，丹参30g，山楂30g，黄连10g，吴茱萸3g。

嘱其畅情志，调饮食，忌烟酒。

二诊：服用14剂后诸症皆减，食纳渐增，时有反酸，餐后加重，大便一日一行、基本成形。舌淡胖、边齿痕，苔薄白腻，脉弦细。原方黄连减量至5g，续服14剂。

三诊：反酸、嗳气及胸骨后有灼热感皆大减，仍有餐后胃脘胀满，二便调。舌质淡，苔薄白，脉弦。上方加香橼10g，佛手10g。

续服3周后，患者诸症消失，生活工作如常。复查胃镜示：正常食管黏膜，未见炎症改变。随访半年病情未复发。

【按语】患者多食肥甘厚味、嗜烟酒等致痰湿壅滞损伤脾胃，致脾胃运化无能；又多情志不疏，气郁痰阻。故以肝郁脾虚为基本病机，又夹痰湿。《金匮要略》说："见肝之病，知肝传脾，当先实脾。"故肝脾同治，用四逆散疏散肝郁，二陈汤健脾祛湿，左金丸清肝和胃。方中以党参、白术、茯苓、炙甘草（四君子汤）调理脾胃，以建中州、绝痰源；陈皮、半夏燥湿化痰，醒脾和胃（二陈汤）；柴胡、白芍、枳实、炙甘草（四逆散）疏肝理气，宗"气顺则痰消，气畅瘀也祛"之意。此处赤芍、白芍同用，赤芍清肝热、化肝瘀为治疗脂肪肝之要药，白芍柔肝、滋肝为养肝之要药。《丹溪心法》说："痞块在中为痰饮，在右为食积，在左为血块。气不能作块成聚，块乃有形之物也。痰与食积、死血而成也。治块当降火消食积，食积即痰也。"故重用山楂祛瘀消积，丹参入肝而凉血活血，二者合用针对其痰瘀互阻，起到控制脂肪肝的作用。二诊时减苦寒之黄连用量，张教授在使用左金丸时，不拘泥黄连、吴茱萸的用量比例，常根据患者脏腑寒热虚实情况配合使用。三诊时虽见胃胀不适，但其脉弦，故仍从疏肝理气入手调理，肝气得舒，胃气自降。

（四）小结

张声生教授指出，胃食管反流病的发病以脾气虚弱、正气亏虚为本，肝胃郁热、痰瘀内阻为标，与中医肝脾理论密切相关。并以"肝脾失调"理论为指导，以"调肝理脾"为治疗大法，遣方用药当注意疏肝、健脾、和胃等法合用，以调畅气机升降为原则，并根据夹有痰、湿、瘀之传变而随症加减，辨病与辨证相结合，疗效佳。

三、难治性胃食管反流病临证经验

质子泵抑制剂（PPI）是胃食管反流病的主要用药，但仍有10%～40%的患者在使用PPI后症状无明显的缓解，即难治性胃食管反流病。近年来中药在缓解难治性胃食管反流病患者的临床症状、提高生活质量等方面显示了独特优势，尤其是对食管高敏感性、食管黏膜破损的患者疗效尤为突出。张声生教授从医三十余年，勤求苦训，博览众方，结合现代临床实际，对本病强调标本同治，病证结合，取得良好的临床效果。

（一）病因病机

1. 脾胃损伤，气机失调

张声生教授论治难治性胃食管反流病重视脾胃，认为此病病因虽多，但究其源，均为各种病因直接或间接地影响或损伤脾胃，脾胃虚弱乃其根本，正如李东垣《脾胃论》所言："内伤脾胃，百病由生……百病皆由脾胃衰而生也。"脾胃居于中焦，为后天之本，气血生化之源，脾胃升降有序，协调统一维持着人体气机调畅和五脏六腑功能的正常运行。张锡纯云："脾主升清，所以运津液上达，胃主降浊，所以运糟粕下行。"脾主运化，胃主受纳，脾为胃行其津液，升清降浊，输布水谷之精微，脾胃强健则水谷气盛，精足神旺，气机畅和。若脾胃虚弱，气机失调，升降失常，清气不升，浊阴不降，胃气反逆。

2. 肝胃郁热，夹热上逆

张声生教授同时强调肝为刚脏而主疏泄，对气机升降出入的平衡协调，起着重要的调节作用。《素问·宝命全形论》谓："土得木而达，脾土得肝旺之疏泄，才能气机升降畅达，健运不息。"本病病机与少阳枢机不利、木火反胃关系密切。所谓"肝为起病之源，胃为传病之所"，胃主通降，以降为顺，少阳枢机不利，肝胆郁火反胃或脾胃虚弱，湿热中阻，导致中焦痞塞不通，气机阻滞，日久郁而化热，胃气夹热上逆而出现胸胁痞满、呕吐、吐酸、嘈杂、嗳气、呃逆等症状。

3. 痰湿内生，阻滞中焦

张声生教授认为，难治性胃食管反流病久病不愈、反复发作，常与痰湿有关，而痰湿的产生与脾的关系最为密切。如《景岳全书·杂证谟·痰饮》中所言："盖痰涎之化，本由水谷，使脾强胃健。如少壮者流，则随食随化，皆成血气，焉得留而为痰。"痰为百病之源，痰饮的形成因于脾虚失于运化，水湿代谢障碍而形成，正所谓"脾为生痰之源""无湿不成痰"。患者脾胃运化失常，水湿不化，痰湿内生，停聚于内，而致胃失和降，胃气上逆出现上述症状。

4. 久病伤血，瘀血阻络

张声生教授认为，难治性胃食管反流病初期脾胃气机升降失司，气机瘀滞，病在气分。随着病情进展，迁延日久，则由气及血，气血同病，气有郁滞，阻血而停滞，变为瘀血。所谓久病夹瘀，正如叶天士《临证指南医案》中提到："盖胃者，汇也，乃冲繁要道，为患最易……然而是病，其要何在？所云初病在经，久病入络，以经主气，络主血。"故本病初为气机在经，久则伤血入络。

（二）辨证论治

1. 中虚气逆证

脾胃虚弱，气机运化无权，清气不升，胃气不降，浊气上逆。主症可见反酸或泛吐清水、嗳气反流、胃痞胀满、食欲不振、神疲乏力、大便溏薄、舌淡苔薄、脉细弱等。张声生教授认为本病缠绵，病程较长，邪实为标，正虚为本，邪实明显时主祛邪，但本虚的治疗应贯穿整个治疗过程，即注重调补脾胃，恢复脾胃本身的纳运升降功能。在治疗中，张声生教授主张降胃的同时健脾，所谓胃之通降，赖乎脾阳之温运，多以党参、白术、茯苓为主健脾，配以代赭石、旋覆花、苏梗、竹茹、半夏等降胃，使得脾胃升降有司，气机通顺调畅而达到治疗效果。

2. 肝胃郁热证

情志不遂，肝气郁结，肝胃不和，胃失和降，见吞酸、嗳气、反胃等症。《医家心法·吐酸》曰："凡是吐酸，尽属肝木曲直作酸也。"厥阴肝脏，体阴而用阳，以血为体，以气为用，气郁日久，必从火化，郁而化热则伤阴气逆而出现烧心、反酸、胸骨后灼痛、两胁胀满、嗳气、心烦易怒、舌红苔黄、脉弦。张声生教授在调理脾胃的基础上，还兼顾调肝，如《素问》中提到的"土得木而达"。肝为阳脏，亢逆犯胃，诸气痹阻，久而化热，乃气火独炽之象，故临床忌用燥热劫津之药，治疗以泻肝安胃，用药如栀子、黄芩、黄连、吴茱萸等，但胃为肝气所伤，胃气失和，用药又须辛温和胃，用药如香附、木香、陈皮等。诸药合用，苦降辛通，泻肝火而降逆，佐以辛热，引热下行，共奏清肝和胃之效，使病因消除。

3. 气滞痰阻证

脾胃受损，运化失常，生湿生痰，出现咽喉不适，如有痰梗、嗳气、反流、吞咽困难、舌苔白腻、脉弦滑。张声生教授强调，治疗本病见到痰湿，切忌只知治痰，而不辨证求其根源。本病痰湿的形成在于脾胃，脾为生痰之源，久病脾胃虚弱，脾失健运，土壅木郁，气机不畅导致气滞、痰湿阻滞中焦而出现咽部不适、反流等症状，故在治痰的同时要重视调理脾胃、健脾化湿。同时重视调节气机，气机不化则精微聚而为痰，故痰随气生，痰随气行，气机畅则痰自消。张声生教授临床常加用煅瓦楞子、煅龙骨、贝母等药化痰消结、和胃制酸，并配以陈皮、前胡、香附、枳壳、半夏等理气化痰之药，达到治痰并治气，气顺痰消的效果。

4. 瘀血阻络证

本病病程日久，气郁迁延，由气滞阻血而致血瘀，或气虚不足行血而致瘀，或气郁日久而化热，耗伤阴血，津枯血燥而致瘀，气病及血出现胸骨后灼痛或刺痛、烧心、反酸，舌质紫暗或有瘀斑，脉涩。张声生教授指出，本病迁延日久，常见血瘀证患者，在治标祛瘀的同时应注重调气。正如吴鞠通的《温病条辨》中记载："善治血者，不求之有形之血，而求之无形之气。"所谓气行则津布，气运则血行。临床在加用三七、丹参、蒲黄等活血化瘀药的基础上，气虚而致瘀者可加用党参、白术等药，健脾补气而推动津血运行；气滞血瘀者，佐以木香、砂仁、紫苏梗等药，调畅气机，促使津血运行通畅。本病久病入血入络，对丁胸骨后灼痛或刺痛为主者，加用地龙、丝瓜络、木瓜等疏通经络、调和血脉、化痰顺气，从而达到祛瘀化痰、通络止痛的效果。

（三）病案举隅

患某，女，59岁。2015年6月首诊。

反酸烧心5年。患者5年来反复反酸烧心，食后加重，时夜间发作，咽中有异物感伴胸痛，食后嗳气、呃逆、纳差，大便偏干，夜寐欠安。每当情绪变化时则发，平时心中烦闷，抑郁不舒。长期服用抑酸药物无效。舌质暗红，苔薄，脉弦滑。近1月内胃镜检查示：反流性食管炎（LA-A）、慢性浅表性胃炎。

西医诊断：反流性食管炎、慢性浅表性胃炎。

中医诊断：吐酸。

中医辨证：肝胃不和，痰气交结证。

治法：疏肝健脾和胃，降逆化痰开郁。

方药：柴胡疏肝散合二陈汤、半夏厚朴汤、乌贝及甘散加减。炒柴胡6g，土白芍15g，炒枳壳10g，陈皮10g，八月札15g，法半夏10g，茯苓15g，炒薏苡仁15g，厚朴10g，蒲公英15g，浙贝母10g，海螵蛸20g，茯神15g，合欢皮10g，炙甘草3g。14剂，水煎服。

二诊：服用14剂后，胸骨后不适、烧灼感及咽部异物感均较前好转，情志及睡眠亦较前改善，仍纳谷欠香，大便易秘结。唯稍饮食不慎，进生冷食物或多食后易诱发。予原方去浙贝母、海螵蛸、蒲公英，加柏子仁10g，乌药10g，炒麦芽15g，炒谷芽15g。服用14剂后，上述症状基本消失，后以原方加减进退调治1月余，病情稳定，停用所有抑酸药，继续饮食调理。

【按语】该患者长期服用PPI无效，为难治性胃食管反流病，发作与饮食和情绪相关，伴有食后不适，抑郁不舒。证属肝胃不和，痰气交结，治宜疏肝健脾和胃，降逆化痰开郁。予以柴胡疏肝散合二陈汤、半夏厚朴汤、乌贝及甘散加减。柴胡疏肝散疏肝行气解郁，二陈汤健脾行气化痰，半夏厚朴汤行气开郁化痰、降逆和胃，乌贝及甘散抑酸止痛。其中柴胡、白芍、枳壳疏肝行气；陈皮、厚朴、茯苓、炒薏苡仁温中健脾，理气化痰；八月札和蒲公英为对药用于胃食管反流病，可疏肝解郁、清肝解热；合欢花、茯神、茯苓解郁安神；浙贝母、海螵蛸合用制酸，以治夜间反流。二诊时患者纳谷欠香，大便秘结难解，故加炒谷芽和炒麦芽以消食化积，柏子仁润肠通便、养心安神，乌药行气开郁以增强肠道的通降之力而达通便之效。

（四）小结

张声生教授通过多年的临床实践，认为难治性胃食管反流病的治疗应建立在准确辨证的基础上，只有辨证施治，方能收到良好的效果。他认为本病病位在食管，但与肝、脾、胃等脏器有关。此病病程日久，反复发作，初期脾胃气机升降失司，气机阻滞，郁而化热，日久脾胃损伤，痰湿内生，瘀血内结。治疗以健脾和胃理气为基础，佐以清热、解郁、化痰、祛瘀，临床疗效显著。

第二节　胃　病

一、胃痛辨治经验

胃痛又称胃脘痛，是指以胃脘近心窝处疼痛为主症的病证，常伴有脘腹胀满、恶心呕吐、嘈杂吞酸、嗳气呃逆、纳差、大便不调等症。多有反复发作的病史，男女老幼均可患病，一年四季皆可发病。发病前多有明显的诱因，如外感寒邪、暴饮暴食、饮食生冷辛辣、情志不畅、起居失常、劳累过度等。常见于西医的慢性胃炎、功能性消化不良、消化性溃疡、胃痉挛等多种疾病。

（一）病因病机

本病多由感受外邪、饮食不节、情志失调，导致气机阻滞，不通则痛，或劳倦过度、病久体虚致脾胃虚弱，络脉失养，不荣则痛。一般来说，邪气犯胃所致胃脘痛多属急证、实证；脏腑失调，胃痛反复发作，时轻时重者，以虚证或虚实夹杂为主。其病位在胃，与肝、脾关系最为密切。张声生教授认为，慢性胃痛患者病程多迁延日久，反复发作，缠绵难愈，使脾胃功能受损，升降失常，纳运失司，致脾胃虚弱，气血化生乏源，出现胃脘疼痛、面色萎黄、乏力、纳呆、脉象细弱无力等临床症状，因此在胃脘痛的辨证治疗中，认为"脾胃虚弱"为其病理基础，以"健脾益气"为基本大法，多以四君子汤为主方化裁。其中党参甘温，补益元气；白术苦温，燥脾补气；茯苓甘淡，渗湿泻热；甘草甘平，和中益土。以此病机为基础，张教授多从胃、脾、肝三个脏腑分析不同证候类型，并详辨寒热虚实气血，不同病位各有侧重，方药灵活配伍，用药精当，且针对性强。

（二）从胃论治

东垣言："夫脾者，阴土也，至阴之气，主静而不动；胃者，阳土也，主动而不息。阳气在于地下，乃能生化万物。"胃为阳土，喜润恶燥，主受纳，以降为顺。《素问·举痛论》言："寒气客于肠胃之间，膜原之下，血不得散，小络急引，故痛。"《素问·痹痛论》言："饮食自倍，肠胃乃伤。"张声生教授认为，病位在胃，多因外感寒邪、恣食辛辣油腻生冷之品，致寒邪、食滞、湿热蕴胃，气机阻滞，不通则痛，发为寒邪客胃、湿热蕴胃、饮食伤胃之胃痛。邪蕴于体内，病久化热，热灼阴液，胃阴受损，胃失濡养，不荣则痛，发生胃阴亏耗之胃痛。

1. 寒邪客胃证

寒邪客胃证多见胃痛暴作，遇冷痛重，得温痛减，泛吐清水痰涎，口淡纳呆，大便稀薄，小便清长，舌淡苔白，脉弦紧。在健脾益气基础上，多配以温胃散寒、理气止痛之法，喜用干姜、荜茇、紫苏、厚朴以温中散寒，行气宽中。若寒热错杂者，则黄连配吴茱萸、半夏配黄连、黄连配干姜，以辛散郁热，温化寒邪，调和阴阳，平调寒热。

2. 湿热蕴胃证

湿热蕴胃证多见胃脘热痛，胸闷痞满，口干、口黏、不欲饮，肢倦身重，纳呆，大便不爽，小便短赤，舌苔黄腻，脉滑数。在健脾益气基础上，多配以清热化湿解毒之法，合连朴饮加减，多用白花蛇舌草、半枝莲、黄芩、黄连、大黄、蒲公英等药物以清热解毒。偏湿者，多配以泽泻、薏苡仁、蚕沙、玉米须等淡渗利湿之品加强祛湿之效；又湿为阴邪，重浊黏滞，易阻遏阳气，多加白豆蔻、藿香、佩兰、砂仁以温中健脾化湿。偏热者，则加黄芩、六一散以加强清热利湿之力。

3. 饮食伤胃证

饮食伤胃证多见胃脘疼痛、饱胀、拒按，嗳腐酸臭，纳呆厌食，大便不爽，矢气酸臭，舌苔厚腻，脉弦滑。在健脾益气基础上，配以消食导滞之法，合保和丸加减。其中焦三仙共用，可加强消食化滞之效。其中焦麦芽善消淀粉类食物，焦山楂善消肉食，焦神曲则主消酒食陈腐之积。此外，还多配伍莱菔子、焦槟榔、鸡内金以加强健脾消积化滞之效。若食积郁热，加连翘、黄连等以清泻郁热；若肠道积热，大便秘结不通者，须急下之，多加玄明粉、大黄等泻火通便。

4. 胃阴亏虚证

胃阴亏虚证多见胃脘灼热隐痛，饥不欲食，口干舌燥，食少干呕，大便干结，舌红少津，或有裂纹无苔，脉细数。在健脾益气基础上，多用益胃养阴生津之法，合益胃汤加减，加北沙参、麦冬、天冬、石斛、百合养阴生津，并配以生地黄、知母、白茅根以滋阴清热，玉竹、天花粉生津止渴。

（三）从脾论治

脾主运化，为气血生化之源，《素问·经脉别论》云："饮入于胃，游溢精气，上输于脾。脾气散精，上归于肺，通调水道，下输膀胱。水精四布……"脾运失司，多表现脾虚证候。张声生教授认为，病位在脾，多因恣食生冷伤胃，日久及脾。正如《医学正传·胃脘痛》言："致病之由多因纵恣口腹，喜好辛酸，恣饮热酒煎熬，复餐寒生冷，朝餐暮损，日积月深，故胃脘痛。"此外，脾为后天之本，久病体虚、劳倦伤脾、禀赋不足也累及脾脏，致脾虚之候，多见脘腹疼痛、胀满、食少、便溏等症，以脾气虚、脾阳虚最为常见。

1. 脾气亏虚证

脾气亏虚证多见胃脘空痛、喜温喜按，四肢倦怠，少气懒言，舌淡，苔薄白，脉细弱。张声生教授以脾气亏虚为基本病机，以益气健脾为大法，方用四君子汤加减，重用党参以补益中气，或以黄芪、炒白术加强健脾益气之效。若兼胃脘胀满、胁肋胀满者，加木香、元胡、厚朴以理气消胀。脾主运化，司运化水谷、输布水液，运化失司，水液湿聚于内则成滞，阻遏气机，不通则通，故脾虚与湿盛通常相互为患，多配以茯苓、薏苡仁、泽泻等利湿之品，加强健脾祛湿之效。

2. 虚寒内生证

虚寒内生证多见胃脘隐痛、喜温喜按，畏寒肢冷，口淡流涎，食少便溏，舌淡有齿痕，舌苔薄白，脉沉细迟。张声生教授以脾阳亏虚，寒自内生为基本病机，以益气健脾、温胃止痛为大法，多用四君子汤合理中汤加减，重用黄芪、党参健脾益气，并配以干姜、荜茇、黑附片、肉桂加强温中散寒之功，桂枝与白芍配伍，调和营卫，通化阳气。若泛吐痰涎者，多加陈皮、半夏以健脾化痰。

（四）从肝论治

精神紧张、刺激和思虑过度等情志因素，可影响肝脏气机。肝为风木之脏，主疏泄而藏血，其气升发，喜条达而恶抑郁。气郁生痰，肝气郁而不达，气滞不舒，横逆犯脾，影响脾的运化而致痰湿内生。《素问·至真要大论》云："风气大来，木之胜也，土湿受邪，脾病生焉。"仲景言："见肝之病，知肝传脾。"张声生教授指出，肝主疏泄，脾主运化，二者互相影响，"五脏受气于其所生，传之于其所胜……肝受气于心，传之于脾。"木能疏土，土能营木。"土得木而达""木赖土以培之"。若肝气不疏，克犯脾土，气机阻遏，脾失运化，形成肝气犯胃证。

1. 肝气犯胃证

肝气犯胃证多见胃脘胀痛，痛窜两胁，嗳气频作，气怒痛甚，胸脘痞闷，嘈杂吞酸，喜太息，舌边红，苔薄白，脉沉弦。张声生教授在胃脘痛"脾虚"基本病机的基础上，善配疏肝理气之法，临床效果颇佳，常用四君子汤合逍遥散加减。用香附、柴胡等疏肝理气，佛手、郁金、川楝子等消胀止痛，以白芍养肝柔肝，并结合心理疏导，调畅患者情志，加强治疗效果。若肝郁化热、嘈杂反酸者，加丹皮、栀子、吴茱萸、黄连以清泻郁热；吞酸甚者，加海螵蛸、浙贝母、煅瓦楞子，以和胃制酸止痛。

2. 脾虚气滞证

脾虚气滞证多见胃脘胀痛，畏寒，纳食不香，便溏，情志不畅，舌淡红胖大，舌边齿痕，苔薄白或稍厚腻，脉沉弦。张声生教授指出"脾虚气滞证"属于虚实夹杂病机，临床中最多见，表现为脾虚和肝郁气滞，治疗当健脾醒脾、行气导滞，以四君子汤为基础方。若胸胁胀闷者，加佛手、香橼行肝郁之气滞；纳食不香者，加木香、陈皮醒脾和胃，行中焦气滞；兼便秘者，加枳实、厚朴、莱菔子行肠道气滞；便溏或腹泻者，改党参为黄芪升阳止泻，加补骨脂、肉豆蔻温肠止泻；气滞久瘀，见胃脘刺痛、面色晦暗、舌瘀斑或舌底静脉迂曲者，可加三七粉、丹参等活血化瘀。

（五）重视病位传变，不拘泥于一脏一腑

虽云胃多实证、脾多虚证、肝多郁证、实者多热、虚者多寒，但临床所见，往往错综复杂，变化多端，不可统而概之。张声生教授在治疗胃脘痛的过程中，不拘泥于一脏一腑，重视脏腑之间的联系，洞察秋毫，知病传变。叶氏云"肝为起病之源，胃为传病之所"，肝为刚脏，体阴用阳，病则乘土犯胃，发为胃脘疼痛、恶心、干呕、呕吐酸水等症。"凡醒胃必先制肝"，张教授在治疗胃病的同时，善理肝之气，喜用柴胡、香附、郁金之类以疏肝理气，并配以白芍、当归之品养血滋阴，以柔肝、养肝、制肝之阳气，缓胃之所急。李东垣《脾胃论》云："胃既病则脾无所察受……故亦从而病焉。"指病初期感邪伤食，多致胃之实证，久病及脾，致脾虚之证。因此，张教授在治疗胃痛急症时，常在温胃散寒的基础上，多加用黄芪、党参、白术等健脾理气之品。根据虚实之偏重，药物、方法的使用各有侧重。

除重视脏腑之传变外，张教授亦详辨气血之间的关系，正如叶天士《临证指南医案》所云"病初期在气，久则入血，络脉瘀阻"。张教授认为，胃病初起在气，久病则由气及血，渐致血瘀，胃络痹阻。凡表现为胃脘刺痛、痛处固定、入夜尤甚、舌质暗红、有瘀斑、脉弦涩之症，多加三七、丹参、蒲黄、五灵脂等以活血化瘀，并配以木瓜、丝瓜络、地龙等通络之品。此外，血为气之母，气为血之帅，气行则血行，常配伍厚朴、陈皮、砂仁等行气之品，加强祛瘀之功。

（六）辨胃痛之兼证，辨证施药

胃痛之兼证复杂多样，多与胃痛并而发之。痞满、呃逆、嗳气、泛酸、烧心、纳差为其主要兼证。痞满甚者，多在胃痛辨证的基础上，加用理气药，痞满多系脾气不升，胃气不降，中焦气机失调之候，通调中焦气机，辅以香附、木香、元胡、厚朴之品理气消胀。呃逆、嗳气者多为胃气上逆所致，胃以降为顺，配以旋覆花、代赭石、丁香、柿蒂等降逆止呕之品。泛酸、烧心多与肝乘脾、胆汁反流入胃有关，现代药理学研究多与胃酸分泌过多有关，加用瓦楞子、海螵蛸、浙贝母、煅牡蛎等可抑酸止痛。

纳差多因食滞脾胃或脾胃虚弱，不能受纳腐熟水谷所致，多配以麦芽、神曲、莱菔子、鸡内金消积化食，加强治疗效果。

（七）病案举隅

病案1：患某，女，77岁。2012年8月首诊。

胃脘隐痛25年余。患者25年来，反复出现胃脘隐痛，连及右胁、后背；伴有胃脘嘈杂不适，早饱，嗳气，口干口黏，烧心，纳差，乏力，易疲劳、汗出，多梦，大便时溏、日1～2行。舌质红，苔白腻，脉弦滑。1个月前胃镜示：慢性萎缩性胃炎伴糜烂；病理示：重度慢性炎症，伴轻度肠化。

西医诊断：慢性萎缩性胃炎。

中医诊断：胃脘痛。

中医辨证：脾气虚弱证。

治法：健脾益气。

方药：四君子汤加减。党参15g，炒白术15g，炒薏苡仁15g，香附10g，元胡15g，厚朴10g，石菖蒲10g，郁金10g，柏子仁25g，白芍25g，旋覆花（包煎）20g，炒神曲25g，三七粉（冲服）3g。7剂，每日1剂，水煎服，每次200mL，每日2次。2周后患者复诊，诉药后诸症明显好转。舌质红，苔黄腻，脉弦滑。上方去柏子仁，加玉米须10g，六一散（包煎）10g。此后患者以上方为基本方加减治疗半年余，诸症基本消失。

【按语】张声生教授认为，该患者病程较长且年老体虚，脾胃虚弱，运化功能失司，食滞、湿阻于胃，致中焦气机不利，不通则痛。张教授治疗本患者以健脾益气立法，以四君子汤为基本方加减。方中党参、炒白术健脾益气，香附、元胡、厚朴、郁金疏肝行气之功，炒薏苡仁、石菖蒲共奏健脾祛湿之效，神曲消积化食，白芍养血柔肝，柏子仁滋阴养血安神，三七粉活血祛瘀。二诊时，张声生教授详辨病机，认为其脾胃之湿热难去，故加玉米须、六一散加强清热祛湿之功。考虑患者病程日久，需守方缓图，方可收效，遂嘱患者坚持服药半年余，诸症皆愈，疗效显著。

病案2：患某，女，63岁，2012年9月首诊。

间断胃脘部隐痛1年余，患者1年来反复胃脘部隐痛，时伴胀满不适。于半年前经某医院诊为慢性浅表性胃炎伴多发糜烂结节，病理检查示慢性萎缩性胃炎。现患者胃脘部隐痛，偶有胀满，伴嗳气、反酸、烧心，胃脘怕凉，口苦口黏，口中异味，纳可，寐一般，大便成形、质黏腻、二日一行，小便频。舌淡，苔黄腻，脉沉弦。平素嗜好辛辣油腻之品。

西医诊断：慢性浅表性胃炎。

中医诊断：胃脘痛。

中医辨证：脾气亏虚，湿热内蕴证。

治法：健脾益气，清热利湿。

方药：四君子汤合六一散加减：党参15g，炒白术10g，茯苓10g，厚朴10g，苏梗10g，旋覆花（包煎）10g，木香10g，香附10g，元胡15g，六一散（包煎）10g，菖蒲10g，郁金10g，藿香10g，白芍15g，瓦楞子15g，三七粉（冲服）3g，7剂，每日1剂，水煎服，每次200mL，每日2次。1周后复诊，服药后胃脘部隐痛、胀满，嗳气、反酸、烧心明显减轻；仍口苦口黏、口中异味。舌暗红，苔黄稍腻，脉沉弦。张教授在上方基础上加黄连5g，吴茱萸5g以加强清利湿热之效。此后，患者以上方为基本方加减治疗半年余，诸症皆愈。

【按语】张声生教授认为，此病与平素嗜好辛辣油腻之品有关，患者平素多好辛辣油腻，导致脾伤胃损，脾胃虚弱，运化功能失司，从而湿蕴结于胃，日久化热。张声生教授辨其为脾气亏虚、湿热内蕴之证，治以健脾益气、清利湿热之法，以四君子汤合六一散为基本方加减。方中党参、炒白术健脾益气，六一散、石菖蒲、藿香清利湿热，茯苓健脾祛湿，木香、香附、郁金、元胡疏肝行气止痛，苏梗、厚朴理气调中，白芍疏肝柔肝，旋覆花降胃气，瓦楞子制酸止痛，三七粉行气祛瘀。二诊时，张教授详辨病机，认为郁热难去，故循上法，加用黄连、吴茱萸加强清利湿热之功。后坚持服药半年余，诸症皆愈。

（八）小结

胃痛是脾胃系统疾病的主要症状之一，其病位不外乎胃、脾、肝，但各脏腑又有寒热虚实气血之别。病位在胃，多偏寒，属实，在气；病位在脾，多属虚；病位在肝，气为始，多发郁证。但病久可由气病入血，致血瘀之证；寒客胃日久又可致食积阻滞，湿热内生；胃病久而传脾，致脾虚之证；气传血，寒化热，实变虚，致气滞血瘀、寒热错杂、虚实夹杂之证。其病机之复杂，需要在辨证施治的过程中详参，方能收效显著。

二、功能性消化不良辨治经验

功能性消化不良（functional dyspepsia，FD）是指具有胃和十二指肠功能紊乱引起的症状，经检查排除引起这些症状的器质性疾病的一组临床综合征，主要症状包括上腹痛、上腹灼热感、餐后饱胀和早饱等。中医认为本病属于"胃脘痛""痞满""积滞"等范畴。FD发病呈逐年上升的趋势，我国广东城镇居民的问卷调查显示，消化不良的患病率为19.8%，而国外调查人群中消化不良发病率在19%～41%，是临床常见的内科疾病之一。本病虽不危及患者生命，但病情反复，迁延难愈，耗费大量的医疗资源，西医对于本病尚无特殊治疗。张声生教授作为学科带头人承担了"十一五"国家科技支撑计划项目，对功能性消化不良进行了大量研究，积累了丰富的临床经验，取得了较好疗效，现就本病中医辨治经验和思路总结探讨如下。

（一）病因病机

本病多由禀赋不足、饮食不节、内伤外感、情志不畅等诸多原因所致。先天禀赋不足，或后天饮食不节、内伤外感，可致脾胃虚弱，运化失司；情志不畅，可致肝气郁结，横逆犯脾；脾虚、气滞则致食积、痰凝、湿阻、血瘀。朱丹溪认为："有中气虚弱，不能运化精微为痞者；有饮食痰积，不能施化为痞者；有湿热太甚为痞者。"亦有"食后感寒，饮食不化，心下痞"（《丹溪心法·痞》）。张声生教授在此基础上，以寒热虚实为纲阐述该病病机，认为本病以本虚标实为多见，日久化生寒热，变证丛生。

1. 脾胃不足为本

本病病因虽多，但无论何种病因，追根到底都直接或间接地损伤脾胃，脾胃虚弱为其根本。正如《脾胃论》言："内伤脾胃，百病由生。""百病皆由脾胃衰而生也。"《医林绳墨》言："脾胃一虚，则脏腑无所禀受……

而为诸病。"黄元御在《四圣心源·劳伤中气》中提到："中气衰则升降窒……四维之病，悉因于中气。"具体来说，饮食不节可伤脾胃，如《素问·痹论》提到："饮食自倍，肠胃乃伤。"情志内伤可伤脾胃，如《脾胃论》："皆由喜、怒、悲、忧、恐为五贼所伤，而后胃气不行。"寒热外感内伤可伤脾胃，如《素问·举痛论》谓："寒气客于肠胃间，厥逆上出，故痛而呕也。"《脾胃论》谓："饮食失节，寒温不适，脾胃乃伤。"分而论之，脾胃不足又以脾气虚、脾阳虚及胃阴虚为主。脾为诸气之本，元气、宗气、卫气、营气皆靠脾胃充养。如《灵枢·营卫生会》曰："人受气于谷，谷入于胃，以传于肺，五脏六腑皆以受气……"《脾胃论·脾胃虚则九窍不通论》所说："真气又名元气，乃先身生之精气，非胃气不能滋之。"《素问·痹论》谓："荣者，水谷之精气也，和调于五脏，洒陈于六腑，乃能入于脉也，故循脉上下，贯五脏，络六腑也。"张教授认为，"脾虚则气必虚"，如《医学正传·痞满》曰："故胸中之气，因虚而下陷于心之分野，故心下痞。"另外，脾气虚进一步发展易致脾阳虚，而疾病日久暗耗津液，又易导致胃阴虚损，故叶天士有此论述："太阴湿土，得阳始运；阳明燥土，得阴则安。"

2. 气滞、食积、痰凝、湿阻、血瘀为标

张声生教授认为，功能性消化不良本在脾胃虚损，其所表现出的胃痛、胃胀等症状主要是因为存在气滞、食积、痰凝、湿阻、血瘀等标实证，如《证治汇补·痞满》曰："大抵心下痞闷，必是脾胃受亏，浊气夹痰，不能运化为患。"脾胃气滞，中焦气机失于通降，不通则痛，则生胃痛、胃胀；胃气上逆，则发嗳气、呃逆等症；脾胃中焦气滞，水谷不化，则生食积，日久酿生痰湿；气为血之帅，气机滞于脉络，则生瘀血；痰湿、瘀血又可进一步阻滞气机脉络，加重气滞，如《景岳全书·心腹痛》云："胃脘病证，多有因食、因寒、因气不顺者，然因食因寒，亦无不皆关于气。盖食停则气滞，寒留则气滞。""气滞则痰湿阻，气滞则血必瘀。"可见气滞在本病的发病过程中，既是始发因素，也是中心环节。其成因主要包括两方面：一方面，脾虚则气必虚，气虚则气必滞；另一方面，情志不畅、肝气不舒也可导致气机郁滞，如《三因极一病症方论》言："饮食劳逸，触忤非类，使脏气不平，痞隔于中。"张景岳在其《景岳全书》中也曾指出："怒气暴伤，肝气未平而痞。"

3.化生寒热，病机演变

寒热之致，可因外邪入里化热，苦寒攻里伤阳，热自外入，寒自内生，结于胃脘，如"食后感寒，饮食不化，心下痞"（《丹溪心法·痞》）；但又不可拘于外邪内陷之说，从脾胃之生理病理特点来说，脾恶湿，易为湿而伤阳，阳虚则内寒；胃恶燥，阳明经多气多血，易于化热。因此，寒热互见是中焦病变的特点，寒热互结，气机不畅，是导致痞证的重要原因。《丹溪心法·痞》云："瘦人心下痞者，乃是郁热在中焦。"李东垣《兰室秘藏·中满腹胀门》云："亦有膏粱之人，湿热郁于内而成胀满者，此热胀之谓也……或多食寒凉及脾胃久虚之人，胃中寒则胀满。"

（二）以寒热虚实为纲，分证论治

张声生教授以"寒热虚实"为纲对565例FD患者证候特点进行研究，发现主要证候是脾虚气滞证、脾胃湿热证、脾胃虚弱（寒）证、寒热错杂证，此四证涵盖了95.2%的患者。其中脾虚气滞证占46.4%，脾胃湿热证占22.3%，脾胃虚弱（寒）证占17.2%，寒热错杂证占9.4%。FD临床以以上四个证型最为常见，结合脾虚气滞这一基本病机，均以健脾理气为基本治疗思路，随证加减。

1.脾虚气滞证

先天禀赋不足，或因饮食停聚、痰湿阻滞、肝气犯胃等，导致脾胃之气郁滞，失于健运。临床症见胃脘痞闷、胀痛或窜痛，食后加重，食少纳呆，每因情志不畅而发作或加重；伴见嗳气频作，疲乏无力，面色淡白，脉弦细。治法：健脾理气，疏肝和胃。方药以香砂六君子汤加减：党参、炒白术、茯苓、枳实、木香、砂仁、莱菔子、炙甘草等。其中脾虚明显者，加山药、白扁豆等；气郁明显者，加用柴胡、郁金、合欢花、香附、佛手、香橼、娑罗子等疏肝理气消胀；食积明显者，加山楂、神曲、鸡内金等消食化积；兼有痰湿者，加陈皮、藿香、佩兰、苍术等化湿祛痰；血瘀者，加三七粉、玫瑰花、川芎、丹参、蒲黄等活血化瘀行气；郁而化火，口干口苦者，加黄芩、黄连等清热泻火。

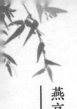

2. 脾胃虚寒证

脾胃虚弱日久，导致虚寒内生，健运失职，升降失司。临床症见胃脘隐痛或痞满，喜暖喜按，空腹痛甚，得食则缓，劳累或受凉后发作或加重。伴见泛吐清水，神疲纳呆，四肢倦怠，手足不温，大便溏薄。舌淡苔白，脉迟弱。治法：温中健脾，理气和胃。方药以理中汤为基础方加减：党参、白术、干姜、紫苏梗、姜厚朴、炙甘草等。其中泛吐清水者，加用半夏以温胃化饮；脘腹冷痛明显者，加用荜茇、高良姜、香附等温暖脾阳；四肢不温、腰膝冷痛或伴见其他肾阳虚衰证者，加用黑附片、桂枝、狗脊等温肾助阳，散寒止痛；对于阴阳两虚者，单以补阳药不仅难以奏效，更可能出现口舌生疮、干渴烦躁等症，故张教授强调，"善补阳者，必于阴中求阳"，常佐以生地黄、麦冬、石斛、玉竹、枸杞子、旱莲草等滋阴药，使阳气得到阴液辅助，化生无穷，但药量宜少不宜多，以防滋腻碍脾。

3. 脾胃湿热证

本证多因湿热内蕴，困阻脾胃，导致气机不利。临床症见脘腹痞满，口干口苦，身重困倦，口中黏腻，口气重，大便黏腻不爽，苔黄腻，脉滑。治法：清热化湿，理气和胃。以连朴饮为基础方加减：黄连、厚朴、菖蒲、半夏、生薏苡仁、芦根、陈皮等。若见胃脘灼痛、嘈杂泛酸者，加用煅瓦楞子、浙贝母、乌贼骨，或配左金丸以制酸和胃；伴恶心呕吐者，加用代赭石、旋覆花等降逆止呕；伴见黄疸胁痛、目赤流泪等肝胆湿热者，配茵陈、龙胆草、栀子等清肝胆湿热。

4. 寒热错杂证

本型多因脾胃虚弱，寒热之邪错杂，而致脾胃升降失常，气机痞塞。临床症状多有上热下寒和上寒下热两种表现。上热下寒者多表现为：嘈杂吞酸，脘腹痞满疼痛，口干苦，心烦易怒，肠鸣，腹痛，大便溏薄，小便清长等。上寒下热者多表现为：口吐清水，口淡乏味，脘腹隐痛；伴见大便秘结，小便黄赤。治法：辛开苦降，补脾和中。方药以半夏泻心汤加减：法半夏、黄芩、黄连、干姜、党参、甘草、莱菔子、厚朴等。上热下寒者，加用六一散、佩兰、藿香等清热化湿，和中化浊；炮姜、补骨脂等温脾止泻。上寒下热者，多以干姜、丁香、柿蒂、香附、荜茇等温胃散寒，止痛止呕；大黄、黄柏、决明子清热通腑。

（三）辨病辨证结合，异中求同

1. 调畅气机

胃肠动力异常是 FD 的发病机制之一，而中医认为胃肠动力紊乱与气机失调关系密切，调畅气机必不可少，用药可加枳实、木香、砂仁、大腹皮、槟榔等行气之品。《临证指南医案》云："脾宜升则健，胃宜降则和。"和胃降气必不可少，可选用紫苏梗、莱菔子、厚朴、旋覆花、代赭石等降气之品，使胃气得降，壅滞得通。脾主升清，脾气不升，胃气不降，注意在降胃气的同时，根据病情酌加升提脾气之品，如生黄芪、柴胡、升麻、葛根等，脾气升则胃气得降，精微得布，浇灌四旁，气血得养。《血证论》所言"木之性主于疏泄，食气入胃，全赖肝木之气以疏泄"，可加郁金、川芎、香附、佛手、合欢花等行气疏肝之品，则土得木而达。此外"肺主一身之气"，可加入宣肺之苏叶、桔梗、紫菀等，宣通肺气，以降上逆之胃气；或加苏子、瓜蒌、苦杏仁等品肃降肺气，肺气降则肝有所制，脾胃亦安，如此降中有升，升降相因。

2. 祛瘀通络

胃为多气多血之腑，功能性消化不良患者多病程较长，久病必瘀，遣方用药可加三七粉、生蒲黄、丹参、玫瑰花、川芎等活血化瘀之品。此外，血之运行，靠气的推动掣引，瘀血之活化，离不开气的流动鼓舞，治疗应循"活血以调气为先"。调气既包括益气固本、扶正以祛瘀，又含有理气以助血运之意，故首先应辨别气之虚实。气虚血瘀者，可加用生黄芪、党参、白术等补气之品，推动血运，促使瘀血活化，达到祛瘀而不伤正的目的；气滞血瘀者，祛瘀的同时可佐以木香、砂仁、苏梗、佛手行气之品，取"气为血帅，气行则血行"之意，如此逐瘀通络，气血并调。叶天士云："胃痛久而屡发，必有凝痰聚瘀。"对于部分病势缠绵，胃痛久治不愈者，其必有痰瘀浊毒壅滞血络，可用全蝎、地龙、白花蛇、丝瓜络、路路通等化痰祛瘀通络，以深入络脉，攻剔其痼疾。

3. 制酸止痛

饥时疼痛，得食痛缓或夜间痛甚者，多与胃酸分泌有关，治疗中多可用煅瓦楞子、浙贝母、乌贼骨等制酸止痛。肝侮脾胃而"曲直作酸"，肝旺者酸重，对于伴有胁肋胀痛、嗳气频作、嘈杂泛酸者，可加用左金丸，以清肝和胃、制酸止痛。方中重用黄连，清泄肝火同时又泻心火，此即"实则泻其子"之意。方中少佐辛热之吴茱萸，既疏肝经郁火，又制黄连之寒，防其寒凉伐胃之弊。

（四）辅用特色疗法，内外同治

患者口服中药的同时，根据辨证及突出症状可辅以穴位贴敷，内外同治。

穴位贴敷疗法是以中医理论为基础，以整体观念和辨证论治为原则，根据经络学说，选取一定的腧穴，并采用适当的药物进行贴敷，通过药物对经络的刺激作用，调理脏腑阴阳，疏通经络气血，从而达到预防和治疗疾病的作用。根据辨证论治原则，自制健脾理气、健脾温肾、解郁清胃、养血安神等药物，配合脉冲磁疗，外敷神阙穴。神阙穴总理人体诸经百脉，联系五脏六腑，四肢百骸。从现代解剖学来看，脐部血管结构特殊，有利于药物被迅速吸收，使药物通过经络的循行作用于五脏六腑。

（五）强调心理疏导，身心兼护

精神及心理因素是 FD 发病的重要因素之一。临床上可见到许多患者具有紧张、焦虑、抑郁、恐惧等症状，这些精神心理因素不加以解决，治疗效果则不能很好地得以体现。正如《景岳全书》云："若思郁不解致病者，非得情舒愿遂，多难取效。"所以临证时应重视对患者心理的观察和疏导，具体可在本病诊断明确后，可告知患者本病是一种良性功能性疾病，预后良好，以消除其恐惧心理和错误认识，树立战胜疾病的信心，并嘱患者乐观豁达，保持心情舒畅。此外，在与患者耐心细致的沟通中建立一种良好的医患关系，使患者对治疗方案有更好的依从性。

（六）病案举隅

患某，女，33岁，2009年10月首诊。

胃脘痞塞胀满反复发作1年余。患者1年余来反复出现胃脘痞塞胀满，时有胃脘隐痛，渐至纳差食少，消瘦，神疲乏力。曾于多家医院服用中西药治疗，无明显好转。近查胃镜示上消化道未见明显异常，腹部超声：肝、胆、胰、脾未见异常，消化系统肿瘤标志物水平均正常，患者来我院门诊求治。现症见胃脘痞塞胀满，时有胃脘隐痛，纳差食少，消瘦，神疲乏力，面色萎黄无华，头晕目花，睡眠差、梦多、易于惊醒，月经后期、量少色淡。舌质淡暗，苔白，脉弦细。

西医诊断：功能性消化不良。

中医诊断：胃痞。

中医辨证：脾虚气滞，肝血不足证。

治法：健脾理气，养血滋肝。

方药：香砂六君子汤加减。党参 15g，炒白术 15g，茯苓 10g，炙甘草 5g，当归 10g，白芍 10g，木香 10g，砂仁 5g，陈皮 10g，白梅花 5g，炒莱菔子 15g，枳壳 10g，炒薏苡仁 30g。14 剂，每日 1 剂，水煎服，每次 200mL，每日 2 次。嘱患者可服用山药粥或大枣粥，放松心情，避免进食生冷食物。

二诊：患者诉药后胃脘痞塞胀满、胃脘隐痛较前好转，纳食较前增加，仍有乏力、头晕、失眠多梦。张教授认为，药后脾气健运，纳食增加，气血生化有源。然脾胃素虚，肝血仍亏，上方加生黄芪 20g，鸡血藤 30g，夜交藤 20g，炒枣仁 20g。

三诊：患者服用上药后，面色红润，精神焕然一新，神疲乏力、头晕目花消失，睡眠明显好转；月经来潮，色淡红，量正常。嘱患者继续服用汤剂巩固治疗，之后再以参苓白术颗粒调理。

【按语】FD 属于中医"胃痞""胃脘痛""积滞"等病范畴。本病多由素体脾胃虚弱、饮食不节、情志不畅等诸多原因导致脾胃损伤，脾气虚弱，运化失司，形成食积、湿热、痰瘀等病理产物，阻于中焦，气机升降失常，而出现脘腹胀满、疼痛、嘈杂、嗳气等一系列症状。一般认为，脾虚气滞是 FD 的中心病理环节，治疗重在健脾和胃、调理气机。然本例患者病初虽为脾虚气滞之证，然病情缠绵不愈，病程绵长，脾胃愈加虚弱，水谷运化失常，导致气血生化乏源，见纳差食少、神疲乏力；气血亏虚，肝失所养，见头晕目花、睡眠差、梦多易于惊醒、月经后期、量少色淡。

张教授认为，此患者初期病位在脾，久则及肝，治当健脾养肝，以香砂六君子为基本方。方中党参、炒白术、茯苓、炙甘草、炒薏苡仁健脾益气，促进运化，气血生化有源；木香、砂仁、炒莱菔子、枳壳、陈皮、白梅花行气导滞止痛；当归、白芍养血滋肝；山药粥、大枣粥增强健脾之功。复诊之后，加生黄芪、鸡血藤、夜交藤、炒枣仁加强益气养血之功。

（七）小结

本病多由禀赋不足，脾胃虚弱；饮食不节，食滞胃脘；情志不畅，肝气郁结；内伤外感，湿热中阻；日久失治，寒热错杂，或虚火内盛、胃阴不足等所致。脾胃损伤，运化失司，致脾胃气机阻滞，形成食积、痰湿、瘀血等病理产物，进一步阻于中焦，导致升降失常；或土虚木乘，肝气横逆犯胃，胃失和降而出现脘腹胀满、疼痛、嘈杂、嗳气等一系列症状。因此，本病病位在脾胃，涉及肝脏，脾虚气滞是中心病理环节。

三、慢性萎缩性胃炎及胃癌前病变辨治经验

慢性萎缩性胃炎（CAG）是指胃黏膜遭到反复侵害而见胃黏膜固有腺体萎缩、黏膜变薄，或伴肠上皮化生（Im）、异型增生（Dys）为病理特点的病证。胃癌前病变（PLGC）是病理学概念，是指更容易发生癌变的组织病理变化。一般将胃黏膜中、重度不完全性结肠型肠上皮化生和异型增生称为"胃癌前病变"，常在 CAG 基础上伴随发生。由慢性浅表性胃炎→胃黏膜萎缩→肠上皮化生→异型增生→胃癌的发病模式已得到广泛认可。西医对 CAG 及 PLGC 尚无疗效确切的治疗方法。张声生教授采用整体调理与个体化用药相结合，不仅能显著改善症状，而且对部分患者的肠上皮化生及不典型增生有逆转作用。

（一）强调辨证施治，首分虚实主次

CAG 及 PLGC 属中医学"胃脘痛""痞满""嘈杂"等范畴，发病主要与长期饮食不节、情志不遂、劳倦内伤、用药不当、久病体虚或素体虚弱等有关，本虚标实是其病机根本。但在疾病的不同阶段，虚实各有主次

轻重，临床要抓住主要矛盾，随证选方用药，分而治之。一般可分5个证候：肝胃郁滞证，可选用柴胡疏肝散、四逆散等；湿热内蕴证，可选用连朴饮、三仁汤等；胃络瘀阻证，可选用桃红四物汤、血府逐瘀汤等；胃阴不足证，可选用沙参麦冬汤、二冬汤等；脾胃虚弱证，可选用四君子汤、参苓白术散等。

（二）突出健脾导滞，把握疾病本质

脾胃虚弱既在胃黏膜病变发生、发展至癌前病变过程中起着重要作用，同时也是CAG及PLGC发生发展的病机本质。从局部与微观来看，脾胃虚弱，气血不能滋养胃黏膜，使胃黏膜受损、萎缩，见肠上皮化生或异型增生，常伴胃黏膜变薄、苍白，胃壁蠕动弱等胃之局部征象。研究证明，健脾益气法在提高胃壁屏障防御功能的同时，能够有效逆转黏膜的萎缩及轻、中度肠化与异型增生，常选用黄芪、党参、白术、太子参、炒薏苡仁等。

需要强调的是，在本病发生发展的过程中，脾虚多与积滞并见，临床常见痞满诸症。本病病位虽在胃，但与脾之关系最为密切。大凡脾胃为后天之本，脾胃虚弱则气机必滞；脾升胃降，二者共居中焦，为气机升降之枢纽；脾失健运，湿由内生，又进一步阻碍气机。故在本病的治疗中，健脾勿忘通降和胃、化湿理气，治疗应以通为补，以化为用。通补常用苏梗、苏子、旋覆花、沉香、香附、香橼、木香、炒莱菔子、八月札、枳壳等；化湿分别选用淡渗利湿的茯苓、猪苓、泽泻、生薏苡仁、茵陈、冬瓜仁等，芳香化湿的藿香、佩兰、砂仁、白豆蔻等及清热燥湿的黄芩、黄连、黄柏、苦参、龙胆草等。

（三）清除湿热邪毒，选择合适时期

在本病发展的早期阶段，湿热邪毒起着重要作用，邪实是主要矛盾，西医的幽门螺杆菌致病也应属于中医的"湿热邪毒"范畴。邪毒从热则损气伤阴，煎灼营血；从湿则易伤脾，日久不愈，扰乱气机，影响脾胃转输水谷津液的功能。毒邪久稽于胃，则毒腐成疮，瘀结成积，从而导致异型增生甚至癌毒的产生。故早期应祛除邪毒，可选用黄连、黄芩、蒲公英、

连翘、栀子、半边莲、半枝莲、白花蛇舌草、败酱草等。现代药理研究也已证明，清热解毒中药有一定的抗炎和抑杀幽门螺杆菌的作用。

（四）重视活血通络，抓住中心环节

瘀血阻络是 CAG 及 PLGC 的中心病理环节，贯穿疾病的始终。本病多由慢性浅表性胃炎或其他慢性胃病发展而来，病程漫长，病情迁延，反复难愈，久病入络，络伤则血痹，络道阻塞而成瘀；胃又为多气多血之腑，情志、饮食、劳倦诸因伤胃，使和降失司、胃气阻滞而瘀。研究已表明，活血化瘀法能够改善胃黏膜血流、组织缺氧，提高局部的免疫能力，还有一定的抗癌变作用，有利于萎缩腺体逆转和肠化生的消除。活血化瘀药主要有养血活血的当归、丹参、鸡血藤等，活血祛瘀的三七粉、蒲黄、五灵脂、川芎、延胡索、郁金、红花、茜草、泽兰等，至于破瘀活血的三棱、莪术等，张声生教授在临床使用时常将其归于散结之类。值得一提的是，在活血化瘀的同时并用通络之品如地龙、木瓜、丝瓜络等，往往能取得事半功倍的效果。

（五）结合病理表现，活用消坚散结

本病日久不治或治不得法将逐渐发展到胃癌前病变，多有湿浊不去，积聚成痰，瘀血内蕴，痰瘀胶结，渐至有形，此时不用利器不足以截断病情的发展。凡组织病理见有肠上皮化生或异型增生者，应酌加抗癌散结之品。软坚散结的主要有夏枯草、天花粉、牡蛎、煅瓦楞子、皂角刺、僵蚕、刺猬皮、炮山甲等，破血散结的主要有三棱、莪术、王不留行，以及虫类药如地鳖虫、蜈蚣、全蝎、水蛭等。

（六）治疗疗程要足，不可急于求成

本病病程迁延，病机复杂，病机转化可出现气病及血、实证转虚、虚实夹杂、寒热夹杂等。正常胃黏膜腺体的重建需要 3～5 个月，因此本病的治疗一般以 3 个月为 1 个疗程，同时积极配合心理调摄、饮食养护、运动康复等综合措施。治疗时不能仅仅拘泥于某一法、某一方，往往需要根据本病的病机特点，采取多环节、多靶点综合治疗，方能取得良好疗效。

（七）病案举隅

患某，男，57岁，2015年6月首诊。

胃脘胀满伴呃逆1年余。患者1年余来反复出现胃脘部胀满，遇寒加重，喜揉喜按，呃逆频作，每日8～10次，偶有胃脘隐痛。胃纳差，眠尚可，大便每日2次、成形、夹有未消化食物，小便黄赤。平素脾气急躁易怒，时有乏力。舌暗红，边有齿痕，苔白腻，脉弦滑。胃镜及病理检查显示：慢性中度萎缩性胃炎，中度不典型增生。

西医诊断：慢性萎缩性胃炎。

中医诊断：胃痞。

中医辨证：脾虚气滞，瘀毒交结证。

治法：健脾理气，化瘀解毒。

方药：党参25g，炒白术10g，生薏苡仁25g，枳壳10g，紫苏梗15g，木香10g，莱菔子25g，旋覆花（包煎）10g，煅代赭石（先煎）10g，焦神曲25g，白豆蔻10g，连翘10g，白芍25g，三七粉（冲服）3g，蜂房5g，白花蛇舌草25g。

二诊：服上方28剂后，胃脘部胀满减轻，呃逆次数减少，胃脘隐痛、乏力缓解，自觉胃中烧灼感，纳转佳，二便调。舌暗红，边有齿痕，苔白腻，脉弦滑。复查胃镜及多部位定标取材病理提示：慢性轻度萎缩性胃炎，轻度非典型增生。上方加煅瓦楞子（先煎）25g。

三诊：服上方21剂后，胃脘部胀满缓解，呃逆减轻，每日1～2次，偶有胃中烧灼感，自觉口黏。纳眠可，二便调。舌暗红，边有齿痕，苔厚腻，脉弦滑。上方去煅代赭石，加柿蒂10g，玉米须20g。

四诊：上方加减服用6个月。患者胃脘部胀满、呃逆缓解，饱食后偶有烧心。纳眠可，二便调。舌暗红，苔白，脉弦滑。复查胃镜及多部位定标取材病理提示：慢性轻度萎缩性胃炎，未见非典型增生。处方：党参25g，炒白术10g，生薏苡仁25g，莱菔子25g，紫苏梗15g，木香10g，延胡索15g，煅瓦楞子（先煎）25g，焦神曲25g，三七粉（冲服）3g，蜂房5g，白花蛇舌草25g。14剂后诸症皆愈。

【按语】本例患者素体脾虚，而脾胃处于中焦，乃气机升降之枢，脾胃虚弱则气机受阻，滞而不行，如朱震亨在《丹溪心法》中述"脾气不和，中央痞塞，皆土邪之所为也……脾气虚弱不能运化精微而为痞者"。脾虚气滞则易表现为脘腹胀满，且喜揉喜按、呃逆频作，脾不运化则纳食差、乏力、大便夹有未消化食物，脾不化湿而兼见舌边齿痕、苔白腻；慢性萎缩性胃炎病久迁延不愈，"病初气结在经，久病则血伤入络"，血行不畅，胃络瘀滞而出现偶有胃脘隐痛、舌质暗红；湿邪困阻中焦郁而化热则出现烧心，日久热化成毒，而终成瘀毒交结之象。因此，脾虚气滞，瘀毒交结证诊断明确。张声生教授治疗本例患者以健脾理气、化瘀解毒立法，方中党参、炒白术、生薏苡仁健脾补中；枳壳、紫苏梗、木香、莱菔子、旋覆花、煅代赭石理气降逆消胀，白豆蔻温中化湿，白芍柔肝和营，焦神曲、连翘消食导滞；三七粉活血化瘀，白花蛇舌草、蜂房清热解毒、利湿散结。全方攻补兼施、升降相因，以扶中气、祛毒邪为主旨。二诊时患者胃脘胀满、呃逆好转，胃痛、乏力症状缓解，且复查胃镜结果显示慢性轻度萎缩性胃炎、轻度非典型增生，故效不更方，在原方的基础上加用煅瓦楞子制酸止痛。三诊时患者胀满缓解，呃逆减轻；遂减去苦寒重镇之代赭石避免其克伐中阳，代以性平微苦之柿蒂下气止呃。患者口中发黏，且自觉胃中烧灼感，此为湿热之象，加用玉米须清热利湿。四诊时患者症状较前明显好转，复查胃镜提示轻度萎缩性胃炎，未见非典型增生。故精简处方，巩固疗效。

四、以微观癥积论治慢性萎缩性胃炎伴低级别上皮内瘤变经验

慢性萎缩性胃炎是一种以胃黏膜固有腺体局限性或广泛性的萎缩，并常伴肠上皮化生及上皮内瘤变为病理特点的疾病，是慢性胃炎的基本类型之一。其中，胃黏膜上皮内瘤变属于肿瘤性增生范畴，是公认的癌前期病变，亦是正常胃黏膜向胃癌演变的一个重要阶段。世界卫生组织将上皮内瘤变分为2级，即低级别上皮内瘤变和高级别上皮内瘤变。低级别上皮内瘤变经治疗可部分消退；高级别上皮内瘤变则可采取预防性的手术治疗，多选用内镜下手术以直接去除病变组织。中医药治疗慢性萎缩性胃炎伴低

级别上皮内瘤变具有独到之处，通过整体观念与因人制宜、因证制宜相结合，往往能够取得一定疗效。张声生教授注重辨病、辨证并举，宏观、微观结合，基于本病的关键病机特点，以微观癥积论治胃黏膜低级别上皮内瘤变。张教授认为微观癥积源于脾胃虚弱、气机郁滞，湿痰内蕴、瘀毒交结，对于本病治疗经验颇丰，临床遣方用药亦独具特色，每获良效。

（一）慢性萎缩性胃炎伴低级别上皮内瘤变的病机规律

1. 审病求因，脾胃为根

张声生教授认为，脾胃虚弱是慢性萎缩性胃炎发病的内因，亦是胃黏膜低级别上皮内瘤变发生的本源；脾胃虚弱在胃黏膜病变发生、发展至低级别上皮内瘤变过程中起着重要作用。从微观来看，脾胃虚弱，气血不能滋养胃腑，致使胃络枯萎，胃黏膜受损、萎缩，出现肠上皮化生、低级别上皮内瘤变。而因脾胃虚弱日久而逐渐生成的痰湿、瘀毒等病理产物，更是微观癥积，即胃黏膜低级别上皮内瘤变形成的关键。故在临证时，张教授十分注重强健脾胃，谨守脾胃为后天之本、为诸气之本，脾胃伤则元气衰，元气衰则疾病生的病机纲领，特别是在治疗上皮内瘤变时，首重固护脾胃之本，脾胃健则运化行、气机升降调畅，痰湿、瘀毒无所依附，由此肃清癥积生长的"源头"。

多项数据显示，健脾益气法在提高胃黏膜屏障防御功能的同时，能够有效逆转黏膜的萎缩、轻中度肠化与低级别上皮内瘤变。此外固护脾胃，也是既病防变之法。疾病已生，若正气充足则能抗邪，促进机体康复；若正气虚惫，难以驱邪外出，则邪气愈发猖獗，或生变证。

2. 切中肯綮，癥积主论

胃黏膜上皮内瘤变常由慢性浅表性胃炎日久不愈，在胃黏膜萎缩、肠上皮化生的基础上逐渐发展而来。就其病理特点而言，符合中医理论中对于癥积的定义，癥积为癥瘕积聚中固定不移，有形可循的一种。《诸病源候论》中对于癥最初记载为："癥瘕者，皆由寒温不调，饮食不化，与脏气相搏结所生也。其病不动者，直名为癥。"清·林珮琴所著《类证治裁》记载："癥瘕，亦犹《难经》之积聚而已……有形之癥积，其破难。"低级别上皮内瘤变包括了组织结构和细胞形态两方面的异常，其为有形之变化，位置固定，属于中医理论微观视界下的癥积。《景岳全书·积聚》曰："壮人无积，虚人则有之，脾胃怯弱，气血两虚，四时有感，皆能成积。"《丹溪心法要诀》曰："积者有形之邪，或食，或痰，或血，积滞成块。"

因此，张教授认为本病发病虽与多种因素有关，然脾胃虚弱为其本源，在此基础上兼与饮食不节、情志失调、感受毒邪、久病迁延等病因所造成的气机郁滞、湿痰内蕴、瘀毒交结相关。脾胃虚弱，运化失职，气机升降失调，停滞不行则气郁，或恰逢所愿不遂，情志失宜，肝失条达则郁；运化不行，津液留聚生湿生痰，或兼恣食生冷，不适寒温，感受雾露暑湿，则更易停蓄痰湿；足阳明为多气多血之经，气郁，血亦随之停积，久病血伤入络，瘀血停聚于胃络；痰瘀互结可酿腐成毒。此外，西医学研究认为，幽门螺杆菌（Hp）感染是慢性萎缩性胃炎伴低级别上皮内瘤变的一个重要致病因素，Hp属于中医理论广义的毒邪，"邪之所凑，其气必虚"，因正虚不能御敌而染邪，邪毒日久不去，煎熬正气，阻遏气机，进一步加重痰瘀，逐日累积，最终气郁、痰湿、瘀毒相互胶结，藏于胃络，形成癥积，导致上皮内瘤变的形成。

（二）慢性萎缩性胃炎伴低级别上皮内瘤变的用药特点

1. 首重中焦，正本清源

脾胃虚弱为本病的基本病机，治疗时以健脾益气为主要治则，并根据气血阴阳亏损的不同程度各有侧重，张教授治疗脾胃虚弱患者多用四君子汤变方（党参、生薏苡仁、炒白术、炙甘草）为底方：以党参为君，其性甘平，有健脾益气之效，补益之力较人参更为平和，盖本病患者往往患病日久，虚不受补，当以平补为主，徐徐图之；臣以苦温之炒白术，健脾燥湿，加强益气助运之力；佐以甘淡之生薏苡仁，健脾渗湿，与炒白术相配，则健脾祛湿之功益著，且生薏苡仁亦有抗癌解毒功效；炙甘草为使，益气和中、调和诸药。四药配伍，共奏益气健脾之功。张教授尤为重视对底方进行随证化裁：方中君臣佐使的药物配伍分工虽较为固定，但在具体药味的选择上也可变化，如气虚甚见少气懒言者可用生黄芪易党参，见畏寒肢冷阳虚者用炙黄芪，见咽干少津阴液不足者或用北沙参、太子参；大便干结不爽用生白术而不用炒白术；畏食生冷用炒薏苡仁，去其寒凉之性，加强健脾和胃的作用；大便溏稀、四肢困重者用茯苓，兼有心烦不寐者可用茯神；饮食减少、胃纳不香者用山药或焦神曲；中年女性患者心神不宁、惊恐多梦，可加大炙甘草剂量，取炙甘草汤之意。在此方基础上，张教授常加一味白芍，因本病患者常忧思焦虑，白芍可平肝缓急，配合参、芪等甘温之品亦能酸甘化阴。

配伍加减亦有讲究：如脾胃虚甚而见寒象，可改用炙黄芪的同时，配伍肉桂、干姜等温热之品。其中干姜能走能守，温散走窜，适用于呕吐痰涎、大便濡泻，兼湿饮停聚的虚寒证；而炮姜温散力较干姜更为和缓持久，且强于止痛；若脾寒连肾，症见腹中寒痛、遗精滑泄者则用肉桂、黑附片补火助阳、引火归元；若见饮食生冷后呃逆腹胀得温症减，可用紫苏梗，胀闷冷痛则用荜茇；若寒热不调，畏食生冷兼有口苦、口中异味、消谷善饥等症，可配伍左金丸，斟酌黄连和吴茱萸的用量以此协调中焦寒热。"脾喜刚燥，胃喜柔润"，脾胃气虚兼胃阴不足者，在改用北沙参的同时，可合用石斛、麦冬、百合等养阴和胃之品。其中若口咽干燥较重则用石斛；饥不欲食则用麦冬，与君药相合有沙参麦冬汤之意；心中躁烦抑郁则用百合；兼有顽痰难咯可用川贝母；若阴液不足而生虚热，见消谷善饥，胃中灼热者用知母、生薏苡仁清化虚热；若见头晕眼花，心悸多梦，妇女月经量少等阴血不足证，基础方可改用四君子汤合四物汤化裁。在活用以上化裁方的同时，张教授亦看重调理气机之品的使用，脾胃气虚，运行无力，在病机上多兼见气滞，若医者一味补益而遗忘恢复中焦的枢纽功能，则所补之气停滞于体内，不能为脏腑所用，反而徒增生湿助热之弊，故常用行气药恢复气机的正常运转。若气机郁滞而见食后腹胀，胃不运转，排便费力等症，则用炒莱菔子、枳实；若气逆而呃逆、嗳腐吞酸，则用旋覆花配代赭石；若肝胃气滞，不进饮食而呕哕，可用香橼、香附，香附又可入血分，对于兼患月经病的女性患者尤为适宜；若兼有腹部坠胀、便意频频、脱肛、子宫脱垂等气虚、气陷的表现，则用大剂炙黄芪配升麻、葛根升举中气；若患者食积不消、不思饮食，又常噩梦惊恐，可用木香，"辟毒疫温鬼，强志，久服不梦寤魇寐"。

2. 消癥化积，抗癌防变

张声生教授认为，胃黏膜低级别上皮内瘤变属中医理论中癥积范畴，脾胃虚弱是其形成的根本病机，气机郁滞、湿痰内蕴、瘀毒交结是关键病机，故治疗应以行气开郁、祛痰除湿、驱邪解毒、化瘀通络、消癥防癌为法。

（1）行气开郁：消化系统疾病患者常有情志失调。这一特点在胃黏膜低级别上皮内瘤变患者中尤为突出，"肝为起病之源，胃为传病之所"，患者久病难愈，夙夜辗转，忧思惶惶。肝素喜条达而恶抑郁，情志失宜，则肝气郁结于内。故治疗时应兼顾气机疏解，若见妇人情绪低落幽怨，多加柴胡配郁金或合欢花，以调畅气机、开解抑郁；若气滞日久，常兼血滞、血瘀，因气为血之帅，而人贵在气血通，通则盛，滞则病，故用柴胡、香附、川芎行气活血；胃络微型癥积已成，非利器不足以破坚，故在调气之外，可用三棱、莪术一类行气破血之品，但配伍必加黄芪、党参等补益之味，且不宜久服。

（2）祛痰除湿：顽痰不化，湿浊困遏，使病势愈发缠绵难愈，故张教授治疗上皮内瘤变多用祛痰除湿之法。其中清半夏、石菖蒲以清化顽痰为主，前者适用于症见呕吐反胃、胸腹痞满者，后者适用于见食积不化、健忘昏沉者。煅牡蛎、瓜蒌、昆布、夏枯草等以化痰软坚为主，牡蛎多用于有泛酸呃逆、神志不定者；而瓜蒌兼能通便；昆布既能行水又可软坚防癌；夏枯草归肝经，可清热泻火、散结消肿，适用于肝火亢盛，急躁易怒的患者。

（3）驱邪解毒：现代中医认为，幽门螺杆菌为广义"毒邪"中的一种，是促进胃黏膜发生低级别上皮内瘤变的重要因素。现代药理学研究也已证实，清热解毒中药有一定的抗炎和抑杀幽门螺杆菌的作用。故针对胃黏膜低级别上皮内瘤变伴有幽门螺旋杆菌感染的患者，张教授常兼顾清热解毒，而痰瘀胶结不去日久，壅塞中焦，无须感受外来之毒邪，仍可化热酿毒，故常选用黄连、黄芩、蒲公英、连翘、栀子、半枝莲、白花蛇舌草等以祛邪解毒。研究表明，以清热解毒、活血化瘀药物组方能够明显改善胃黏膜癌前病变的病理状态，使胃黏膜低级别上皮内瘤变减少或消失，具有一定的逆转治疗作用。

（4）化瘀通络：张教授受清代叶天士"久病入络"学说的影响颇深，认为胃腑中微观癥积的形成，病机上与胃络瘀阻关系密切，瘀血与痰、郁、毒胶结，伏藏胃络，痼结难去，阻遏气血，癥积渐生。相关研究证实，活血化瘀法能够改善胃黏膜血流、组织缺氧，提高局部的免疫能力，调控细胞凋亡，有一定的抗癌作用。故张教授注重活血化瘀药的使用，常用的有三七粉、丹参、鸡血藤、失笑散等。三七功用活络、祛瘀损、止血衄，能通能补，对于胃上皮内瘤变病理见黏膜糜烂者适宜；失笑散由五灵脂、蒲黄组成，适用于因瘀血停滞所致的脘腹刺痛；"丹参色赤味苦，气平而降，阴中之阳也……能破宿血也"，若患者兼有胸痛胸闷之症，张教授多用丹参活血脉通心络；而地龙、僵蚕、丝瓜络等合用可增强搜邪通络、祛瘀除癥的作用。

（5）消癥防癌：胃黏膜低级别上皮内瘤变属于胃癌前病变的一种，张声生教授在治疗时以"未病先防，既病防变"为目标，多使用藤梨根、三七、马齿苋等一类具有抗癌专效的"专病专药"，其中不乏药性峻猛或有毒性的中药，经曰"有故无殒"，痰瘀邪毒结于体内为微型癥瘕形成之根本，非攻不下，故借其毒性以攻邪防癌，但需配伍补益之药顾护正气，且不应久服，宜衰其大半而止，以期阻止癌前病变进一步发展。其中藤梨根味酸、微甘，性凉，功能清热消肿、祛风除湿。现代药理研究表明，藤梨根对胃癌细胞的生长有较强抑制作用，其提取物具有明显的抗肿瘤活性。三七功能活血止血、祛瘀止痛，研究发现其通过降低癌基因的异常表达而发挥治疗胃癌前病变的作用。马齿苋散血消肿、利肠解毒，研究表明马齿苋有治疗食管癌、肠癌的作用。山慈菇可清血分热、散结消肿，药理研究提示其具有广谱抗癌作用。仙鹤草则有健胃解毒止血的功效，可直接杀伤癌变的细胞。

根据以上治法，针对病机逐一击破，对上皮内瘤变可起到一定疗效。张声生教授在临床诊治过程中亦常叮嘱患者定期复查胃镜，建议患者随病情变化及时就医，在疾病的不同阶段选择最为适宜的治疗方案，切忌延误病情。

五、胃癌辨治经验

胃癌是消化科最常见的恶性肿瘤，2012 年全球新增 100 万名胃癌患者，发病率居全部恶性肿瘤的第五位，居消化道肿瘤的第一位，50% 胃癌新增病例来自东亚地区（主要是中国），其死亡率在恶性肿瘤中排名第三。在我国癌症患者中，胃癌的发病率和病死率分别位于第二位和第三位。

胃癌的发生是一个缓慢的过程，1988 年 Correa 提出的胃癌发病模式为正常肠胃黏膜→慢性浅表性胃炎→慢性萎缩性胃炎→肠上皮化生→异型增生（中、重度）→胃癌。因此，胃癌的防治强调三级预防，即减少胃癌发生的危险因素和暴露程度，早期发现、诊断、治疗以及积极提高生存率，其关键在于早期预防，包括及时根除 Hp、内镜监测，将病变阻断于胃癌前病变（Ⅲ型肠上皮化生及异型增生）以前，必要时及时行内镜及手术治疗，即中医概念中的"治未病"。

中西医结合治疗胃癌有一定的临床疗效，但应把握治疗的时机。中医药对胃癌的干预：一方面是针对胃癌前疾病及癌前病变，如萎缩性胃炎、重度肠上皮化生及异型增生；另一方面是辅助手术及放化疗干预，对于延缓胃癌的进展、加速手术后的恢复及减少放化疗的毒副作用，具有重要作用。

中医古籍中虽无胃癌这一病名，但其描述的某些症状，类似于胃癌的临床表现，如胃反、噎膈。《金匮要略》中提及胃反，曰"朝食暮吐，暮食朝吐，名曰胃反"，类似胃癌晚期幽门梗阻的表现；《脉因证治》中提及噎膈："大概因血液俱耗，胃脘亦槁，在上近咽之下，水饮可行，食物难入，间或可食，亦入不多，名之约噎；其槁在下，与胃为近，食虽可入，难尽入胃，良久复出，名之曰膈。"类似胃癌晚期吞咽困难的表现。

胃癌治疗的关键在于早期发现、早期行内镜下手术治疗，在手术前及手术后，可配合使用中药治疗，以扶助正气，有利于手术的开展及加速术后的康复；若患者失去手术的机会而行放、化疗，则中药的配伍使用则显得尤为重要，中药可明显改善患者的生存质量，减少放、化疗的毒副作用，延长带瘤生存的时间。因此，中医药在胃癌的防治中具有重要地位。

张声生教授治疗胃癌，首先以"虚实"为纲，认为胃癌的病机为本虚标实，脾虚贯穿疾病的始终；另外，注重分阶段论治，如手术前、手术后、放化疗期间等所给予的中药调控各不相同，注意"辨阶段论治"。

1. 本虚标实为纲，健脾补虚、扶正祛邪为要

"邪之所凑，其气必虚"，胃癌发生的原始启动环节，是各种原因导致的机体脾胃虚损。在此前提下，长期的饮食不节、情志抑郁等导致气滞、食积、痰瘀、热结等病理因素相互作用，形成胃癌肿块。因此，在治疗胃癌的过程中，包括手术前后、放化疗期间，均应注意调理脾胃、健脾补虚，并酌情配合祛邪之品。

根据临床总结，张声生教授治疗胃癌采用的"扶正祛邪"基本方由四君子汤加上具有抗癌功效的中药加减而成。主要药物包括：生黄芪、太子参、白术、生薏苡仁、三七、鸡内金、焦神曲、半枝莲、白花蛇舌草、藤梨根、山慈菇、徐长卿、露蜂房，以达到扶正祛邪之功效。对于本虚证而言，若患者在脾虚证外，尚存在以下证候表现，可酌情配伍加减：①若患者存在血虚证，表现为面色萎黄、唇甲色淡、舌淡、脉细无力，可在基础方上加用"四物汤"；②若患者存在阴虚证，表现为胃脘隐痛、饥不欲食、口干咽燥、五心烦热、潮热盗汗、舌红少津、脉细数等症，可在基础方上加用益胃汤，主要药物为沙参、麦冬、生地黄、玉竹等；③若患者存在阳虚证，表现为面色㿠白、畏寒肢冷、腰膝冷痛、舌淡胖、脉沉无力等，可在基础方上加用附子理中汤。

对于本虚不显而邪实较盛的患者，可在基础方上酌情加用攻邪之品，但应掌握原则"大积大聚，其可犯也，衰其大半而止，过者死"，即攻邪应注意尺度分寸，不可损伤人体正气。具体来讲：①若患者热毒证的表现比较明显，症见胃脘灼痛、喜冷饮、消谷善饥、口臭、牙龈肿痛、大便秘结、舌红苔黄、脉滑数有力，可在基础方上加用清胃散及泻心汤等，主要药物为黄连、生地黄、丹皮、当归身、半枝莲、藤梨根等；②若患者痰湿证的表现比较明显，症见胃脘痞闷、呕吐痰涎、头身困重、舌胖大齿痕、苔白厚腻、脉滑，可在基础方上加用二陈汤；③若患者血瘀证的表现比较明显，症见胃脘刺痛固定、面色黧黑、肌肤甲错、舌暗有瘀斑、脉涩，可在基础方上加用膈下逐瘀汤。

2. 避免"虚虚实实"，手术前后及放化疗期间需联合中药

胃癌患者本身正气较弱，脾胃生化之气不足，而手术及放化疗对机体正气是严重的损伤，导致虚者更虚。因此，在胃癌患者术前、术后及放化

疗期间，联合使用中药，调整机体气血，为术前做准备，并加快术后的恢复及减轻放化疗期间的毒副作用，就显得尤为必要。

（1）手术前：手术是治疗胃癌的重要方法，但同时也是对人体正气的严重损伤，伤及气血和脏腑功能，加之术前部分患者心理负担较重，"思虑伤脾"，进而导致术前一般状况较差，术后恢复较慢。为避免"虚虚实实"之戒，术前联合使用中药就显得尤为必要。术前使用中医药的目的并不在于"养正积自除"，而在于增强机体一般状态，以耐受手术治疗。主要选用益气养血、健脾益气、滋补肝肾之品，如归脾丸、生脉饮、八珍丸、复方阿胶口服液等，常用的药物有生黄芪、党参、白术、山药、当归等。

（2）手术后：手术后联合使用中药的目的在于改善患者术后的一般状态，加速患者康复。①对于因胃部手术而出现食欲不振、恶心呕吐、便秘等表现的患者，可加用健脾理气、通便消胀类方药，如四磨汤、六味安消胶囊、香砂六君子汤等，中药着重选用莱菔子、槟榔等理气通便之品；②对于术后一般状态较差，出现体倦乏力、气短自汗、低热烦躁等表现的患者，可选用生脉饮、参芪注射液等，其中气虚偏重者，可加用五味子、防风、浮小麦；阴虚偏重者，可加用沙参、麦冬、生地黄。

（3）放化疗期间：放化疗在治疗作用外，对人体正气有很大的损伤，常见的表现有恶心呕吐、食欲下降、疲倦乏力及骨髓抑制等表现。中医药的联合使用，对于改善此类放化疗的副作用，具有积极的治疗效果。总体来讲，放化疗会耗伤人体气阴，中药调理时应以健脾益气、滋补肝肾为主，用药不可温燥，常用的药物包括生黄芪、太子参、白术、茯苓、黄精、沙参、女贞子、枸杞子等；并酌情配伍通降和胃之品，如苏梗、沉香、陈皮、莱菔子、大腹皮、香橼皮、佛手等。

加减化裁：①改善消化道症状：若患者因放化疗出现恶心呕吐及腹痛腹泻，可加用香砂六君子丸助消化、参苓白术散及四神丸止泻，中药可着重使用炒白术、砂仁、草豆蔻、半夏、陈皮、竹茹等；②若出现骨髓抑制，可配伍使用滋补肝肾之品，如枸杞子、女贞子、何首乌、山茱萸、菟丝子等。

临床应用中，掌握治疗原则固然重要，但在临床实际治疗时，最终的落脚点在于中药的使用，而各个药物除具有一般功效外，尚具有特定功效。因此，掌握药物的"特效"，对于临床治疗可取得"事半功倍"之效。在胃癌的中医药治疗中，可根据患者的常见症状，在上述治疗原则的基础上，随症加减：①恶心、呕吐、呃逆：旋覆花、代赭石、竹茹、橘皮、半夏、生姜、柿蒂；②纳呆不欲食：鸡内金、焦神曲、莱菔子、焦山楂；③反酸、烧心：吴茱萸、黄连、瓦楞子、乌贼骨、浙贝母；④腹泻：白扁豆、肉豆蔻、石榴皮、诃子、秦皮；⑤便秘：火麻仁、杏仁、桃仁、瓜蒌仁、大黄；⑥贫血：生黄芪、当归、鸡血藤、阿胶；⑦出血：三七粉、大黄粉、白及粉。

此外，结合现代药理研究，部分中药具有一定的抗癌作用。在治疗时，可根据"辨病论治"原则，适当配伍半枝莲、白花蛇舌草、山慈菇、徐长卿、莪术、生薏苡仁、藤梨根、土茯苓、露蜂房等。

3. 注重生活调摄

（1）保持精神愉快、心情畅达，避免忧思忿怒，过度疲劳、痛苦等情绪刺激和一切能使神经过度紧张的因素。

（2）坚持劳作，锻炼身体，合理安排劳动与休息，作息规律，提高身体抵抗能力。

（3）注意饮食卫生，防止暴饮暴食，不要经常吃过热或刺激性食物，不饮烈性酒，不吸烟，饮食规律，吃饭饥饱适宜，不偏食，不吃过硬、过烫、过分辛辣的食物，对于盐腌、火熏之品要少吃。

（4）生活中注意饮食调节，如大蒜、香菇、金针菇、蘑菇、银耳、茯苓有一定的辅助抑瘤作用，同时能提高人体防御系统的抗癌力。乌龙茶、人参、白术、绞股蓝经研究均有阻断致癌物质致癌活性的作用，同时也有抑制癌细胞生长的作用。

六、消化性溃疡辨治经验

消化性溃疡是指在各种致病因子的作用下，黏膜所发生的炎症与坏死性病变，病变深达黏膜肌层，常发生于与胃酸分泌有关的消化道黏膜，其中以胃、十二指肠最常见。临床表现为起病缓慢，病程迁延，上腹痛具有

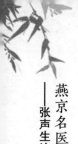

周期性、节律性等特点，伴反酸、嗳气、上腹部有局限性压痛，可有神经功能症候群，属于中医"胃痛""嘈杂"范畴。

（一）病因病机

在中医古籍中对胃脘痛病多有记载。《素问·六元正纪大论》中提到"木郁发之，民病胃脘当心而痛"；《素问·至真要大论》记载"厥阴司天，风淫所生，民病胃脘，当心而痛"；《病因脉治·内伤胃脘痛》云"内伤胃脘痛之因，饮食不节，伤其胃口，太阴升降之令，凝结瘀闭，则食积之痛作矣"；《丹溪心法》认为"郁而生热，或素有热，虚热相搏，结郁于胃脘而痛，或有食积痰饮；或其与食相郁不散，停结胃口而痛"；明代张景岳则认为"其为病也，则腹中空空，若无一物，似饥非饥，似辣非辣，似痛非痛，而胸痛懊忱，莫可名状，或得食而暂止，或食已而复嘈，或兼恶心，或渐见胃脘作痛"。综合古代医家对本病的认识，本病的病因可概括为调摄不当，六淫伤中；饮食不节，食滞伤胃；忧思恼怒，肝气犯胃；脾胃虚弱，饥饱失常等。以上因素使脾失健运，胃受纳腐熟水谷功能失常，胃失和降，不通而痛；由于胃与脾以膜相连，互为表里，共主升降；脾与肝是木土乘克关系，肝主疏泄，可调畅脾胃气机功能，所以胃病可以影响脾、肝两脏，肝、脾两脏有病又可影响及胃，出现脾胃、肝胃、脾胃肝同病。因此，本病病位在胃，主要涉及肝、脾二脏。

（二）调肝理脾法为消化性溃疡的基本治法

本病与肝、脾（胃）关系密切，当以调肝理脾为基本治法。调肝理脾法为中医治疗大法之一，属中医治法八法中"和法"的范畴。调肝理脾法可理解为调肝，即疏肝气、泻肝湿、清肝热、养肝血、滋肝阴、化肝（痰）浊、散肝瘀、柔肝气、镇肝气等。理脾，即补脾气、运脾滞、升脾气、温脾阳、泻脾热、化脾湿、滋脾阴等。肝脾之脏腑功能协调，是脾胃发挥正常生理功能的重要保证；肝脾功能失调，影响脾胃正常生理功能，导致脾胃病的发生。《黄帝内经》曰："土得木而达之。"张仲景《金匮要略》云："见肝之病，知肝传脾，当先实脾。"《临证指南医案》云："肝为起病之源，胃为传病之所。脾虚日久不愈，常导致土壅木郁，脾虚肝旺。"因此，张教授针对本病病机特点，运用调肝理脾法治疗消化性溃疡，即遵古人"见肝之病，当先实脾"及"治肝可以和胃"之训旨，或予调肝理脾，或予调肝和胃、肝脾胃同治，可使肝气疏、脾气健、胃气和，重建肝、脾、胃三脏对饮食受纳腐熟吸收的协调关系，恢复肝、脾、胃三脏正常的运转功能，从而取得治疗本病的良好效果。

（三）调肝法在消化性溃疡辨治中的运用

张声生教授认为，肝五行属木，脾胃五行属土，互为表里。肝藏血而主疏泄；脾主运化，主统血，为气血生化之源；胃主受纳，肝脾宜升，胆胃宜降。肝胆脾胃间的生理关系，可概括为"木赖以土滋养""土得木以疏通"。肝为刚脏，性主疏泄，有赖脾气柔润濡养，方不致刚强过盛。另外，脾胃共司水谷之运化，必得肝木之疏泄，才能纳化升降如常。根据肝脏的生理特点，调肝需从疏肝气、养肝阴、凉肝血、通肝络、清肝热等方面入手。

第一，疏肝气。《临证指南医案》记载："肝为起病之源，胃为传病之所，脾虚日久不愈，常导致土壅木郁，脾虚肝旺。"故张教授非常重视情志因素对本病的作用，情志不畅则伤肝，导致肝气郁滞，横逆犯脾胃，可致本病。消化性溃疡常可从肝辨治，常用柴胡疏肝散，多用理气开郁之品，如香附、郁金、合欢皮等。若疼痛仅局限于胃脘，未及两胁，每以苏梗、苏叶易柴胡，因苏梗、苏叶善调中焦脾胃之气机。

第二，养肝阴。肝体阴而用阳，为阴中之阳，故其本为阴脏，当以滋养阴液为本。张教授治疗中老年女性患者时多用当归芍药散，选取当归、白芍等养血柔肝之品，忌刚用柔，调肝而避免辛香燥烈之品。

第三，凉肝血。肝为刚脏，又主藏血，肝火内蕴则易热传营血，动血破血，致血热妄行，胃疡难愈。张教授认为，清肝凉血止痛为治疗本病的重要方法，多选用生地黄、丹皮、赤芍等。

第四，通肝络。肝气不舒日久，络脉不通，张教授遣方选药喜用全蝎、地龙、三七、元胡、丹参、川芎、蒲黄、五灵脂等活血行气通络药物，以活血而调畅气机及瘀滞血络。

第五，清肝热。肝气疏泄不利，内蕴而生痰生湿，又肝气横逆犯脾

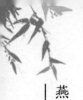

土，脾气被遏则不能运化水湿，导致水湿内蕴，形成肝之湿证，又郁而化热，形成湿热证。张教授多选用龙胆草、黄芩、栀子、茵陈、金钱草、泽泻、车前子、冬瓜皮等药物。

（四）理脾法在消化性溃疡辨治中的运用

张声生教授认为，理脾法亦是根据脾之生理本性，即补脾气、运脾滞、温脾阳、祛脾湿、滋脾阴等。

第一，补脾气。脾气旺则能运化痰浊，每以四君子汤或建中汤类方加减，多选用人参、党参、太子参、黄芪、山药、茯苓、白术等。

第二，运脾滞。脾气不运则水谷不生不化，脾气以升为顺，张教授多用木香槟榔丸加减，多选用木香、槟榔、枳壳、陈皮、娑罗子、莱菔子、白术等。

第三，温脾阳。病久多见脾阳虚，张教授多用理中汤等加减，选用党参、干姜、炙甘草、炮附子、肉桂等品温中散寒止痛。

第四，化脾湿。脾虚则生湿，张教授多用平胃散、参苓白术散等健脾祛湿，多选用苍术、茯苓、薏苡仁、白扁豆、半夏、木瓜、藿香、佩兰、六一散、竹叶等。

第五，滋脾阴。张教授每遇胃脘痛伴有口咽干燥、大便干结的患者，多选用北沙参、麦冬、石斛、玉竹等品滋脾阴、清胃热之品。

（五）病案举隅

病案1：患某，男，65岁，退休。2011年8月首诊。

上腹部胀痛间作11个月。患者自述2010年9月曾因上腹部胀痛住院治疗，诊断为十二指肠球部溃疡，后患者上腹部胀痛时作，于2011年7月复查胃镜示十二指肠球部溃疡（A2期），经西药治疗后仍时有上腹部胀痛发作，多于餐后2小时左右发作，伴有反酸烧心、纳差、口苦等。刻下症见：患者上腹部胀痛不适、有时刺痛，无恶心呕吐，反酸烧心时作，纳差，口干苦，身困体乏，寐差，大便黏滞不爽，小便色黄，舌暗红，苔薄黄，脉滑数。自诉平素性情急躁易怒，嗜食肥甘厚味，有高血压、糖尿病病史十余年。

西医诊断：十二指肠球部溃疡（A2 期）。

中医诊断：胃疡。

中医辨证：脾虚湿热，肝郁气滞证。

治法：清利湿热，疏肝和胃止痛。

方药：党参 10g，茯苓 15g，黄连 6g，陈皮 10g，法半夏 9g，厚朴 10g，炒薏苡仁 25g，吴茱萸 3g，麦冬 15g，赤芍 10g，柴胡 10g，香附 10g，元胡 15g，煅瓦楞 30g，乌贼骨 30g，白及 10g。

二诊：上方服用 14 剂后，患者上腹疼痛较前缓解，仍有腹胀、纳食欠佳、食多则胀痛发作或加重。上方去麦冬，加用川楝子疏肝理气，鸡内金消食和胃。

三诊：上方服 7 剂后，患者胃痛、腹胀缓解，纳食较前增加，前一天食用油条后感胃中刺痛，上方加用丹参、蒲黄、五灵脂、三七活血化瘀。

以上方为基础，随症略有加减，又服近 1 个月，又嘱其调饮食，畅情志，避免过度劳累。患者胃痛症状消失，2011 年 11 月复查胃镜示溃疡处于愈合期，1 个月后随访，症状亦未复发。

【按语】患者老年男性，身困体乏，平素嗜食肥甘厚味，损伤脾胃，属于湿热体质，其病机易趋向于湿热证发展。其平素性格急躁易怒，肝气不舒，加之湿热困阻脾胃气机，且患者溃疡长久不愈，日久化瘀，其病机属脾虚湿热，肝气郁滞兼有血瘀，不通则痛。其治法为健脾清热祛湿基础上，加以调肝，兼以化瘀。胃为多气多血之腑，久病多入络，因溃疡病多病程较长，张教授深谙《临证指南医案》中"久病胃痛，瘀血积于胃络"之意，认为血瘀既是消化性溃疡的病理产物，又是继发因素，而瘀血使胃络阻滞，不通则痛；而现代医学也证明，溃疡病存在微循环障碍，可降低黏膜的防御因素导致发病，而理气活血是治疗此类患者的重要原则，选择调肝理脾法，运用调肝和脾胃气机，兼以活血通络，必得其效。故张教授在调肝健脾方剂基础上，选用丹参、三七、蒲黄、五灵脂等活血祛瘀之品，共奏止痛之功。

病案 2：患某，女，42 岁，2011 年 10 月首诊。

上腹部隐痛间作 1 月余。患者自述近日于外院查电子胃镜提示胃溃疡（A2）期，服用奥美拉唑等西药后疼痛时作，未见明显好转。刻下症见：上腹部隐痛，进餐后明显，痛窜胁背，气怒痛重，胸脘堵闷，嗳气频作，无恶心呕吐，纳差，无胸闷憋气，善喜叹息，排便不爽。舌苔薄白，脉弦。

西医诊断：胃溃疡（A2 期）。

中医诊断：胃疡。

中医辨证：肝胃不和证。

治法：疏肝和胃，理气止痛。

方药：柴胡疏肝散合金铃子散加减。处方：醋柴胡 10g，醋白芍 15g，枳壳 10g，八月札 10g，白梅花 10g，元胡 15g，川楝子 5g，陈皮 10g，青皮 10g，白及 10g，三七粉（冲服）3g，生白术 15g，紫苏梗 10g，甘草 5g。

二诊：上方服用 7 剂后，患者上腹疼痛较前缓解，纳食欠佳，上方加鸡内金消食和胃。

三诊：上方服 14 剂后，患者胃痛症状消失。

2011 年 12 月复查胃镜示胃溃疡愈合。

【按语】本证系肝胃不和的胃痛。张教授以柴胡疏肝散合金铃子散加减化裁而成方：方中柴胡、元胡、三七粉、八月札疏肝理气，活血止痛；醋炒白芍入肝经，柔肝止痛；枳壳、川楝子、青陈皮行气疏肝；柴胡、元胡理气止痛；白梅花、紫苏梗理气和胃；生白术健脾通便；白及敛疮生肌；甘草调和诸药。诸药合用，共奏疏肝和胃、理气止痛之功，可使肝逆之气疏散，气滞胃痛得以缓解，另可加生姜、大枣调养胃气，药证相符，每获良好效果。金铃子散出自《活法机要》，其中元胡辛散温通，理气止痛，又入血分，活血化瘀；川楝子苦寒降泻，清泻肝火，又能胜湿解郁止痛。二药配伍相得益彰，理气活血，清化止痛。

（六）小结

消化性溃疡是临床常见脾胃病。张声生教授认为，本病与胃、脾、肝关系最为密切，肝主疏泄气机，脾主运化水谷，脾胃之运化功能，必得肝木之疏泄，才能纳化升降如常。若肝气郁结，肝木乘脾土，则脾胃运化失健，中焦气机升降失调，胃失和降，出现不同程度的气滞血瘀，进而不通则痛。张声生教授主张治疗本病应以调肝理脾法为基本治疗方法，运用调肝理脾法治疗消化性溃疡即是遵古人"见肝之病，当先实脾"及"治肝可以和胃"之训旨，肝脾胃同治，可使肝气疏、脾气健、胃气和，重建肝、脾、胃对饮食受纳腐熟吸收的协调关系，恢复肝、脾、胃正常的运转功能而取得治疗本病的良好效果。

第三节　肠　病

一、泄泻辨治经验

泄泻是指大便次数增多，伴有粪质稀溏或完谷不化，甚至泻出如水样的常见病证。泄与泻在病情上有一定的区别，古代多将大便稀溏而势缓者称为"泄"，大便清稀如水而势急者称为"泻"，现在临床多将其统称为"泄泻"。本病早在《黄帝内经》中即有"飧泄""鹜溏""注下""濡泄""洞泄""后泄"等描述。关于本病的病因病机，《黄帝内经》中也有较详细的论述，如《素问·阴阳应象大论》的"春伤于风，夏必飧泄"，"湿盛则濡泄"，"寒气客于小肠，小肠不得成聚，故后泄腹痛矣"等，这些论述都为后世对本病的认识奠定了坚实的基础。

（一）病因病机

本病病因有感受外邪、饮食所伤、情志失调、素体脾虚、禀赋不足等，但关键在于脾虚、肝郁、湿盛。《金匮要略》云："四季脾旺则不受邪。"若饮食不节，外感时邪，情志失调，素体亏虚，诸因作用下，导致脏腑气机失调，脾虚运化失常，脾气不升，胃气不降，则运化失职，清浊不分，水谷并走大肠而泻。同时泄泻的发病与肝关系密切，脾主运化，必得肝木之疏泄，才能纳化升降如常。肝失疏泄，脾虚不运，则生泄泻。此外，"无湿不成泄"，脾失健运，水湿运化失常，而成泄泻的致病因素。综上所述，脾虚是泄泻发病的核心环节，肝郁是重要的诱发因素，水湿是主要的病理产物，肝、脾、湿是其发病的主要病理环节。

1. 脾虚是本病发生的核心环节

无论是感受外邪（主要是湿邪），还是饮食所伤，抑或是情志所致，最终都会损伤人体脾胃功能，引起脾虚。故《杂病源流犀烛·泄泻源流》中有云："湿盛则飧泄，乃独由于湿耳。不知风寒热虚，虽皆能为病，若脾强则无湿，四者均不得而干之，何自成泄。"《素问·脏气法时论》曰："脾病者……虚则腹满肠鸣，飧泄食不化。"又如《景岳全书·泄泻》中所说："若饮食失节，起居不时，以致脾胃受伤，则水反为湿，谷反为滞，精华之气不能输化，乃至合污下降而泻痢作矣。"因此，张景岳在其《景岳全书·泄泻》一书中明确说道："泄泻之本，无不由于脾胃。"

2. 肝郁是泄泻的重要诱发因素

情志失调，烦恼郁怒，均会导致肝气不舒，横逆克犯脾胃，脾失健运，升降失调；或因忧郁思虑，脾气不运，土虚木乘，升降失职；或由素体脾虚，逢怒进食，更伤脾土，引起脾失健运，升降失调，清浊不分，最终导致泄泻的发生。如《素问·举痛论》中指出："怒则气逆，甚则呕血及飧泄。"陈无择在《三因极一病证方论·泄泻叙论》中说道："喜则散，怒则激，忧则聚，惊则动，脏气隔绝，精神夺散，以致溏泄。"指出了精神情绪因素在发病中的重要作用。故《景岳全书·泄泻》中有如下言论："凡遇怒气便作泄泻者，必先以怒时夹食，致伤脾胃，故但有所犯，即随触而发，此肝脾二脏之病也。盖以肝木克土，脾气受伤使然。"

3. 湿既是泄泻的病理产物，亦是其重要的致病因素

湿为阴邪，内外之分，外湿内侵，易于犯脾。脾为阳脏，喜燥恶湿，易受湿困，则运化失职，清气下泄而致泄泻，即《难经》所谓："湿多成五泄。"内湿之生，多因脾失健运。内湿或因长期饮食不节，或劳倦内伤，或久病体虚，致使脾胃受损，运化功能失常，津液不得运化敷布，故湿从内生，聚而为患，则生泄泻。朱震亨曰："泄泻者，水湿所为也。由湿本土，土乃脾胃之气也。得此证者，或因于内伤，或感于外邪，皆能动乎脾湿。"所以，泄泻的病理因素与湿邪关系最大。无湿不成泻，湿盛困脾，脾虚生湿，脾虚湿盛，二者互为因果，共致泄泻。

（二）辨证要点

1. 辨寒热虚实

粪质清稀如水，或稀薄清冷，完谷不化，腹中冷痛，肠鸣，畏寒喜温，常因饮食生冷而诱发者，多属寒证；粪便黄褐、臭味较重，泻下急迫，肛门灼热，常因进食辛辣燥热食物而诱发者，多属热证；病程较长，腹痛不甚且喜按，小便利，口不渴，稍进油腻或饮食稍多即泻者，多属虚证；起病急，病程短，脘腹胀满，腹痛拒按，泻后痛减，泻下物臭秽者，多属实证。

2. 辨泻下物

大便清稀，或如水样，泻物腥秽者，多属寒湿之证；大便稀溏，其色黄褐，泻物臭秽者，多系湿热之证；大便溏垢，完谷不化，臭如败卵，多为伤食之证。

3. 辨轻重缓急

泄泻而饮食如常为轻证；泄泻而不能食，消瘦，或暴泻无度，或久泄滑脱不禁为重证。急性起病，病程短，为急性泄泻；病程长，病势缓，为慢性泄泻。

4. 辨病位

稍有饮食不慎或劳倦过度泄泻即作，或复发，食后脘闷不舒，面色萎黄，倦怠乏力，多属病在脾；泄泻反复不愈，每因情志因素使泄泻发作或加重，腹痛肠鸣即泻，泻后痛减，矢气频作，胸胁胀闷者，多属病在肝；五更泄泻，完谷不化，小腹冷痛，腰酸肢冷者，多属病在肾。

（三）调肝理脾法可作为治疗泄泻的基本法则

肝、脾二脏的生理、病理关系较为密切，肝脾之病，当以调肝理脾法为其基本的治疗法则。早在《难经·七十七难》中即有关于此方面的论述，其曰："见肝之病，则知肝当传之于脾，故先实其脾气，无令得受肝之邪。"张仲景在《金匮要略》中也指出："见肝之病，知肝传脾，当先实脾。"张锡纯的《医学衷中参西录》云："欲治肝者，原当升脾降胃，培养中宫，使中宫气化、敦厚，以听肝木之自理。"又曰："见肝之病，当先实脾，二句从未解者，谓肝病当传脾，实所以防其传，如此解法固是，而实不知实脾，即所以理肝也。"医家叶天士也倡导"补脾必宜疏肝，疏肝即所以补脾也"。这些都说明了肝脾同治在肝脾之病的重要性。

根据泄泻之"肝郁脾虚湿盛"的病机特点，治疗当以"疏肝健脾祛湿"为基本原则。急性泄泻常以湿盛为主，应当重用祛湿药物，辅以健脾益气，再依寒湿、湿热的不同，分别采用温化寒湿与清化湿热之法。若兼夹有表邪、暑邪、食滞者，又应分别佐以疏表、清暑、消导之剂。慢性泄泻以脾虚为主，应当以"运脾补虚"为主，辅以祛湿，并根据不同的证候，分别施以温肾、调肝、理气、祛瘀之法，久泻不止者，尚宜固涩。同时还应注意急性泄泻不可骤用补涩，以免闭留邪气；慢性泄泻不可分利太过，以防耗其津气；清热不可过用苦寒，以免损伤脾阳；补虚不可纯用甘温，以免助湿。若病情处于寒热虚实兼夹或互相转化时，当随证施治。如《景岳全书·泄泻》中曰："泄泻之病，多见小水不利，水谷分则泻自止，故曰：治泻不利小水，非其治也。"《伤寒论·辨太阳病脉证并治下》云："伤寒服汤药，下利不止，心下痞硬。服泻心汤已，复以他药下之，利不止，医以理中与之，利益甚。理中者，理中焦，此利在下焦，赤石脂禹余粮汤主之，复不止者，当利其小便。"李梴在《医学入门·泄泻》中指出："凡泻皆兼湿，初宜分理中焦，渗利下焦，久则升提，必滑脱不禁，然后用药涩之。其间有风胜兼以解表，寒胜兼以温中，滑脱涩住，虚弱补益，食积消导，湿则淡渗，陷则升举，随证变用，又不拘于次序，与痢大同。且补虚不可纯用甘温药，过甘则生湿，清热亦不可太苦，苦则伤脾，每兼淡剂利窍为妙。"

1. 调肝诸法在治疗泄泻中的运用

张声生教授针对"肝脏功能失调"在泄泻中的作用，从以下几个方面进行论述：一是疏肝气以消气郁，可选用柴胡、白芍等；二是化肝浊，可选用佛手、僵蚕、香橼等；三是泻肝湿，可选用玉米须、金钱草、冬瓜皮、茵陈、泽泻、车前子等；四是清肝热，可选用龙胆草、夏枯草、黄芩等；五是通肝络，可选用三七、元胡、丹参、赤芍、香附等。

2. 理脾诸法在治疗泄泻中的运用

张声生教授认为，理脾法应当根据脾的生理特性，从气、湿、滞、积、热等几个方面进行论述。一是健脾益气，脾气旺则痰湿自化，可选用党参、黄芪、生薏苡仁、山药、炒白术等；二是化湿运脾，可选用苍术、薏苡仁、白扁豆、半夏、佩兰、六一散等；三是运脾行滞，可选用莱菔子、厚朴、枳实、陈皮、娑罗子等；四是消脾化积，可选用连翘、焦神曲、山楂、鸡内金等；五是泄热运脾，可选用黄连、石膏、黄芩等。

（四）病案举隅

病案1：患某，男，47岁。2014年5月首诊。

腹泻反复发作6年。患者6年来反复出现腹泻，大便每日3～5次，呈糊状或稀便，夹有食物残渣，无黏液脓血便，伴有便前腹痛，以左下腹或脐周为甚，疼痛性质呈隐痛或胀痛，无明显放射性痛。上述症状每于进食生冷及情绪不畅时诱发或加重。其先后于多家医院就诊，多次行电子结肠镜检查，均未见明显异常，诊断为"肠易激综合征"，间断服用曲美布汀、匹维溴铵、培菲康、整肠生等药物治疗，疗效欠佳。目前症状基本同前，纳食可，眠尚安，小便调。患者平素脾气急躁易怒，舌质偏暗红，齿痕明显，苔白腻，脉弦滑。

西医诊断：腹泻型肠易激综合征。

中医诊断：泄泻。

中医辨证：肝气乘脾证。

治法：抑肝扶脾。

方药：痛泻要方加减。党参20g，炒白术15g，白芍15g，三七粉（冲服）3g，陈皮10g，防风10g，佛手10g，生薏苡仁30g，草豆蔻10g，白扁豆10g。水煎服，每日1剂，每次200mL，每日2次。

2周后复诊，自诉腹泻症状较前明显缓解，大便每日1～2次，偶有3次，不成形，无明显食物残渣，自觉便前腹痛症状较前明显缓解，纳眠可，小便调。舌质淡黯，边有齿痕，苔白腻，脉弦滑。

【按语】张声生教授认为，肝脾失调是腹泻型肠易激综合征发病与复发的中心病理环节，调肝理脾法是其治疗的基本法则，本例患者肝脾失调的特点为肝旺乘脾。肝主疏泄，调畅气机，梳理脾土，以助运化；肝旺则气机运行不畅，阻滞中焦，不通则痛，故见腹痛；脾虚无力运化水谷精微及水湿，则水湿内停，故见腹泻。因此，其肝旺乘脾多以痛泻并存，泻后痛减为证候特点，治疗上当以抑肝扶脾为大法，可选用痛泻要方进行加减。

病案2：患某，女，78岁。2014年7月首诊。

腹泻十余年。患者10年来腹泻症状反复发作，大便每日2～3次、质呈糊状、夹有少许食物残渣、未见黏液脓血便，无明显腹部不适，无便前腹痛，腹泻每于进食生冷及油腻食物后加重或诱发，时有神疲乏力，畏寒肢冷，腰膝酸痛。曾先后于多家三甲医院就诊，行电子结肠镜检查，未见明显异常，诊断为"功能性腹泻"；间断服用思密达、整肠生及培菲康等药物治疗，症状缓解不明显。舌淡偏胖，齿痕明显，苔白腻，脉沉滑。

西医诊断：功能性腹泻。

中医诊断：泄泻。

中医辨证：脾虚湿蕴，肾阳虚衰。

治法：健脾祛湿为主，辅以温补肾阳。

方药：参苓白术散合四神丸加减。炙黄芪40g，炒白术15g，陈皮15g，山药15g，白扁豆15g，桔梗10g，益智仁15g，香附10g，杜仲炭10g，补骨脂10g，肉豆蔻10g，吴茱萸4g，黄连6g，三七粉（冲服）3g。水煎服，每日1剂，每次200mL，每日2次。

2周后复诊，患者腹泻次数较前减少，大便每日1～2次、不成形、无明显食物残渣。舌质淡胖、边有齿痕，苔白腻，脉沉滑。

【按语】张声生教授认为，功能性腹泻的关键发病环节是脾虚，脾虚则无力运化水谷精微及水湿，导致水湿内停，清浊不分，混杂而下，故见腹泻。在病程的后期，湿既是本病的病理产物，亦是其重要的致病因素，因此强调在健脾益气的基础上兼具祛湿。此病例特点为老年女性、起病缓慢、病程长，又有肾阳不足的情况，因此又在健脾祛湿的基础上配合温补肾阳之品。

（五）小结

泄泻是临床常见的脾胃肠病证之一，以大便次数增多，粪质稀薄，甚至泻出如水样为主要特征。其病因有感受外邪、饮食所伤、情志失调、素体脾虚、禀赋不足等。这些病因最终都会导致脾虚湿盛，脾失健运，肠道传化失司，升降失调，清浊不分而成泄泻。加之现代生活工作方式的加快，很多人都会或多或少的出现精神情绪上的异常。肝主情志，这些情志因素导致肝失疏泄，加重了泄泻的病情。因此，张声生教授临床上善于抓住肝、脾、湿三个核心病机，应用调肝理脾法治疗泄泻，往往能够获得很好的疗效，已经成为本病的基本治法。

二、便秘辨治经验

便秘是指大便秘结不通，或排便时间延长，或大便艰涩不畅的一种病症，存在于各种急、慢性疾病的发生发展过程之中。其发病属于大肠传导功能的失常，然其病因却涉及五脏，与肺、脾、肾、肝等多个脏腑均有关联，如隋·巢元方《诸病源候论》曰："大便不通者，由三焦五脏不和，冷热之气不调。"张声生教授在长期临床实践中，尤其重视便秘的发生、发展与肝、脾两脏的相关性，运用脏腑辨证，从肝、脾论治便秘，积累了丰富的经验，取得了良好的疗效，并形成一套自己独特的学术理论。

（一）病因病机

1. 脾与便秘

脾是消化的主要器官，与胃一脏一腑，互为表里，不可分割。脾胃是人体气血生化之场所，是人体气机升降的枢纽，是人体的后天之本、气血生化之源。饮食不节，过食肥甘，思虑过度，年老体虚，过于劳倦均可伤及脾胃，脾胃之气即伤，气血则生化无源，则大肠传导无力，便秘自生。张声生教授认为，脾胃病证主要从脾气虚弱、脾阳不足、脾虚湿阻几个方面影响便秘的发生。

（1）脾气虚弱：一方面导致脾的运化无力，气血津液生成不足，肠道失去气的推动、津血的濡润，腑气不行，可导致便秘。《万氏妇人科》云："人身之中，腐化糟粕，运动肠胃者，气也；滋养津液，溉沟渎者，血也……妇人产后老人体虚，糟粕壅滞而不行，沟渎干涩而不流。"此类患者主要见于老年人或女性，因女子平素月经失血，或老年人脾气虚弱，运

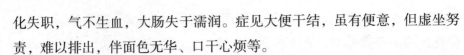

化失职，气不生血，大肠失于濡润。症见大便干结，虽有便意，但虚坐努责，难以排出，伴面色无华、口干心烦等。

另一方面，脾胃为气机升降的枢纽，饮食入胃，经胃之腐熟，脾之运化，吸收其精微之后，糟粕由大肠传送而出，是为大便。正如《儒门事亲》所云："胃为水谷之海，日受其新以易其陈，一日一便，乃常度也。"如果脾气虚，脾不能升清，中焦升降失常，精微不能上升致浊阴不能下降，则大肠无力传送糟粕，糟粕滞留肠道日久而致便结。以体虚及小儿、老年人多见，临床表现为大便数日1次，或先干后软或便软，临厕努责乏力，甚则汗出短气、脱肛。平日伴神疲气短，纳呆食少，语声低微等症。

在《伤寒论》中有专论的脾约证，张教授认为也属脾虚导致，如《素问·厥论》曰："太阴之厥，则腹满瞋胀，后不利。"成无己也认为是"胃强脾弱"，谓是"脾主为胃行其津液也"。该病病机为脾虚胃热，脾虚不能正常发挥其输布、运化津液的功能致肠胃津少，胃为燥土，胃虚热灼津液，致肠道津亏。

（2）脾阳不足：脾阳虚可致便秘。如果恣食生冷、过用苦寒，损伤脾阳，或气虚日久及阳，脾阳虚弱，阳虚生内寒，阴寒凝滞，肠道失于温通可致便秘，又称为冷秘。明·赵献可《医贯》曰："冷秘者冷气横于肠胃，凝阴固结，津液不通，胃气闭塞，其人肠内气攻，喜热恶冷。"症见排便困难，但粪质并不干硬，伴腹中冷痛，手足不温，食欲不振，苔白不渴，脉沉迟等。

（3）脾虚湿阻：胃主受纳，为水谷之海；脾主运化，将水谷运化为精微物质，输布营养全身。如脾气虚弱，运化无力，湿邪内生，阻滞气机。湿邪停留肠道，气机壅滞，脾胃升降失常，大肠传导失职，可导致便秘。《素问·至真要大论》云："太阴司天，病阴痹，大便难。"李东垣《脾胃论》指出："湿从下受之，脾为至阴，本乎地也，有形之土，下填九窍之源，使不能上通于天，故曰五脏不和，则九窍不通。"又云："谷气闭塞而下流，即清气不升，九窍为之不利。"虽有便意，但排出不畅、黏滞不爽，伴胸闷腹胀，纳呆，口黏，舌苔白腻，脉濡等。

2. 肝与便秘

肝主疏泄，全身脏腑气机的调畅均有赖于肝的疏泄功能。肝气之升发与大肠之降浊，二者相互促进，共同参与人体正常的通便功能，使气血顺畅，人体处于健康的生理状态。肝之功能失调，也必可影响大肠的传导功能。如肝气郁滞，木不疏土可致胃肠传导失常而致便秘；肝血亏虚，血虚则肠燥而致便秘；肝火内盛，热扰肠腑，致津液亏虚而成便秘；肝血瘀积，阻滞成块而致便秘。一般来说，肝脏病证主要从肝气郁滞、肝血亏虚、肝火内盛、肝血瘀阻等几个方面影响便秘。

（1）肝气郁滞：现代人各方面压力大、运动量少、情志不舒，气机不畅之症非常多见，因肝功能失调所致的便秘不能忽视。因肝为将军之官，不受遏郁，主疏泄气机，易为情志所伤。一旦肝木有病，则气机郁滞，脾运化受制，气壅于大肠，结滞不行，则大便秘结，排出不畅，属于"气秘"范畴。明·龚庭贤在《新刊济世全书·大便秘》中指出："气秘者，气滞后重，烦闷胀满，大便结燥而不通也。"此类便秘的特点多为：大便干结，肛门坠胀，欲便不得出，或便而不畅，排便之后犹有便意，肠鸣矢气，腹部胀痛伴胸胁满闷不畅，饮食减少，舌苔薄白，脉弦等。

（2）肝血亏虚：肝主藏血，可调节全身血量。若肝血不足，则肝失所养，疏泄失畅，进而影响大肠传导功能。肝气郁滞，情志不畅，暗耗阴血，则阴血亏虚；思虑过度，脾不生血，则气血亏虚，肝血不足；年老体衰，精血日耗，肝肾同源，肝血亦不足；攻伐太过，耗伤阴血，亦损肝血，血虚则肠燥，失于濡润，导致便秘。《景岳全书·杂证谟·秘结》说："盖人年四十而阴气自半，则阴虚之渐也。此外则愈老愈衰，精血日耗，故多有干结之证"，"下焦阴虚，则精血枯燥，精血枯燥，则津液不到而肠脏干槁，此阴虚而阴结也。"便秘多以老年人或体衰女性多见，多归于"虚秘"中的阴虚秘或血虚秘。临床特点多为：大便干结，排便困难，伴口干烦躁，头晕耳鸣，腰膝酸软等。

（3）肝火内盛：肝体阴而用阳，肝郁化火，或热邪内犯等引起肝经实火壅盛，上可攻头目，下可灼津液，气机逆乱，内扰肠腑，大肠下行之气受扰，加之火灼津液，导致肠腑津枯便秘。清·陈士铎《辨证录·大便秘结门》曰："人有大便闭结，胸中饱闷，两肋疼痛，呕酸作吐，不思饮食，人以为火之作祟也，亦知为肝火之故乎……故欲开大肠之闭，必先泻肝木之火，则肝气自平，不来克土，胃脾之津液自能转输于大肠，而无阻滞之

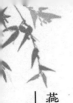

苦矣。方用散火汤……一剂大便通，二剂肝火尽散，不再闭结也。"此类便秘属于"热秘"，临床特点多为：大便硬结如球状，数日不行，伴口干喜冷饮，烦躁易怒，胁肋胀痛等。

（4）肝血瘀阻：肝藏血，肝失疏泄、肝血亏虚、阴虚暗耗等都可导致肝血瘀积，引起血瘀气滞，传化不利，导致大便秘结的病理变化。《辨证录·大便秘结门》曰："人有大便闭结不通，手按之痛甚欲死，心中烦躁，坐卧不宁，似乎有火，然小便又复清长，人以为有硬屎留于肠中也，谁知有蓄血不散乎？……不知人之气血，无刻不流通于经络之中，一有怫抑，气即郁塞不能，血即停住不散，遂遏于皮肤而为痛，留于肠胃而成痛，搏结成块，阻住传化之机，隔断糟粕之路，大肠因而不通矣。"由于此类便秘多见于久病之人，合并脾虚肝郁、阴血不足等多种证候，病情复杂，归于"虚实夹杂"一类。临床特点多为：大便干结，排便困难，伴腹痛拒按，烦躁不宁，舌质暗有瘀点等。

（二）治疗经验

张声生教授根据肝脾不调导致便秘的不同病因及发病机制，在本病治疗上重视调肝理脾法的运用。

1. 从脾论治

脾虚便秘的根本原因在于脾虚不运，因虚致实。张教授治疗时以枳术汤合黄芪汤加减为主方，主要用药为：生白术 30～120g，枳实 15～30g，黄芪 30～60g，党参 10～20g。其中生白术一味，《本草备要》谓"生白术补脾健运，利腰脐间血"，有人谓生白术为治疗脾气虚弱所致便秘之"专药"，且一定要大量使用。黄芪、党参补诸虚不足，壮脾胃，益元气。张教授除了重视补益脾气外，同时指出脾气虚致胃失和降，浊邪不得下传，而致大肠传导异常的病理变化。升清降浊法是一种标本兼治的方法，故在上方中辅以枳实消积导滞，泻下糟粕，白术之量倍枳实，是先补其虚而后化其伤。其他常用药物有半夏、陈皮、旋覆花、莱菔子、槟榔、厚朴、木香等和胃降逆，导浊下行，共同起到健脾益气、恢复传导、泻下糟粕、标本同治的作用，如此则脾气恢复，传导运化的功能随之恢复，自然能够排出停滞的腐秽，从而起到"脾家实，腐秽当去"的作用。脾虚胃热，胃中津液亏虚的脾约证，经常加入火麻仁、黑芝麻、柏子仁、黄芩、生地黄等清热软坚，滋阴生津之品以荡涤热结燥屎。

脾阳虚多是在脾气虚的基础上发展而来，故张教授主张以健脾温中导滞为基础，主要药物仍取生白术、黄芪、党参，其中生白术用量可较脾气虚证酌减。胃寒气滞者，以感寒为主，重在祛邪，配伍乌药、干姜、高良姜、九香虫、降香等温胃散寒，行气导滞；中焦虚寒者，温补脾阳的同时要不忘培补先天之本，脾肾同补，温阳助运，选用肉苁蓉、巴戟天、川牛膝、肉桂，配厚朴、枳壳之品升清行气。

脾虚湿阻导致的便秘，张声生教授主张治病必求于本，恢复脾运，宣通气机，下气通滞是治疗首要，如果一味祛湿则落入一叶障目的窠穴。《景岳全书》中说："湿岂能秘，但湿之不化，由气之不行耳，气之不行，即秘也。"常用枳实、槟榔、厚朴、木香四味组成基本方，该方由六磨汤化裁而来，是张教授的经验方。其中枳实破气行滞，常与桔梗合用，一升一降，调畅气机；槟榔辛散苦泄，入胃、肠经，善行胃肠之气，消积导滞，兼能泻下通便；厚朴行气散满，温中燥湿，既能散无形之寒凝气滞，又能散有形之食积停痰；木香善行肠胃结气而消胀止痛，兼能健脾消食。四味药配合行气而消胀，消积又导滞，药简而力专。

2. 从肝论治

肝气郁结所致便秘属于气秘，正如明·王肯堂《杂病证治准绳·大便不通》曰："又有气秘，强通之虽通，复秘。或迫之使通，因而下血者。此当顺气。气顺则便自通，又当求温暖之剂。"张声生教授反复强调气秘不可妄用刺激性泻药，只有通过调畅气机，才能根治。治宜疏肝理气通便，临床常使用四逆散或者柴胡疏肝散化裁，选用柴胡、乌药、香附、郁金、陈皮、枳实、白芍、延胡索、川楝子、甘草等。以柴胡、香附疏达肝气；白芍、甘草酸甘化阴，补肝阴，柔肝体；陈皮、枳实行气宽中，下气除胀满。诸药共奏疏泄肝气，推荡气机，使腑气下降，气机通畅，升降相宜。

肝血亏虚所致便秘，重在血虚，盖脾生血，肝藏血，肝血虚而肾中真阴不足。张声生教授主张，治疗肝血亏虚一证要注意滋水涵木、培土生木的关系，不可一味养肝柔肝，还需健脾生血，肝肾同补，真正达到肝血充盛的目的。常用调补肝血的当归、熟地黄等为主进行组方，可用四物汤加减治疗。如果兼有肾阴不足，可用滋养肾阴之生地黄、女贞子、制何首乌与养肝血、肝阴的当归、枸杞子配伍组方，可选用一贯煎加减。临床应用中取大量生黄芪与当归相配伍，取当归补血汤之意，以补气血生化之源。同时经常配用火麻仁、郁李仁、柏子仁等油性滋润之品，共同起到补血养血、强阴益髓、生津润肠、助力行舟的作用。

对于肝火内盛之证，张声生教授秉承李梴在《医学入门》中指出的"肝与大肠相通，肝病宜疏通大肠，大肠病宜平肝"原则，清肝泻火，降气通便。以当归龙荟丸为基本方加减，常用药有栀子、柴胡、决明子、大黄、青黛、黄芩、虎杖等，使用大量苦寒药，直折火势，更以导火下行而达泻火通便之功。张声生教授在临床实践中还总结肝火多源于肝郁，气机不畅，郁而化热，故治疗时不忘加入疏肝理气、平肝柔肝之品，如佛手、香附、白芍等；同时肝木克土，肝郁脾虚实为临床常见，故患者不可一味使用苦寒药物，应加入白术、茯苓等顾护脾胃，肝脾同治。可谓理密法严，丝丝相扣，直指病机。

肝血瘀阻患者便秘的症状时间少则数月，多则数十年之久，属久病入血，必致血瘀。张声生教授认为，多数难治性便秘患者都兼有血瘀证，他将常用化瘀之品分为草本类和虫类。草本类多用桃仁、当归、酒大黄等，虫类则多用水蛭、地龙、虻虫等。《辨证录·大便秘结门》曰："草木之药，可通无形之结，不能通有形之结也。血乃有形之物，必得有形相制之物，始能入其中而散其结，方用抵当汤治之。"故对难治性便秘，应选用血肉有情之品以提高疗效。张教授同时指出，气为血之帅，肝血瘀阻，务必同时加入疏肝理气药物，使郁结的气机先动起来，气行血自行，活血加理气，可以起到事半功倍的效果。

（三）病案举隅

病案1：患某，女，20岁。2014年3月首诊。

便秘、失眠3个月。患者因失恋而心情抑郁，蜗居家中1个月后，出现便秘，大便呈球状，数日一行；伴心烦失眠，沉默少语，口苦口干，渴欲冷饮，纳差食少。舌红，苔薄黄，脉弦数。

西医诊断：便秘。

中医诊断：便秘。

中医辨证：肝火内盛证。

治法：疏肝泻火，健脾理气法。

方药：丹栀逍遥散加减。柴胡、牡丹皮、栀子、黄芩、知母各10g，生白术30g，白芍、酸枣仁各15g，当归20g，枳壳12g，大黄6g，生甘草10g。每天1剂，水煎服。服6剂后便秘消失，夜寐转佳。

【按语】 患者青年女性，因情绪因素起病，肝气郁结化火，灼伤津液，肠燥津枯而便秘。肝郁及脾，脾气已伤，运化受累，治疗以疏肝泻火、健脾理气法，方选丹栀逍遥散加减。方中栀子清肝泻火，清心除烦，可清泻诸经之火；牡丹皮、栀子、黄芩合用清肝泻火，凉血化瘀；柴胡疏肝解郁，性善升发，可使肝火发散而泻；大黄苦寒，泻火通便；白芍、当归养血柔肝，平抑过亢之肝火，润肠通便；白术选生品，益气通便，与生甘草共同起到健脾作用；知母、酸枣仁取酸枣仁汤意，清热除烦，安神定志。全方标本兼顾，起到泻肝火、清邪热、顾脾气、疏郁结的作用，故收到良好效果。

病案2：患某，男，64岁。2016年9月首诊。

患者二十年来，大便不畅，随年龄增加，症状逐渐加重。现大便头干，排便无力，少便意，三五日一行，三日后如不排便则腹中胀闷，纳食减少。舌质淡暗，舌体胖，苔白，脉沉细。

西医诊断：便秘。

中医诊断：便秘。

中医辨证：脾虚气滞证。

治法：健脾益气，消积导滞。

方药：枳术汤合黄芪汤加减。黄芪15g，党参15g，生白术50g，枳实15g，当归20g，莱菔子20g，槟榔15g，厚朴、陈皮各10g，桃仁、柏子仁、火麻仁各15g。每天1剂，水煎服。服6剂后便秘好转，大便质软不干，但腰酸腿软、排便无力、便后乏力。

二诊：上方黄芪加至30g，去柏子仁，加肉苁蓉20g，怀牛膝15g，巴戟天15g。每天1剂，水煎服。服14剂后，便秘基本缓解，大便通畅，但停药仍便秘。以上方为基础加减出入，维持服药2个月后停药，随访半年未再复发。

【按语】患者慢性便秘，病史长达数十年。进入老年阶段，症状加重，与其年老体衰，精气不足密切相关。首诊时，主要为脾气虚弱，内有积滞的表现，故重用生白术，配合黄芪、党参健脾通便；枳实、莱菔子、槟榔、厚朴、陈皮理气化湿，消积导滞；病久入络，舌质淡暗，为内有血瘀之征，当归、桃仁活血养血，还能与柏子仁、火麻仁共同起润肠通便的作用。首诊后，积滞去，血气通，便秘症状减轻，但肾气亏虚、脾肾两虚之证显露出来，张声生教授及时抓住病机的转化，加大黄芪用量以益气，补充肉苁蓉、怀牛膝、巴戟天补肾益精，顾及其发病的根本，减少完全为了以缓解症状、治标为目的的药，如柏子仁，硬便已除，再予无益，中病即止。

（四）小结

脾胃主司饮食物消化，脾胃之升降协调必须得到肝之疏泄的帮助，才能完成水谷运化和糟粕的排泄。如黄元御在《灵枢微蕴·噎膈解》中说："饮食消腐，其权在脾，粪溺疏泄，其职在肝，以肝性发扬，而渣滓盈满，碍其布疏之气，则冲决二阴，行其疏泄。"所以张声生教授基于肝脾理论，通过补脾气、温脾阳、化脾湿、疏肝气、养肝血、泻肝火、活肝血等一系列方法，达到气机升降有序、气血生化有源、肝脏疏泄有度、脾胃运化有常的效果，自然能够气血和顺、润燥相济、升降相宜，使肠道功能恢复，大便得通。

三、腹泻型肠易激综合征辨治经验

肠易激综合征（Irritable bowel syndrome，IBS）是指一种以腹痛或腹部不适伴排便习惯改变和（或）大便性状异常的功能性肠病。根据其临床表现分为腹泻型（IBS-D）、便秘型（IBS-C）、混合型（IBS-M）和未定型（IBS-U），其中以腹泻型肠易激综合征最为常见，本文重点论述IBS-D。中医认为IBS-D属于中医"泄泻""腹痛"等范畴。

（一）病因病机

本病多因饮食不节、情志失调、外邪内侵、素体亏虚等因素所致。诸因作用下导致脏腑气机失调，脾虚运化失常，肝郁气机阻滞，并产生湿浊、湿热、食滞、血瘀等病理产物，从而导致腹痛伴大便性状改变的肠易激综合征。水湿、痰瘀、食积等病理产物阻滞中焦气机，导致肠道功能紊乱；肝失疏泄，横逆犯脾，脾气不升则腹胀腹泻；若腑气通降不利则腹痛。《医方考》云："泻责之脾，痛责之肝，肝责之实，脾责之虚，脾虚肝实故令痛泻。"本病病位主要在肝、脾胃及大肠，与心、肾等脏均有关。

1. 脾虚为腹泻型肠易激综合征发病的中心病理环节

脾主运化水谷精微，为后天之本，气血生化之源，《金匮要略》云："四季脾旺则不受邪。"脾胃虚弱则运化失职，清浊不分，水谷并走大肠而为泻。《景岳全书》曰："泄泻之本，无不由乎脾胃。"《症因脉治·内伤泄泻》云："脾虚泻之因，脾气素虚，或大病后，过用寒冷，或饮食不节，劳伤脾胃，皆成脾虚泄泻之症。"脾虚不运，水液运化失常，则水湿内生，而成泄泻的致病因素，即"无湿不成泄"。《杂病源流犀烛·泄泻源流》："湿盛则飧泄，乃独由于湿耳。不知风寒热虚，虽皆能为病，苟脾强无湿，四者均不得而干之，何自成泄？"痰湿内盛，又碍脾胃，致脾胃运化失职。脾虚与湿盛相互为患，导致本病反复发作。脾虚是病理基础，湿邪是主要的病理产物。湿滞则气机受阻，"不通则痛"，出现腹痛或腹部不适。痰浊壅于胃肠，又久蕴则积而化热，湿热亦伤脾胃。

2. 肝郁是腹泻型肠易激综合征发病或复发的主要因素

肝为风木之脏，主疏泄而藏血，其气升发，喜条达而恶抑郁。叶桂川云："肝病必犯脾土，是侮其所胜也，克脾则腹胀，便溏或不爽。"腹痛、腹部不适是肠易激综合征的重要症状，肝主疏泄，腹部又为肝经循行部位，故肝气郁滞则腹中疼痛。西医学研究证明，IBS 的致病和诱发多与情志因素密切相关。忧郁恼怒，精神紧张，均可使肝失疏泄，气机不畅，形成肝气郁结之候。肝气郁而不达，横逆犯脾，或忧思伤脾，土虚木乘，均可影响脾的运化而痰湿内生，导致或加重泄泻。精神压力过大、思虑过多等情志因素，均可影响脾胃、肝脏气机。《景岳全书·泄泻》云："凡遇怒气便作泄泻者，必先以怒时夹食，致伤脾胃，故但有所犯，即随触而发，此肝脾二脏病也。盖以肝木克土，脾气受伤使然。"

3. 肝郁、脾虚为腹泻型肠易激综合征的基本病机

肝主疏泄、脾主运化，二者互相影响。《素问·玉机真脏论》云："五脏受气于其所生，传之于其所胜……肝受气于心，传之于脾。"在脾胃病的发病中，肝与脾的关系最为密切，肝与脾之间正常时相互协调，异常时相互影响。二者的关系可概括为"肝木疏脾土""脾土营肝木"。《素问·宝命全形论》有言："土得木而达。"张声生教授认为，在病理上肝脾相互影响，相互传变，形成肝脾不调。肝既有病，可及于脾；脾既有病，肝易乘侮。

张声生教授指出，肠易激综合征的发病与肝脾两脏的关系最为密切。肝主疏泄，脾主运化，肝脾功能失调则致气机不畅，运化失常，大肠传导失司，表现为腹痛、腹胀和大便性状的改变。若肝脾同病则大肠既不能得脾气之运化，又不得肝气之疏泄，或水湿下趋肠道致泄泻、腹痛、肠鸣；或肝脾气滞，气机不利，肠腑传导失司，糟粕内停致腹胀、腹痛等症状。疾病后期，因久病不愈可导致脾阳和肾阳亦虚，致寒湿内生；气机不调可生湿、生热、生痰，也可形成寒热互结、虚实夹杂的证候。

4. 久病不愈，多兼血瘀痰浊

叶天士《临证指南医案》云"经主气，络主血""初病气结在经，久病血伤入络"。张教授认为，脾胃共处中焦，为气机升降之枢纽，同时足阳明胃为十二经之长，为多气多血之脏，久病入络则痰瘀易于互结。脾胃病初病即可影响脾胃气机升降，气机停滞不行则气滞，气滞不行日久则津液停聚，聚则为痰；气有郁滞，痰浊久蕴，入于血脉则脉道不利，血亦随之停积，脉滞则络瘀，变为瘀血，终致痰瘀互结。病势缠绵日久，邪气久羁，气血皆伤，则可导致血瘀凝痰，阻滞经络。《灵枢·百病始生》："湿气不行，凝血蕴里而不散，津液涩渗，着而不去，而积皆成矣。"

（二）疏肝健脾法为腹泻型肠易激综合征的基本治法

肝脾的生理、病理关系密切，肝脾之病，当以调肝理脾为首。张声生教授认为，脾虚、肝郁是本病发病的主要病机，提出疏肝健脾是治疗 IBS

的基本治法。《难经·七十七难》论述："见肝之病，则知肝当传之于脾，故先实其脾气，无令得受肝之邪。"仲景《金匮要略》云："见肝之病，知肝传脾，当先实脾。"《医学衷中参西录》云："见肝之病，当先实脾，二句从未解者，谓肝病当传脾，实所以防其传，如此解法固是，而实不知实脾，即所以理肝也。"叶天士亦倡导"补脾必宜疏肝，疏肝即所以补脾也"，说明肝脾同治的重要性。

本病以脾虚、肝郁为本，多兼加水湿、血瘀、气滞、食积等。而肝郁脾虚为基本病机，且贯穿于疾病的始终。张声生教授在治疗本病时以疏肝健脾为基本治法。然后根据兼加水湿、血瘀、气滞、食积的不同，加用化湿、活血、理气、消导等治法，临证灵活组方，标本兼治。

（三）疏肝健脾法在腹泻型肠易激综合征辨治中的运用

临床上，张声生教授针对肠易激综合征的肝郁、脾虚的基本病机，根据疏肝健脾的基本治法，以古方痛泻要方为基本方，结合多年临床经验，拟定疏肝健脾方，作为治疗腹泻型肠易激综合征的基本方剂，并在临床治疗中取得满意疗效。

疏肝健脾方主要由党参、白术、八月札、白芍、陈皮、绿萼梅、白扁豆、芡实、防风、甘草等组成。方中党参健脾益气，白术补脾燥湿，八月札疏肝理气，三药共奏疏肝健脾之功，为君药。白芍柔肝缓急止痛，绿萼梅疏肝理气和胃，白扁豆补脾祛湿，陈皮健脾理气兼能燥湿，四药能疏肝健脾燥湿为臣。芡实能补脾益气，涩肠止泻；防风辛能散肝，香能舒脾，风能胜湿，既可防固涩敛邪，又为理脾引经要药，以上二药既能治标，又能固本为佐药。甘草益气和中，调和诸药，和防风共为使药。诸药相合，疏肝健脾又兼止泻之功，标本兼治。

随证加减：脾气虚甚，重用党参，或可改为黄芪，增强补气健脾之功；肝郁甚，见情绪抑郁、烦躁、善太息者，加合欢花、郁金、柴胡疏肝理气解郁；湿盛者，见大便不成形或水样、身重困倦、舌苔腻者，可加藿香、佩兰、炒薏苡仁化湿；寒湿者，可加苍术、炮姜温化水湿；湿热者，加黄芩、茵陈、六一散清热利湿；兼瘀者，见舌紫黯，或有瘀斑，女性见月经夹有血块，加丹参、三七粉活血化瘀；兼食积者，见粪便臭秽、腹胀，加炒神曲、连翘，化积消胀；兼肾虚者，见五更泄泻、腰膝酸软，加补骨脂、狗脊益火补土；腹痛明显者，加延胡索、徐长卿等。

（四）病案举隅

病案 1：患某，女，51 岁。2017 年 11 月首诊。

腹痛、腹泻间断发作 3 年余，加重 2 周。腹泻，每日大便 3 ～ 5 次、质稀，便前腹痛，便后缓解，时有腹胀，忧郁烦躁，纳可，眠可。舌淡暗，苔白，脉弦。便常规及肠镜均未见异常。

西医诊断：腹泻型肠易激综合征。

中医诊断：泄泻。

中医辨证：肝郁脾虚，湿蕴瘀滞肠络证。

治疗：疏肝健脾，化瘀除湿。

方药：生黄芪 20g，炒白术 10g，生薏苡仁 25g，佩兰 10g，绿萼梅 10g，三七粉（冲服）3g，芡实 15g，白芍 25g，生蒲黄（包煎）10g。每日 1 剂，水煎服，每次 200mL，每日 2 次。

2 周后患者复诊，诸症缓解，已无明显腹痛，大便每日 1 次、质软，无腹胀，舌淡苔白，脉弦。前方去生蒲黄，1 周后痊愈，随访 2 个月未复发。

【按语】张声生教授认为，本病病位在肠，但与肝、脾、胃等脏腑关系密切。或因饮食不节而致脾失健运，脾胃失于升清降浊，清浊不分，混杂而下，而成泄泻；同时，脾失健运，水反为湿，湿性黏滞，反复难愈，脾喜燥恶湿，湿邪又反损脾胃。或因情志失和，肝失疏泄，则肝气乘于脾土，而见肝脾同病，肝气郁滞则气行不畅，复加湿邪阻滞，气滞日久则血行不畅而致血瘀。治疗上，张教授擅用生黄芪、炒白术补气健脾，炒扁豆、生薏苡仁、佩兰健脾化湿，白芍养肝柔肝、养肝阴、调肝气、缓急止痛，芡实健脾止泻除湿，并以绿萼梅疏肝和胃、理气化痰（湿），三七粉、生蒲黄活血化瘀止痛为点睛之笔，全方共奏健脾解郁、除湿化瘀之效，标本兼治。张教授灵活运用活血化瘀药物，提出"治泻勿忘化瘀"。

病案 2：患某，男，46 岁。2016 年 2 月首诊。

腹痛伴腹泻反复发作 10 年余。10 年来反复出现脐周或左下腹疼痛，疼痛呈隐痛或胀痛，生气时明显，无放射性痛，伴有腹泻，大便每日3～5次，大便性质呈糊状便或稀便，便前腹痛，便后缓解。肠镜检查未发现异常。舌质黯红，苔白腻，脉弦。

西医诊断：腹泻型肠易激综合征。

中医诊断：泄泻、腹痛。

中医辨证：肝郁脾虚，兼有湿浊证。

治法：疏肝健脾，化湿止泻。

方药：疏肝健脾方加减。陈皮10g，炒白术15g，酒白芍15g，防风10g，白梅花10g，佛手10g，党参20g，茯苓15g，生薏苡仁30g，草豆蔻10g，白扁豆10g，甘草6g。每日1剂，水煎，每次200mL，每日2次。

2周后患者复诊，诉服药后诸症明显好转。舌质黯红，苔白，脉弦。上方去草豆蔻、白扁豆，加砂仁6g，莲子30g，生黄芪15g，芡实15g。

三诊时患者基本痊愈，继续以上方为基本方巩固治疗2周，随访6个月未见复发。

【按语】肠易激综合征的发病原因目前尚不清楚，中医认为本病多因饮食不节、情志失调、外邪内侵、素体亏虚等因素所致，诸因作用下导致脏腑气机失调，脾虚运化失常，肝郁气机阻滞。脾主运化，运化水谷精微，也运化水湿，脾运失健，清浊不分，水谷并走大肠而为泄。肝主疏泄，调畅气机，疏理脾土，以助运化，肝郁则气机阻滞，故腹痛或伴腹泻。张声生教授认为，脾虚是肠易激综合征发病的中心病理环节，肝郁是主要诱发因素，肝郁、脾虚是其基本病机，疏肝健脾是治疗的基本大法。

本病案中医辨证属肝郁脾虚，兼有湿浊。治以疏肝健脾，化湿止泻。以疏肝健脾方为基本方加减。方中党参、白术健脾益气，白梅花、佛手疏肝理气和胃；白芍柔肝缓急止痛，草豆蔻、白扁豆补脾祛湿，茯苓、生薏苡仁健脾渗湿止泻；陈皮健脾理气，兼能燥湿；防风辛能散肝，香能舒脾，风能胜湿，既可防固涩敛邪，又为理脾引经要药；甘草益气和中，调和诸药。

（五）小结

肠易激综合征是临床常见的消化系统疾病之一，是以腹痛或腹部不适伴排便习惯改变和（或）大便性状异常为主要临床表现的功能性肠病。其病因较多，饮食不节、情志失调、外邪内侵、素体亏虚等因素均可导致本病。脾虚运化失常，肝郁气机阻滞，并产生湿浊、湿热、食滞、血瘀等病理产物，而水湿、痰瘀、食积等病理产物，又阻滞中焦气机，导致肠道功能紊乱。本病病位主要在肝、脾胃及大肠，与心、肾等脏均有关。其基本病机为脾虚、肝郁。张声生教授认为，脾虚是肠易激综合征发病的中心病理环节，肝郁是主要诱发因素。

临床辨证治疗，当辨清寒、热、虚、实和证候特点。治疗上以疏肝健脾为基本治法，然后根据兼加水湿、血瘀、气滞、食积的不同，加用理气、化湿、活血、消食等治法，临证灵活组方，随症加减。

四、溃疡性结肠炎辨治经验

溃疡性结肠炎（ulcerative colitis，UC）是一种病因尚不十分清楚的慢性非特异性肠道炎症性疾病，是消化系统常见的疑难疾病。近年来，该病在我国的发病率逐年升高。临床表现为持续或反复发作的腹泻、黏液脓血便伴腹痛、里急后重和不同程度的全身症状，病程多在 4～6 周以上，可有皮肤、黏膜、关节、眼、肝胆等肠外表现。目前以诱导并维持临床缓解期以及黏膜愈合，防治并发症，改善患者生活质量为治疗目标。西医主要的内科治疗药物包括：氨基水杨酸制剂、激素、硫嘌呤类药物、英夫利昔单抗等。但是缓解期反复发作以及长期维持治疗产生的药物副作用等仍是困扰临床的主要问题。

中医将本病归属为中医"休息痢""久痢"和"肠澼"等病范畴。"休息痢"以时发时止，经年不愈为辨证重点，更能准确地反映 UC 的发病特点。本病多因外感时邪、饮食不节（洁）、情志内伤、素体脾肾不足所致，基本病理因素有气滞、湿热、血瘀、痰浊等。本病病位在大肠，涉及脾、肝、肾、肺诸脏。湿热蕴肠，气滞络瘀为基本病机，脾虚失健为主要发病基础，饮食不调常是主要发病诱因。本病多为本虚标实之证，活动期以标实为主，主要为湿热蕴肠，气血不调；缓解期属本虚标实，主要为正虚邪恋，运化失健，且本虚多呈脾虚，亦有兼肾亏者。张声生教授认为溃疡性结肠炎的基本病机在于寒热错杂、气血凝滞，常常由于脾气亏虚、湿热滞肠、气血凝滞，导致肠络损伤而发病，而"气虚""气滞""血热""血瘀"夹杂其中，故提出了从调节"寒热""气血"论治本病的观点，并确定了寒热并用、调气行血的基本治法。张教授临证遣方用药配伍精当、圆机活法，随症加减常佐以消导、滋阴、温肾等法，并配合灌肠提高疗效。

（一）寒热错杂、气血凝滞为主要病机

《景岳全书·泄泻》曰："泄泻之本，无不由于脾胃……若饮食失节，起居不时，以致脾胃受伤，则水反为湿，谷反为滞，精华之气不能输化，乃至合污下降，而泻痢作矣。"指该病的发生多存在脾胃亏虚的病理基础。李用粹《证治汇补·下窍门》云："滞下者，谓气食滞于下焦肠澼者，谓湿热积于肠中，即今之痢疾也，故曰无积不成痢，痢乃湿热食积三者。"林珮琴的《类证治裁·痢症》中指出："症由胃腑湿蒸热壅，致气血凝结，夹糟粕积滞，并入大小肠，倾刮脂液，化脓血下注。"指出了本病多存在湿热内阻的主要病理特点，而气血凝滞贯穿于疾病始终。张声生教授认为，本病初始多因外感邪气，或内伤情志、饮食不节，而致脾胃亏虚、食积交阻、湿热内生，继而气机不畅、血瘀停滞；气血邪毒凝滞于肠腑脂膜，加之湿热之毒熏灼，最终肠络损伤、肉腐成脓，而见下痢赤白脓血、腹痛、里急后重等症。久病及肾，可导致脾肾阳虚、肾气失固，出现大便滑脱不禁、五更泄泻、小腹冷痛等临床表现。张声生教授指出脾胃虚弱则中阳不振，痢病日久亦可见脾肾阳虚之候，湿热滞肠则邪热炽盛，内窜营血则血热内蕴，此为寒热错杂之证；气虚血行无力、气滞血瘀不行，此乃气血凝滞之候。进而提出了寒热错杂、气血凝滞为溃疡性结肠炎的基本病机。

（二）临证治疗经验

1. 审察病机，"寒热并用，调气行血"为通则

张声生教授针对溃疡性结肠炎寒热错杂、气血凝滞的病机，结合"气虚""气滞""血热""血瘀"等病理变化因素，认为若只顾"清泄导滞"则正气愈虚，若一味"温中补涩"，不仅有助热化火之弊，更易闭门敛邪、延误病情，因此提出了寒热并用、调气行血的基本治则，包括了清肠

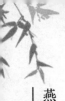

燥湿、温补中气、温肾固脱、凉血止血以及健脾益气、行气通滞、补血活血、活血化瘀等法，随症加减而佐以升阳止泻、滋阴生津、导滞化积、通络止痛等。

2. 治病求本，配伍精当

张声生教授在多年的临床中积累了丰富的经验，常常将温中药与清热药同用，调气药与行血药并举，兼以祛湿、消积、滋阴，很好地兼顾了寒热虚实、气机营血、阴阳润燥几个方面，处方平和而周全，巧妙地协调并顺应了脾胃、肠腑的生理特性。组方以自行研制的"溃结1号方"（由生黄芪、炒白术、炮姜、生薏苡仁、黄连、木香、当归、三七粉、地榆炭、血余炭、墨旱莲等组成）为基本方加减。《脾胃论》中述："内伤脾胃，百病由生。"因此，张声生教授认为本病最根本的病机为脾胃虚弱，因此在治疗中时刻不忘健运中气，方中生黄芪、炒白术、炮姜温补中气，《本草纲目》记载："黄芪甘温纯阳，补诸虚不足、益元气、壮脾胃、去肌热、排脓止痛、活血生血、内托阴疮。"张声生教授治疗溃疡性结肠炎时用生黄芪，取其化腐生肌，升阳固脱之力专也。"无积不成痢"，针对湿热壅滞肠中，方中选用生薏苡仁、黄连清肠燥湿。黄连，《神农本草经》论其"主肠澼腹痛下痢"，其强调黄连乃清热药中唯一功兼止泻之药，用于湿热泻痢疗效甚好。"调气则后重自除，行血则便脓自愈"，方中木香善通大肠滞气，当归用以补血活血。"病初气结在经，久病则血伤入络"，西医学也表明溃疡性结肠炎患者存在高凝状态。因此活血化瘀必不可少，张声生教授化瘀尤喜用三七，认为其活血而不破血，止血而不留瘀，又兼有补益之性，尤其在瘀血与出血同时存在时具有其独特的优势。方中地榆炭与血余炭清热解毒、凉血止血。为防止清热燥湿易化燥伤阴，张声生教授方中选用墨旱莲滋阴生津、凉血止血，强调其"敛阴而不留邪"，且为滋阴药中唯一兼有止泻作用的中药。

3. 分期论治，灵活化裁

《医宗必读·痢疾》指出："至治法，须求何邪所伤，何脏受病。如因于湿热者，去其湿热；因于积滞者，去其积滞。因于气者调之，因于血者和之。新感而实者，可以通因通用；久病而虚者，可以塞因塞用。"张声生教授指出溃疡性结肠炎活动期多以湿热、瘀毒蕴结为主，缓解期多属于脾气虚弱、肾阳不足。因此在调寒热、和气血的治疗基础上针对病情分期以及证候特点进行方药的灵活化裁。对于活动期患者，以下痢赤白脓血、里急后重、腹痛、口渴烦热、肛门灼热、小便赤短、舌红、苔黄腻、脉滑数为主症，治疗多侧重于清热利湿、化瘀解毒，常佐以连翘、蒲公英、败酱草、白头翁、半枝莲；便血量多者可酌加红藤、槐花、白及粉等止血散瘀之品；腹痛多加以徐长卿、延胡索；里急后重者可用槟榔、大黄、枳实、莱菔子行气导滞。对于缓解期患者，多以下利稀薄、腹部冷痛、神疲纳少、腰膝酸软、舌淡、苔白滑、脉沉弱为临床表现，治疗多侧重温阳扶正、益气和血，常加以山药、仙鹤草、干姜、炮附子、杜仲炭等；久痢滑脱不禁者可运用诃子肉、赤石脂、芡实等固涩收肠，并佐以葛根、防风、白芷等升阳止泻；久病伤阴者予乌梅、白芍合甘草、五味子滋阴敛邪。

4. 配合灌肠，疗效显著

中药灌肠作为中医特色外治法之一，具有改善血液循环、降低局部炎症、促进溃疡愈合的作用。张声生教授认为中药内服配合局部灌肠对于溃疡性结肠炎活动期的治疗极具优势。灌肠方以肉桂、炙黄芪、黄柏、三七粉、椿根皮、青黛、白及为主临证加减，方中肉桂、炙黄芪温阳补虚、扶正固肠；椿根皮、黄柏清肠燥湿；青黛清热凉血、解毒消肿；三七粉活血化瘀，白及收敛止血。全方共奏"扶正清肠解毒，化瘀祛腐生肌"之效。

（三）病案举隅

患某，女，50岁，2016年7月首诊。

黏液脓血便反复发作3年余，加重5天。患者间断口服美沙拉嗪，并用柳氮磺吡啶栓纳肛，症状未能得到明显改善，病情时轻时重。5天前患者于进食油腻后出现症状加重，口服美沙拉嗪及柳氮磺吡啶栓纳肛后未见明显好转，遂前来就诊。刻下症见：黏液脓血便，每天4～5次，血色鲜红，血多脓少，大便不成形，夹有未消化食物，便前腹痛，里急后重。伴有口干口苦，小腹怕凉，恶食生冷，纳食不香，眠尚可，小便调。舌红，边有齿痕，苔黄腻，脉弦细。电子结肠镜检查显示：溃疡性结肠炎（左半结肠）。

西医诊断：溃疡性结肠炎（慢性复发型，中度，活动期，左半结肠）。

中医诊断：久痢。

中医辨证：寒热错杂，气血凝滞证。

治法：寒热并用，调气行血。

方药：自行研创的"溃结1号方"加减。处方：生黄芪25g，炒白术15g，生薏苡仁30g，三七粉（冲服）6g，地榆炭15g，红藤20g，血余炭20g，黄连5g，草豆蔻10g，木香10g，当归10g，炮姜10g，旱莲草10g，连翘10g。14剂，每日1剂，浓煎，早晚饭后服用，每次100mL。予灌肠方（肉桂3g，炙黄芪20g，黄柏15g，三七粉3g，青黛9g，椿根皮炭20g，白及10g，五倍子10g等，煎2次，混合浓缩至120mL），每晚睡前灌肠1次。

二诊（2016年7月25日）：口服以上中药汤剂结合中药保留灌肠14剂，其间未行其他治疗措施。现大便每日3～4次，基本成形，未见明显脓液，血量较前减少，色鲜红，里急后重较前减轻，仍诉腹痛，自觉口干欲饮，纳、眠可。舌红，苔白，脉弦细。上方去红藤、血余炭、草豆蔻，加延胡索10g，诃子15g，炙甘草6g。14剂，每日1剂，浓煎，早晚饭后服用，每次100mL。予灌肠方（药物同前），每晚睡前灌肠1次。

三诊（2016年8月8日）：口服以上中药汤剂结合中药保留灌肠14剂，其间未行其他治疗措施。诉服药后诸症明显好转，大便每日2～3次，质软成形，偶有少量黏液，无明显脓血，偶有腹痛、乏力，无里急后重，纳、眠可。舌红，苔白，脉弦。去当归、连翘，加白芍20g，仙鹤草15g。14剂，每日1剂，浓煎，早晚饭后服用，每次100mL。予灌肠方（药物同前），每晚睡前灌肠1次。

四诊（2017年1月9日）：以三诊方加减服用5个月。现患者大便每日1～2次，无明显黏液脓血，未诉腹痛及里急后重。纳、眠可。舌淡红，苔白，脉弦。复查电子结肠镜检查为左半结肠慢性轻度炎症性改变，未见溃疡。嘱患者注意生活起居、合理饮食、避免过度劳累。

【按语】本例患者平素喜食油腻、易于酿生湿热，导致湿热食积交阻，而见腹痛、里急后重；湿郁热蒸而致肠膜血络损伤、痢下黏液脓血；湿热内阻而见口干口苦；舌红、苔黄腻俱为湿热内蕴、气血壅滞之象。病变日久而见大便夹有未消化食物、小腹冷痛、恶食生冷等中阳不足、脾肾阳虚之象。因此寒热错杂，气血不调证诊断明确。张声生教授治疗本例患者以寒热并用、调气行血立法，组方以自行研制的"溃结1号方"为基本方加减。加用红藤凉血止血、草豆蔻清热燥湿、连翘导滞化积热。二诊时，患者大便血量较前减少，未见明显脓液，仍诉腹痛，伴口干，去草豆蔻防止化燥伤阴，去红藤、血余炭防止久用凉血药造成经络瘀塞，加用延胡索行气止痛，诃子肉配伍炙甘草，功兼酸甘化阴止渴及缓急止痛。三诊时患者诉服药后诸症明显好转，大便次数减少，质软成形，已无明显脓血，偶有腹痛、乏力。去当归、连翘，加白芍、仙鹤草。仙鹤草与白芍是张教授治疗本病常用药对，仙鹤草既能收涩止泻止血，又能消积补虚健脾，故对久病泻痢而见虚损症状者尤宜，白芍敛阴和营，与仙鹤草配伍更有止痛之效。四诊时患者诸症皆愈，复查电子结肠镜检查为左半结肠慢性轻度炎症性改变，未见溃疡。嘱患者注意摄生、起居有度。

五、大肠癌辨治经验

大肠癌是目前临床常见的消化系统恶性肿瘤之一，根据部位的不同，有结肠癌、直肠癌之分。其早期无明显症状，病情发展到一定程度则出现肠道刺激症状、排便习惯的改变、便血、肠梗阻、腹部包块等。中医无"大肠癌"病名的记载，但根据其临床表现并结合古籍之描述，应归属于"癥瘕""积聚""脏毒""肠覃""下痢""锁肛痔"等范畴。张声生教授擅长运用中医药治疗消化系统常见的肿瘤，在对大肠癌病因病机的认识及治疗等方面有独到的见解，积累了丰富的经验。

（一）病因病机

1.病因复杂，内外结合

张声生教授认为大肠癌的发病是内因、外因等多种因素综合作用的结果。《灵枢》有云："肠覃何如？寒气客于肠外，与卫气相搏，气不得荣，因有所系，癖而内着，恶气乃起，息肉乃生。"《外科正宗》有云："又有生平性情暴急，纵食膏粱，或兼补术，蕴毒结于脏腑，火热流注肛门，结而为肿。其患痛连小腹，肛门坠重，二便乖违，或泻或秘，肛门内蚀，窜烂经络。"宋·窦汉卿《疮疡经验》所言："多由饮食不洁，醉饱无时，恣食肥腻……纵情酒色，不避严寒酷暑，或久坐湿地，恣意耽着，久不大便，遂致阴阳不和，关格壅塞，风热下冲乃生五痔。"提示外邪、饮食、情志在大肠癌的发生发展中发挥了重要作用。外因致病不外乎寒湿侵袭、饮食不节等伤及脾胃，水湿运化失常，湿蕴日久生热化毒，热毒蕴结于肠腑化生肿瘤；内因多由七情内伤，忧思伤脾或暴怒伤肝，肝木乘脾土，导致脾胃运化失司，升降失常，湿毒内蕴，气滞血瘀，相互搏结，发为肿瘤。

2. 病机转化，正虚邪实

张声生教授认为本病的基本病机为脾胃虚弱，热毒瘀滞。《素问》有云："脾为孤脏，中央土以灌四旁。"《杂病源流犀烛》提出："盖脾统四脏，脾有病，必波及之；四脏有病，亦必待养于脾，故脾气充，四脏亦赖煦育；脾气绝，四脏不能自生。"提示脾胃在维持机体正常生理功能中发挥着重要的作用。脾失健运，饮食不化，气血乏源，无力抵御外邪侵袭，湿邪内生，热毒内蕴，化瘀生痰，日久变生有形之肿毒。由此可见，脾胃虚弱为其致病之根本，从而变生气滞、痰阻、血瘀，经脉壅滞，日久毒邪耗损阴阳气血，加重脾胃虚弱，周而复始，以致热瘀气脱，正气耗竭。

（二）辨治撷菁

1. 扶正固本，分期辨治

根据大肠癌"脾虚"之基本病机，张教授认为调补脾胃需贯穿于治疗的始终。正如古云："壮人无积，为虚人则有之，皆由脾胃怯弱，气血两衰，四气有感，皆能成积。善治者，当先补虚，使气血壮，积自消也，不问何脏，先调其中，使能饮食，是其本也。"提出固护脾胃在治疗诸多脏腑疾病中均有重要意义。张教授遵循古法，在治疗大肠癌时，尤其是大肠癌之脾虚证患者，表现为腹胀肠鸣、纳呆、神疲乏力、面色萎黄、大便稀溏等症，通常以益气健脾为基本治法，采用四君子汤加减治疗。方药多选用党参、黄芪、炒白术、茯苓、薏苡仁等益气健脾之品，茯苓、薏苡仁则在健脾的同时加强利湿之效，一则意在泻其湿邪，二则补泻结合，不致壅滞。

在扶正固本的同时，张教授根据病程初、中、末期三个不同阶段的特征，着重平衡补法与攻法的运用，提出疾病的治疗要分清轻重缓急，或先攻后补，或先补后攻，或寓补于攻，或寓攻于补。参考古书对于积聚的分期，张教授认为大肠癌的发病可分为三个阶段：疾病初期，正气尚强，邪气轻浅，则以攻法为主，重用行气导滞、清热利湿、活血化瘀、清热解毒之法；疾病中期，正气渐虚，邪气渐深，则应攻补兼施，并驾齐驱；疾病末期，邪气实盛，正气伤残，宜以补法为主，重用益气、滋阴、温阳、补血之法，以固护元气，充其气血。

气滞食停较重者，重用理气导滞之品，加用元胡、厚朴、木香、焦神曲、莱菔子等，以加强行气消食导滞之功；湿热较重者，重用清热利（燥）湿之品，加用玉米须、茵陈、黄连、黄芩等以清利湿邪；瘀血较重者，重用活血化瘀之品，加用红藤、当归、赤芍等以补血活血；热毒较甚者，重用清热解毒之品，加用败酱草、藤梨根、半枝莲等以清热解毒；偏于阳虚者，重用温补脾肾之品，加用制附子、肉豆蔻、炮姜等以温补脾肾之阳气；偏于阴虚者，则重用滋阴清热之品，加用生地黄、知母等以滋补肝肾之阴；偏于血虚者，加用当归、熟地黄等以养血益精。

2. 重视病症，随症加减

张教授在辨证论治的基础上，亦注重"随症加减"，根据主症及兼症灵活用药，每获奇效。大肠癌病症表现多样，多以腹痛、排便习惯的改变（或腹泻或便秘）、便血等为主症，分析其症状发生的不同机理，加减用药如下：

腹痛较明显者，病程初期，认为其多因气滞血瘀，脉络阻滞，不通则痛所致，多加用行气化瘀之品，如元胡、木香、香附、三七粉、蒲黄等行气活血，行通则不痛之效；病程中后期，认为其多因气血阴阳亏虚，经脉失于濡养或温煦，不荣则痛所致，多加用当归以养血活血，黄精以补气养阴，杜仲炭以滋补肝肾，炮姜、制附子以温补脾肾，行荣则不痛之效。

便血明显者，认为其初期多因热毒壅滞、瘀血阻滞于肠道，迫血妄行所致，多采用凉血止血药，如地榆、槐花、白茅根等；化瘀止血药，如三七粉、蒲黄等。认为其后期多因阳气亏虚无力摄血所致，多采用温阳止血或收敛止血药，如炮姜、仙鹤草、血余炭等。另外，若出现血虚明显者，可加用阿胶珠、当归等养血补血之品。

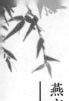
兼腹泻者，多认为因脾虚湿盛所致，加用健脾化湿之品，如炒白术、白扁豆、草豆蔻等健脾化湿；腹泻甚者，可酌情使用诃子肉、肉豆蔻、补骨脂等涩肠止泻之品。兼便秘者，多认为其因热毒炽盛，煎灼阴液，导致肠燥便秘，多加用瓜蒌、柏子仁、大黄等泻热润肠通便之品，并配合使用焦槟榔、莱菔子等消积导滞之品。

3. 重视抗癌解毒药物的应用

腹部有形之包块是肠癌的重要症状之一。张教授认为，寒、湿、火等邪气相互搏结，导致气滞、湿阻、痰凝、血瘀，日久结为有形之积。在治疗时重视应用行气活血、消癥散结之中药，如三棱、莪术、穿山甲、水蛭等，以发挥破血消癥之效。

"夫毒者，皆五行标盛暴烈之气所为也"，故毒邪致病通常由邪气亢盛所致，欲解其毒邪之气，必先去其邪气。张教授认为，大肠癌多携热毒之气，常采用清热解毒之品，使内蕴之热毒得以清解，如蒲公英、白花蛇舌草、半枝莲等。此外，病程日久，化瘀生痰，入络生毒，故可采用化痰解毒之品，如瓜蒌、川贝、海藻、昆布、夏枯草等。

此外，在我国的传统医学中，素有"以毒攻毒"的治疗方法，在严格按照《药典》用量，保障用药安全的前提下，张教授多酌情加入药性峻猛的有毒药物，以达到治疗肿瘤壅毒之效，如蜂房、全蝎、蜈蚣等。但此类药物的应用时间不宜过长，要定期监测肝肾功能。

抗癌解毒药物虽然能在稳定瘤体、防止疾病进展方面发挥重要作用，但要特别注意其应用的时期。张教授认为尤以大肠癌的初期及中期最为适宜，此时邪毒炽盛，正气尚未大虚，投以攻法，消其积聚，不至于伤其正气。而到肠癌终末期，患者在气血大虚时，已不再耐受攻伐药物，故需慎用，当固护脾胃，以荣养经脉，使其营卫通达，积块自消。

4. 中西合璧，疗效显著

目前对于大肠癌的治疗，手术切除仍是其主要的治疗方法。研究证实，术后的化疗也可以提高部分患者的生存质量。所以张教授指出，中医中药的治疗不能盲目，尤其对于初期、中期的患者一定要配合目前行之有效的西医治疗手段，如手术、放疗、化疗、分子靶向治疗等。切记要因人因病治宜，合理地安排各种治疗手段。

（三）小结

综上所述，中医药在治疗大肠癌方面具有独特的理论体系和治疗优势。扶正祛邪为其治疗大法，辨证分期为其治疗核心。张声生教授认为，中药治疗在大肠癌的各个阶段均可发挥一定的作用，对于减缓瘤体生长、抑制肿瘤扩散、缓解疾病症状等方面疗效显著。尤其是随着目前西医学对肿瘤患者疗效评价体系中生活质量的关注，中医药将大有用武之地，其在改善肠癌术后化疗副作用及患者焦虑抑郁状态、提高患者生活质量、降低癌症复发等方面具有重大潜能。

第四节　肝胆疾病

一、肝硬化辨治思路

肝硬化是一种由不同病因引起的肝脏慢性、进行性、弥漫性病变，分为代偿期和失代偿期。中医病名为"肝积""积聚""胁痛""黄疸"，肝硬化腹水与中医"鼓胀"症状相似。张声生教授根据肝硬化代偿期和失代偿期，提出肝硬化治疗当分期论治；又根据肝硬化病因不同，提出审因论治；又因其虚实夹杂的复杂病机，删繁就简，把握核心病机，当辨病论治；同时根据不同时期的突出矛盾，提出辨证论治，以权衡标本缓急。

（一）分期论治

1. 肝硬化代偿期以理气健脾、活血消癥为基本治法

肝硬化代偿期一般指临床上无任何特异性症状或体征，肝功能检查无明显异常，但在肝脏组织学上已有明显的病理变化，临床可采用肝纤维化四项、B超等进行评估。张声生教授指出，肝硬化代偿期以肝郁脾虚、气滞血瘀为主要病机，气郁为先，气机壅滞，血液不行，形成癥块；又肝气

横逆犯脾，脾气虚弱，生化无源，患者以乏力疲劳、情志抑郁、面色晦黯为主要表现，治疗当疏肝理气健脾、活血行气消癥。疏肝可选用佛手、香橼、白梅花；健脾可选用四君子汤；活血消癥可选用丹参、三七、红花、土鳖虫等。

2. 肝硬化失代偿期以健脾益气、活血利水为基本治法

肝硬化失代偿期主要表现为肝功能损害和门静脉高压，有腹水、脾大、脾功能亢进、低蛋白血症、肝性脑病、食管－胃底静脉曲张等表现。失代偿期虽然是虚实夹杂的病机，但主要以气血水逆乱为主要病机。治疗当健脾益气、活血利水，以"治水"为核心。可选用生黄芪、猪苓、茯苓健脾益气利水；徐长卿、益母草、泽兰活血利水；真武汤、五苓散温阳利水；商陆、牵牛子峻下逐水。

（二）审因论治

引起肝硬化的病因有很多，临床主要以病毒性肝炎、酒精性或非酒精性脂肪性、胆汁淤积性肝硬化为主。根据不同病因，用药选方不同。

1. 病毒性肝炎

病毒性肝炎导致肝硬化的慢性过程，主要是湿毒内蕴，可以表现为寒湿和湿热，治疗当温化寒湿或清利湿热。温化寒湿，可选用茵陈术附汤、茵陈五苓散；清热利湿，可选用茵陈蒿汤、当归拈痛汤等。利湿药物，以茵陈、金钱草、田基黄、石韦、竹叶、通草为主。用药过程中当注意湿为阴邪，"湿得温则化"，而清热解毒利湿药物多苦寒，故当配伍芳香醒脾性偏温热的药物，如木香、砂仁、香附、佛手等。

2. 酒精性脂肪性肝病

酒精性脂肪性肝病导致的肝硬化是因嗜酒所致，以痰湿为病因，多见痰热，治疗当以清热化痰为基本治法。可选用温胆汤合菖蒲郁金汤，加葛花、石菖蒲、土茯苓、连翘、竹茹、天竺黄等清热化湿开窍。其中葛花强于解酒毒，土茯苓解毒祛湿，连翘消积导滞，竹茹、天竺黄清热化痰。

3. 非酒精性脂肪性肝病

非酒精性脂肪性肝病导致的肝硬化，多指高脂血症等代谢综合征导致的肝脏脂肪变性为病因，治疗当以健脾化浊为基本治法，可选用平胃散加

减，加红曲、荷叶、化橘红、绞股蓝等药物化浊清脂。

4.胆汁淤积性肝硬化

胆汁淤积性肝硬化以黄疸为主要表现，以气滞血瘀为主要表现，治疗当行气活血退黄，以赤芍为主要药物，可加三七、郁金、三棱、莪术、红花等药物。同时，运用活血药物当配伍行气药物以增强疗效，可配川芎、元胡、香附、枳实、青皮等；如果活血药物用量较大时，可配伍少量升阳药物，如升麻、黄芪以升阳升清，防止活血药物味厚沉降而致下肢水肿等弊端。

（三）辨病论治

肝硬化虽有不同病因，但发展和结局都是由肝纤维化致硬化，肝脏都有广泛的实质性变性坏死，从代偿到失代偿，而气滞血瘀、脾胃虚弱贯穿于疾病的整个过程中，故治疗当以活血消癥、健脾益气、软坚散结为本病的基本治则。

活血消癥可选养血活血药物，既能养肝阴，又可活血化瘀消癥，如当归、赤芍、三七等；还可选用破血消癥之品，如土鳖虫、郁金、三棱、莪术。健脾益气当选用平补药物，忌用大温大补之品，可选用茯苓、白术、莲子肉、山药等药物，既能健脾又能利水。软坚散结可选用滋阴软坚之品，如生牡蛎、鳖甲；又可选用咸寒软坚之品，如海藻、昆布、浙贝母。

（四）辨证论治

肝硬化代偿期多无明显主症，但肝硬化失代偿期主要根据其不同主症，可辨证论治，如肝硬化腹水，当从气血水论治腹水，活血利水选用当归芍药散加减，温阳利水选用真武汤加减；肝性脑病当以醒神开窍、通腑泻浊为主要治法，可选大黄粉、玄明粉灌肠，可使药物直接由肠黏膜吸收，具有理气通腑、排毒利水之效；肝硬化以黄疸为主要表现者，当行气活血、利湿退黄；肝硬化水肿而非腹水者，当健脾活血、利水消肿。

（五）古方新用在肝硬化中的运用

张声生教授临床常用茵陈蒿汤、茵陈五苓散健脾化湿；实脾饮、真武

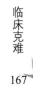

汤、五苓散、五皮饮健脾温肾利水；大黄䗪虫丸活血消癥；鳖甲煎丸软坚散结；一贯煎养肝阴。根据肝硬化的不同病机，拓展了当归拈痛汤、当归芍药散的运用。

当归拈痛汤：出自《温病条辨》，具有利湿清热、疏风止痛之功效。原方主治湿热相搏，外受风邪证。选用此方治疗肝硬化湿热内蕴者，用茵陈、防风、玉米须、黄芩、苦参清热利湿，选猪苓、白术、泽泻健脾利水，当归养血柔肝，知母养阴清热，葛根、升麻升清阳以化浊。

当归芍药散：出自《金匮要略》，具有养血调肝、健脾利湿、养血益脾之功，原方主治"妇人怀妊，腹中疞痛，当归芍药散主之"。张声生教授用此方治疗肝硬化血水不利之水肿。用茯苓、白术、泽泻健脾益气利水；当归、芍药、川芎活血化瘀，养肝软坚。

柴胡桂枝干姜汤：出自《伤寒论》："伤寒五六日，已发汗而复下之，胸胁满微结，小便不利，渴而不呕，但头汗出，往来寒热，心烦者，此为未解也，柴胡桂枝干姜汤主之。"刘渡舟教授用此方治疗"胆热脾寒"，张声生教授受此启发，治疗肝胆湿热兼有脾胃虚寒的肝炎、肝硬化，用柴胡疏肝、引入肝经，天花粉清热止渴、生牡蛎滋肝阴又软坚散结之用，黄芩清肝胆湿热，桂枝、干姜温中焦。慢性肝病患者，肝胆湿热兼有脾胃虚寒者多见。湿热浊毒壅滞肝脏，形成肝胆湿热之证，表现为黄疸、面色晦暗；肝气郁滞，肝气横逆犯脾，则肝郁脾虚，运化失常，表现为腹胀满、情绪低落；湿浊阻滞，阳气被遏，则脾阳不升，表现为大便溏稀、乏力易疲劳、纳呆食少等。

（六）小结

气滞、湿阻、血瘀是肝硬化的基本病机，贯穿于肝硬化的整个病程中，临床根据核心病机予辨病论治，但又有核心矛盾的不同，如黄疸以湿为主，又有寒湿和湿热之分，治疗可清利、温化、化瘀、健脾等；如腹水以气血水不利为主，当温阳利水、淡渗利水、活血利水、行气利水等。用药当根据肝硬化病因、分期的不同而有所侧重。同时肝硬化病机复杂，以虚实夹杂为主，又有寒热错杂者，尤其要注意肝胆湿热兼夹脾胃虚寒的表现。

二、调肝理脾法辨治非酒精性脂肪性肝病

非酒精性脂肪性肝病是指无过量饮酒史，以肝脏脂肪代谢障碍，致使脂质肝内蓄积过多，肝实质细胞脂肪变性为特征的临床综合征。随着现代生活方式的改变，本病已成为我国常见的肝病之一。本病属于中医的"胁痛""肝积""肥气"等范畴，与"肝癖"病名对应。

本病多因过食肥甘、好逸少动和情志因素所致。过食肥甘生痰浊，又碍脾胃，致脾胃运化失职；精神压力致肝气不疏，气机郁滞，横逆犯脾；气郁痰阻，肝络瘀滞，郁久化热，变证丛生。

1.痰浊碍脾为非酒精性脂肪性肝病的始动因素

嗜食肥甘、酒醴膏浊之品，肥甘厚味，损伤脾胃，化湿生浊炼津。《杂病源流犀烛》言："饮啖过度，好食油麦猪脂，以致脾气不利，壅滞为痰。"《临证指南医案》："湿从内生者，必其人膏酒醴过度。"《景岳全书》："夫人之多痰，皆由中虚使然，果使脾强胃健……则水谷随食随化，皆成气血，焉得留而为痰？"痰湿内盛，致脾气不运，中焦气化不能，则膏浊壅盛，"溢于外则皮肉膏肥，余于内则膏肓丰满"（《黄帝内经素问集注》），形成膏浊、肥气等。痰浊壅于中焦而上碍脾胃，又久蕴则积而化热，湿热亦伤脾，"嗜酒之人，病腹胀如斗，此得湿热伤脾"（《张氏医通》）。正所谓"饮食自倍，肠胃乃伤"。《温热经纬》云："盖太饱则脾困，过逸则脾滞，脾气滞而少健运，则饮停湿聚矣。"痰浊湿热久蕴，入于血脉则脉道不利，血运缓慢，脉滞则络瘀，"湿气不行，凝血蕴里而不散，津液涩渗，着而不去，积皆成矣。"（《灵枢·百病始生》）

又脾主四肢，过逸少动则脾气渐虚，脾脏运化功能减弱，则痰浊内停而壅滞，又进一步影响脾胃气机，"过逸则脾滞，脾气滞而少健运，则饮停湿聚矣"（《温热经纬》）。又如《景岳全书》曰："脾气微虚，不能制湿，或不能运化而为痰者，其证必食减神倦，或兼痞闷等症。"少动和过食肥甘导致痰浊内生，脾气虚弱，形成脂肪肝的始动因素——痰浊碍脾，进一步影响肝脏及全身气机，变生多种病证。

2. 肝郁气滞为非酒精性脂肪性肝病的基本要素

精神压力过大和思虑过多等情志因素，影响脾胃、肝脏气机。"思伤脾"，思虑影响脾胃气机，中焦气滞，脾胃运化失职，则痰湿内生。肝为风木之脏，主疏泄而藏血，其气升发，喜条达而恶抑郁。精神刺激，情志抑郁，或他脏之病理影响于肝等，均可使肝失疏泄，气机不畅，形成肝气郁结之候。气郁生痰，肝气郁而不达，或气滞转化为横逆犯脾，影响脾的运化而痰湿内生。气郁化火，气有余便是火，郁火内盛，灼津液而生痰，形成肝热、痰热证候。又肥甘、酒醴厚味、"膏粱之变"加重气郁，滋生痰浊，内聚于肝，形成肝积，阻滞肝络，变生肝瘀之病。张声生教授指出，痰浊、气郁影响肝之疏泄，形成肝郁气滞——脂肪肝的基本病机。

3. 肝郁脾虚为非酒精性脂肪性肝病的核心病机

肝主疏泄，脾主运化，二者互相影响，"五脏受气于其所生，传之于其所胜……肝受气于心，传之于脾"(《素问·玉机真脏论》)。木能疏土，土能营木。"土得木而达""木赖土以培之"。若肝气不疏，克犯脾土，气机阻遏，脾失运化，痰湿内生。脾失健运，则肝失培养；脾虚不运，痰浊停聚中焦，壅遏肝木，则肝气失于条达，痰浊碍脾损脾、肝郁气滞气郁之证，致膏浊肥气之变，形成肝脾失调之肝郁脾虚证。

4. 痰、瘀为脂肪肝的病理产物

饮食和情志影响肝脾脏腑功能，"食积太阴，敦阜之气，抑遏肝气，故病在胁下……"(《金匮要略心典》)，"饮食自倍，则脾胃之气既伤，而元气亦不能充，诸病之所由生也"(《脾胃论·脾胃虚实传变论》)；肝脾失调又影响气之疏利、运化、生成功能。肝郁则气机不畅，疏利失调；脾虚则水谷运化失能，营卫气生成不足，元气不充，后天失养；气机不利，痰浊内生，如李中梓"脾土虚弱，清者难升，浊者难降，留中滞膈而成痰"；"肝经风木太过，来制脾土，气不运化，积滞生痰"(《本草纲目》)。肝脾失调，升降乖戾，水谷精微不归正化，最终致痰浊内蕴于肝脾两脏。而痰浊入血，血行缓慢，脉道凝滞，久积于肝，痹阻血络，浸淫肝脉则肝络瘀滞；肝气久郁而化火，痰浊久积而化热，痰热内蕴，均伤津灼络，肝络伤而瘀血留滞，因此痰、瘀为脂肪肝的病理产物。

5. 调肝理脾法为非酒精性脂肪性肝病的基本治法

肝脾生理、病理关系密切，肝脾之病，当以调肝理脾为基本治法。《难经·七十七难》论述："见肝之病，则知肝当传之于脾，故先实其脾气，无令得受肝之邪。"仲景《金匮要略》云："见肝之病，知肝传脾，当先实脾。"《医学衷中参西录》云："欲治肝者，原当升脾降胃，培养中宫，俾中宫气化、敦厚，以听肝木之自理。"又云："见肝之病，当先实脾，二句从未解者，谓肝病当传脾，实所以防其传，如此解法固是，而实不知实脾即所以理肝也。"叶天士倡导："补脾必宜疏肝，疏肝即所以补脾也。"说明肝脾同治的重要性，肝得脾精的柔润滋养，得脾胃升降转枢；脾得肝之疏泄调畅。脂肪肝病位在肝脾，以肝郁脾虚、痰瘀互阻为病机；又久郁化热、久积生热，热、虚而生风。故临床可见血热、肝热、肝风、湿热等变证。脂肪肝以调肝理脾法为基本治法，选用疏肝气、清肝热、凉肝血、清肝热、通肝络、破肝积、散肝结，健脾气、醒脾困、运脾滞、消脾积、化脾湿、泻脾热等治法。

6. 调肝诸法在非酒精性脂肪性肝病辨治中的运用

张声生教授指出，调肝法是根据肝之生理本性，从肝的气、血、阴、热、湿、风、浊、惊等方面辨证的治法。一曰疏肝气，肝气疏则气郁消，可选用柴胡、白芍；二曰化肝浊，疏肝行气化浊，可选用僵蚕、佛手、生山楂、香橼、虎杖；三曰泻肝湿，清利肝经湿热，可选用泽泻、车前子、金钱草、茵陈、玉米须、冬瓜皮；四曰清肝热，上逆之火热得以清利，可选用龙胆草、黄芩、栀子、鬼箭羽、夏枯草、槐花、石见穿等；五曰通肝络，活血行气通络，可选用地龙、三七、元胡、丹参、赤芍、丹皮、川芎、香附、酒大黄、五灵脂、蒲黄、鸡血藤、王不留行籽；六曰破肝积，破血逐瘀，可选用䗪虫、郁金、莪术、三棱、穿山甲；七曰凉肝血，清肝凉血，选用赤芍、生地黄、丹皮、侧柏叶、郁金、地榆；八曰散肝结，软坚散结，可选用夏枯草、生牡蛎、浙贝母、鳖甲；九曰平肝风，息风止痉，可选用天麻、钩藤、全蝎、槐花。

7. 理脾诸法在非酒精性脂肪性肝病辨治中的运用

张声生教授指出，理脾法亦是根据脾之生理本性，从脾气、湿、滞、积、热等辨证的治法。一曰补脾气，脾气旺则能运化痰浊，可选用人参、黄芪、山药、茯苓、白术、莲子肉、党参、太子参；二曰醒脾困，芳香醒脾，可选用枳壳、佛手、砂仁、藿香、佩兰、苏梗；三曰运脾滞，行气运脾通腑，可选用莱菔子、厚朴、枳实、陈皮、槟榔，消积导滞，可选用木香、连翘、焦神曲、生山楂、鸡内金、瓜蒌；四曰化脾湿，化湿运脾，可选用苍术、薏苡仁、半夏、茯苓、车前子、泽泻、六一散等；五曰泻脾热，清泻脾之伏火，可选用黄连、石膏、黄芩。

8. 病案举隅

患某，男，43 岁。2017 年 3 月首诊。

喜肉食、油炸食品，无大量饮酒史。BMI 31.2kg/m²。既往高血压病 3 年，血压波动在（140～160）/（90～100）mmHg，未服降压药；脂肪肝 4 年余。症见：腹胀、便溏、便黏滞，每日 2～3 次，口干渴，晨起口苦，乏力，急躁易怒，头昏沉，纳食可，眠差，入睡困难。面红，舌暗红，舌边齿痕，苔黄厚腻，脉弦滑。血压 150/100mmHg。检查：谷丙转氨酶 102U/L，谷草转氨酶 78U/L，γ-谷氨酰转肽酶 89U/L，血糖 6.4mmol/L，总胆固醇 7.8mmol/L，甘油三酯 2.8mmol/L。

西医诊断：非酒精性脂肪性肝炎、高血压、高脂血症。

中医诊断：腹胀满。

中医诊断：肝郁脾虚，湿热内蕴证。

治法：疏肝健脾，清化湿热，兼以化痰活血。

方药：柴胡 15g，白芍 20g，生薏苡仁 30g，生白术 30g，佛手 15g，赤芍 20g，丹皮 15g，十大功劳叶 20g，八月札 20g，玉米须 10g，焦神曲 20g，连翘 20g，黄连 10g，黄芩 15g，佩兰 15g，瓜蒌 15g。

以上方为基础方加减，服用 3 个月后，纳、眠安，二便调，腹胀消失。复查肝功能、血糖正常，总胆固醇 5.9mmol/L，甘油三酯 1.8mmol/L，血压（130～140）/（80～90）mmHg。

【按语】本患者多食肥甘，痰湿内生，积久化热，痰浊碍脾，脾运失常，气机不畅，肝气不疏，形成肝郁脾虚、湿热内蕴证；又痰阻脉道，血行缓滞，形成痰瘀内阻之象。治疗以疏肝健脾、清利湿热为主，兼以活血化痰通脉。选用柴胡疏肝气，佛手化肝浊，功劳叶、黄芩、八月札清肝热，玉米须利肝湿，赤芍、丹皮凉肝血、通肝络，白芍柔肝养肝阴，生薏苡仁、炒白术益脾气、化脾湿，佩兰醒脾困，焦神曲、连翘、瓜蒌消脾积，黄连、黄芩泻脾热。

三、从肝论治胆囊炎经验

胆囊炎（cholecystitis）是临床常见病与多发病，根据发病急缓分为急性胆囊炎和慢性胆囊炎，急性胆囊炎反复发作可转为慢性胆囊炎。急性胆囊炎最常见的原因是胆囊管梗阻、化学性刺激和细菌感染等引起的胆囊急性炎症性病变，症见发热、右上腹疼痛，或右胁肋胀痛放射至肩背部，伴恶心呕吐，或轻度黄疸，墨菲征阳性，外周白细胞计数增高等表现。慢性胆囊炎常因胆囊结石、高脂饮食等诱发，呈慢性起病，也可由急性胆囊炎反复发作、失治所致，通常伴有胆囊壁增厚、纤维化，一般不能触及胆囊，可有反复发作的胰腺炎、胆总管结石和胆囊炎。临床表现为反复右上腹疼痛或不适、腹胀、嗳气、厌油腻，右上腹有轻度压痛及叩击痛等体征。近年来，本病的发病率有逐年增高的趋势。目前西医治疗胆囊炎无特殊方法，西药治疗副作用多，且易复发，效果不够理想。手术虽能根治本病，但容易出现胆囊术后综合征。中医辨证治疗具有副作用少、止痛效果好、复发率低等优势，可避免再次手术，减轻患者痛苦。张声生教授对胆囊炎的诊疗具有丰富的经验，现总结如下。

（一）病因病机

中医虽无急性胆囊炎及慢性胆囊炎的病名，但根据临床表现，可将胆囊炎归于"胁痛""胆胀"的范畴。中医并无胆囊炎的病名，但有许多关于胆囊炎症状与治疗的记载。如《灵枢·胆胀论》云："胆胀者，胁下痛，口中苦，善太息。"《灵枢·本脏》谓："胆胀者，胁下满而痛引小腹。"《灵枢·经脉》曰："胆足少阳之脉……是动则病口苦，善太息，心胁痛不能转侧。"《金匮要略·腹满寒疝宿食病脉证治》曰："胁下偏痛发热，其脉紧弦，此寒也，当以温药下之，宜大黄附子汤。"

本病多因情志不遂、饮食不节、感受外邪、劳伤过度、虫石阻滞等因素而诱发,其基本病机是肝失疏泄、胆失通降。张声生教授认为,情志不遂、饮食失节、感受外邪、虫石阻滞,均可致胆腑不通,胆汁化生和排泄受阻,升降失常,"不通则痛";若久病体虚,劳欲过度,精血亏损,肝阴不足,胆络失养,则"不荣则痛"。张教授认为,本病病位在胆,但与肝、脾关系密切,肝失疏泄、脾失健运、胃失和降,均可致胆囊炎发生。肝为将军之官,性喜条达,恶抑郁,若情志抑郁,或暴怒伤肝,致使气机郁结,肝失条达,胆失通降,胆汁郁滞,发为胆胀;或肝胆疏泄失职,胆汁郁积,煎熬成石,胆腑气机不通,不通则痛,发为胁痛或胆胀;肝郁日久,或强力负重,损伤胁络,均可致气血运行不畅,瘀血停留,阻塞胁络,不通则痛,发为胁痛;感受外湿,或嗜食肥甘厚腻,损伤脾胃,脾失健运,水湿不化,痰湿中阻,气机不利,土壅木郁,肝胆疏泄不利,胆腑不通而发为胆胀;又有久病体虚,或劳欲过度,也可使阴血亏虚,胆络失养,不荣则痛,发为胆胀。

张教授认为,本病肝郁气滞是标,脾虚为本,在临证中当以调理肝胆气机为主,同时注重顾护脾胃。张教授提出,本病的发生是脾气虚弱、肝郁气滞,脾虚则湿浊不化,湿热蕴结,气滞则血行不畅,瘀血内生,日久不愈,瘀血与湿热搏结,形成本虚标实、虚实夹杂之证。

(二)辨证治法

张教授指出,胆囊炎临证首当分清气血虚实,但以区别虚实为主。辨气血当辨明在气在血:在气者以气滞为主要表现,临床表现以胀痛为主,呈现游走不定、痛无定处、时轻时重、随情绪变化增减的特点;在血者有血瘀与血虚之分,血瘀者胁痛表现为刺痛为主、痛处固定、疼痛持续、入夜为甚,血虚者表现为胁痛隐隐、头晕目眩、目涩、唇舌淡白、肢倦乏力等。辨虚实应根据其痛势、病程、按压时的感受、形体、舌象和脉象来判断,其实者常以疏肝理气活血、清肝利胆健脾为治,其虚者常以滋阴养血柔肝治。其常用治法如下。

1. 清肝利胆

张教授认为,胆汁为肝之余气所化,胆汁的生成和排泄均受肝的疏泄来调节和控制。因此，本病病在胆，治却重在肝。肝失条达，疏泄失职，则胆汁分泌和排泄会受到影响；而胆腑郁积，胆汁排泄不畅，也会影响肝的生理功能，出现胁肋疼痛、甚或肩背疼痛、口苦、恶心等症状。肝失条达，胆失疏泄，邪实积聚，郁而化火，熏灼肝体，湿热蕴积；湿热久稽，脏腑失和，又可致湿浊痰毒内盛，进而导致湿毒痰瘀迁延之证。因此，临证切记清肝利胆同用，为治疗之本。清肝火，则胆汁得以通降，湿去热除，诸症可消。临证常用茵陈、金钱草、海金沙、鸡内金等清肝利胆排石之品，酌配柴胡、黄芩、栀子之类。

2. 调肝理脾

脾胃为后天之本，主运化水谷精微，胆与脾胃关系密切，赖脾土以长养，同时胆汁又可以促进脾胃的运化功能。张教授认为，本病病根在肝，而各种原因导致的肝失疏泄，均可引起脾失健运，形成肝郁脾虚或胆胃不和证。又有慢性胆囊炎屡用苦寒清利之品伤及脾阳，中阳不振，或迁延日久，正气羸弱，可见腹胀、便溏、怕冷，甚至出现形寒肢冷的表现。而胆汁排泄受阻，又会影响脾胃的腐熟和运化，引起纳呆、腹胀、痞满等症状。张教授强调，在本病的治疗中，应时时注意顾护脾胃，以调肝理脾作为基本治则，清肝、疏肝、柔肝的同时，不忘健脾、运脾、温脾。脾胃健运，则中焦气畅，中焦作为气机升降之机，运转正常，一切痰饮水湿、气郁气滞可缓缓运化而消。在临证中，张教授常用茯苓、党参、白术、鸡内金、白芍等药。

3. 疏肝解郁化瘀

气为血帅，血为气母，肝郁日久，气行不畅，必致血行瘀滞，瘀血停留。《临证指南医案·胁痛》谓："久病在络，气血皆窒。"《叶天士医案精华》谓："久发频发之恙，必伤及络，络乃聚血之所，久病必瘀闭。"胆囊炎日久，气血瘀滞，可见胁肋刺痛、午后或夜间痛甚、胸胁满闷、唇色紫暗等症。因此，张教授临证常根据患者病情，酌情采用疏肝理气、活血化瘀之品，冀以疏肝则气机调畅，化瘀则血行通利，方中常用郁金、延胡索、川楝子、木香等以疏肝理气、行气止痛。加川芎、当归、红花、赤芍、姜黄等以行气活血、化瘀止痛。张教授临证经验提示，早期适当使用

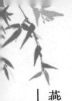

化瘀药，有助于改善胆汁淤积状况，减轻临床症状。

4. 柔肝养血

肝胆湿热，肝胆实火；或肝郁化火，灼伤阴液；或肝郁气滞，瘀血留滞，新血不生均可致肝阴虚，络脉失养，不荣则痛。肝气失于条达，肝郁乘脾，日久可致脾气虚弱，而见纳呆、腹胀等症。肝阴亏耗，久竭肾精而成肝肾阴虚之证，见胁肋隐痛、头晕目眩、眼睛干涩等症。因此，张教授临证注重在清热利胆之中，合用滋阴、养血、柔肝之法。常用的药物有北沙参、当归、麦冬、生地黄、枸杞、白芍等。

（三）临证心得

1. 治肝为先，理气为本

张教授在胆囊炎的治疗中尤重治肝，以理气为本，调肝气、补肝血、养肝阴以使肝之气血阴阳平衡，则胆腑通畅，诸症悉减。张教授指出，胆囊炎虽有虚实之分、气血之辨，但在治疗原则方面可依据"通则不痛""痛则不通"的理论，抓住肝气疏泄不利、胆腑郁积、胆络失养的病机，综合分析，辨明主次，灵活掌握，以通为治。其通法：在实证而言即是理气、活血、清热、化湿等法，在虚证而言则是以滋阴、养血、柔肝之中佐以理气和络之品，以使肝阴肝血充盈，肝胆气机畅通，则血虚、血瘀、痰饮水湿悉数可除。然张教授强调，在胆囊炎的治疗中，无论采用何种治法，均需结合理气。气郁、气滞在本病的发生中是基本病机之一，治疗的着眼点应时时考虑到条达肝气，肝之疏泄正常，则升发有度，胆腑通降顺畅，脾胃运化如常，标本兼治，自能应手而效。

2. 无犯虚虚实实之戒

张教授认为，本病病机以气滞为主，病性有虚实之分，病机常由气及血，由实转虚。其中急性胆囊炎以实证居多，慢性胆囊炎则以虚实夹杂证多见。实证日久不愈，化热伤阴，可转为虚证。虚证复因外感、情志、饮食等因素，可转为实证。情志抑郁、暴怒伤肝，肝失条达，气机不畅；气郁日久、强力伤络，血行不利，则瘀血停留；感受外湿、饮食所伤，酿成湿热，蕴结肝胆，致肝郁血滞、疏泄不利，络脉失和，不通则痛；久病体虚，劳欲过度，精血亏损，肝阴不足，肝脉失于荣养，不荣则痛。因此，辨虚实对本证具有极为重要的意义，是避免犯虚虚实实之戒的前提。

在具体的治疗中，无论虚证、实证，在胆囊炎初期均宜利忌补，久病宜补慎利，或攻补兼施。在药物使用上，应中病即止，无犯虚虚实实之戒，强调清热药中病即止，以防伤及正气，致病情缠绵难愈；和胃不得过用甘温补脾，以免滋腻碍脾，内生湿浊；疏肝不可过用辛燥理气，以防助热伤津；祛湿不可过用苦寒清利，以免伤及脾阳，致中阳不振而出现腹胀、便溏等症。

3. 注重心理与饮食调护

中医历来重视情志与饮食因素致病，张教授在治疗胆囊炎时非常注重心理与饮食调护。胆囊炎的发病与心理、精神因素密切相关，情志抑郁，或暴怒伤肝，肝郁化火，加之饮食上嗜食肥甘厚腻、辛辣炙煿之品，导致脾胃受损，健运失司，湿自内生而为病。张教授常嘱患者应劳逸结合，起居有常，适当运动，适寒温，忌恼怒忧思，保持心情舒畅。在饮食上，张教授强调应食饮有节，忌食辛辣刺激及肥甘厚味之品及贪凉饮冷，忌烟限酒，以适量蛋白质和碳水化合物、丰富维生素饮食为宜，注意营养均衡。在急性发作期，应禁食或无脂饮食，充分休息，以缓解疼痛。如此，外因悉除，肝脾得调，人自安和。

（四）病案举隅

患某，女，47岁。2012年7月首诊。

上腹疼痛间断发作2年余，加重伴发热2周。在外院拟诊为胆囊炎，给予消炎利胆片及输液抗感染治疗1周，症状无明显缓解而来本院要求中药治疗。就诊时症见：右上腹持续胀痛，向背部放射，发热，微恶寒，口苦口黏，渴不欲饮，纳呆泛酸，恶心厌油，尿黄而热，但无身黄目黄，大便近三日未行。查体：体温37℃，上腹部压痛，墨菲征阳性。实验室检查：肝功能正常，血白细胞$11.1×10^9$/L，淋巴细胞72%。B超检查：胆囊5.4cm×3.2cm，胆囊壁毛糙，壁厚0.4cm，胆囊内可见一个0.6cm大小光团，后伴声影。

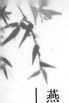

西医诊断：胆囊炎，胆石症。

中医诊断：胁痛

中医辨证：湿热壅结证。

治以：清肝利胆，健脾利湿。

方药：茵陈 15g，金钱草 40g，郁金 10g，炒栀子 10g，车前子 20g，白花蛇舌草 15g，生大黄（后下）10g，玄参 15g，白术 20g，茯苓 10g，芍药 10g，生地黄 10g，柴胡 10g，青皮 10g，生甘草 6g。每天 1 剂，水煎服。

二诊：服药 3 天后，上腹痛明显减轻，热退，大便通，其他症状减轻。服药 7 天后，上腹痛基本缓解，将方中生大黄 10g 改为酒大黄 6g，加鸡内金 10g。

三诊：继服药 14 天后，诸症基本缓解，血白细胞正常。B 超示：胆囊 5.0cm×2.8cm，胆囊壁毛糙减轻，壁厚 0.2cm，胆囊内未见结石。

随诊 2 个月，未见复发。

【按语】情志不遂，可使肝失条达，疏泄不利；嗜食肥甘厚味，或嗜酒无度，损伤脾胃，土壅木郁，湿邪内生，疏泄不利，郁久化热，可致湿热蕴结肝胆，胆汁排泄不利，发为胆囊炎。其基本病机是肝失疏泄，胆失通降。辨证为湿热壅结证。方用茵陈、金钱草清肝胆之火，除下焦湿热；金钱草亦能利尿通淋，排石解毒；栀子、白花蛇舌草苦寒泻火解毒；车前子清热利湿，使湿热从水道排出；重用生大黄且后下，取"急则治其标"之法，以清热攻下，通导腑气；玄参、白术、茯苓健脾益气，扶植脾胃，助化水湿，湿去则热清。肝主藏血，肝经有热，本易耗伤阴血，加用苦寒燥湿，恐耗其阴，故用生地黄、芍药滋阴养血，柔肝止痛，以使标本兼顾。青皮、柴胡疏肝理气，解郁而止胁痛，清肝疏肝通用，条达肝气，且柴胡可引诸药入肝胆，使药物更好发挥作用；甘草调和诸药。全方泻中有补，利中有滋，使火降热消，湿去浊清。服药后，患者痛减、热退、大便通，诸症悉减，故将方中生大黄 10g 改为酒大黄 6g，缓攻下通腑之功，并加鸡内金，与术、苓合用，以扶脾胃，健一身之本。

第五节　其他疑难病

一、口腔溃疡辨治经验

口腔溃疡是指发生在齿龈、舌、腭、颊和唇等部位的局限性黏膜上皮缺损和破坏，表皮坏死脱落而形成凹陷。本病病因复杂，反复发作，缠绵难愈，近年来其发病率呈上升趋势，常因嗜食辛辣、酗酒、劳累、精神紧张而引发或复发。本病属于中医"口疮""口疡"的范畴。

（一）病因病机

本病发病因素多样，根据古今对本病的认识及临床实际，其病机可概括为虚实两个方面：实证有心脾肝胃积热，虚证有气血阴阳不足。

1. 心脾肝胃积热是口腔溃疡的主要病机

口腔为肺胃之门户，故外感邪热，肺胃首当其冲，肺胃邪热上蒸，势必导致口舌生疮。如《寿世保元·口舌》云："口疮者，脾气凝滞，加之风热而然也。"除外感邪热外，暴饮暴食，过食肥甘厚味、辛辣炙煿，嗜食烟酒等损伤脾胃，湿积内蕴化热；或思虑过度，郁怒伤肝化火，内生心脾肝胃积热均可引发口疮。《诸病源候论·口舌疮候》中云："心气通于舌，脾气通于口，热乘心脾，气冲于口与舌，故令口舌生疮也。"脾开窍于口，脾脉夹舌本，散布舌下；心开窍于舌，舌为心之苗窍，诸痛痒疮皆属于心；两颊及齿龈属胃与大肠，故口疮为病多与心脾肝胃积热关系最为密切。

2. 气血阴阳不足是口腔溃疡发生的内在因素

（1）气血亏虚：思虑过度，劳倦内伤，脾胃虚弱，则水谷精微难以化为气血，以致正气不足，则口疮反复发作，遇劳加重。《圣济总录》谓："有胃气弱，谷气少，虚阳上发而为口疮者。"《丹溪心法》亦言："口疮服

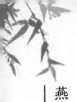
凉药不愈者，因中焦土虚，且不能食，相火冲上无止制。"

（2）阴虚火旺：素体阴虚，或热病伤阴；或思虑过度，劳伤心脾，心血亏虚；或过劳伤肾，真阴亏损，心肾不交，水不济火，阴虚火旺，循经上炎口腔而致口舌生疮。

（3）阳虚浮火：素体阳虚，过食寒凉，阳气受损，致无根之火上浮发为口疮。此类口疮色淡而不红，大而深，表面灰白，日久不愈，服食寒凉药反而加重。

（二）清热泻火法治疗火热上炎型口腔溃疡

《素问·至真要大论》曰："诸痛痒疮，皆属于心（火）。"《素问·气交变大论》言："岁金不及，炎火乃行，民病口疮，甚则心痛。"古人亦有云："……热乘心脾，气冲于口舌，故令口舌生疮也。"这些都阐述了火热病机在口疮发病中的重要性，故清热泻火为治疗第一要法。张声生教授指出，泻火之法不可执一而论，有疏风泻火、疏肝泻火等法，临证应随证辨治，灵活加减。如外感风热邪毒，郁而不发，上蒸熏灼口舌而致者，应以疏风解表，辛凉泻火为法，药选金银花、连翘、竹叶、薄荷、牛蒡子、荆芥为宜。口腔溃疡充血水肿明显，疼痛较重，伴有全身发热，舌质紫暗，舌苔黄燥，多为火盛血热，治宜清热泻火凉血，药用赤芍、丹皮、生地黄、黄连、黄芩、大青叶等。此外，随着现代社会生活节奏的加快，生活、工作、学习压力大，以致忧思郁怒伤肝，肝郁气滞化火，肝火犯胃，胃火上炎，灼伤胃液，发为口疮，治宜疏肝泻火，药多选用黄芩、栀子、丹皮、龙胆草等。

（三）滋阴清热法治疗阴虚火旺型口腔溃疡

明·陈实功《外科正宗》将口疮称为"口破"，指出："口破者，有虚火实火之分，色淡色红之别。虚火者，色淡而白斑细点，甚者陷露龟纹，脉虚不渴，多醒少睡，虚火动而发之。"明·龚廷贤《寿世保元·口舌》："口疮者……如服凉药不已者，乃上焦虚热、中焦虚寒、下焦虚火，各经传变所致，当分别而治之……如晡热内热，不时而热，作渴痰唾，小便频数口疮者，下焦阴火也，六味地黄丸主之。"张声生教授指出，虚火多属阴虚火旺等无根之火上炎，治宜养阴生津、清降虚火。药用北沙参、麦冬、生地黄、知母、黄柏、丹皮等。但滋阴之法用药过甚，有碍脾胃运化，易致腹泻，用药过轻则虚火难除，为防止用药之偏，可用知柏地黄丸加少量肉桂引火归原，同时酌加少许轻浮辛温发散之药，如荆芥穗、细辛、羌活轻发上炎之火，可促进痊愈。此外，久病不愈，滋阴泻火疗效不佳时，可选加活血药，如三七、丹参等，使气血疏通，阴液得养，虚火归原。

（四）健脾益气法治疗脾虚湿蕴型口腔溃疡

现代生活节奏下，因多食肥甘，损伤脾胃，导致脾胃运化不足，脾胃虚弱；又肥甘厚味久积，内蕴生痰生湿，故形成脾虚湿蕴病机。患者表现为疲倦乏力，头目昏沉，便溏不爽，舌白，苔厚腻，用药当健脾行气化湿，可选用茯苓、薏苡仁、白术等药物，化热者见舌红苔黄腻，可加黄连、黄芩、栀子等。

（五）病案举隅

患某，女，37岁。2012年9月首诊。

口腔溃疡反复发作2年余。患者2年来口腔溃疡反复发作，平素疲倦乏力，遇劳累更易发作，且日久不愈，口疮表面发白、周围色淡，情绪屡受此影响，纳食不香，偶有心悸气短，大便质稀，失眠多梦。舌胖大，舌质红，苔黄稍腻。脉弦细弱。

西医诊断：口腔溃疡。

中医诊断：口疮。

中医辨证：肝郁脾虚，湿蕴化热证。

治法：补气健脾，清热化湿。

方药：炙黄芪20g，炒白术15g，茯苓15g，北柴胡10g，黄芩10g，栀子10g，炒枣仁20g，远志20g，白芍25g，炙甘草6g，当归10g，生地黄10g，黄连5g。

治疗经过：上方服用1周后，患者未见新发口腔溃疡，疲倦乏力减轻。嘱患者保持口腔清洁卫生，调畅情志，多食新鲜蔬菜、水果等，2周

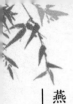

后再次就诊，患者口腔溃疡已愈。停药3个月，未见复发。

【按语】张声生教授指出，气血乃人体正气之物质基础，素体虚弱或饮食劳倦，伤及脾胃，运化不及，气血生化乏源而致正气不足。患者多体质较差，过度劳倦或忧思过度均易造成口疮反复发作。故本病以肝郁脾虚为基本证候，此外脾虚湿蕴，日久化热，故肝郁脾虚中又见湿热的表现，方中党参、炒白术、茯苓、炙甘草取四君子汤之意，具有健脾益气之功，脾运则气血生化有源，黄芪补气固表，敛疮生肌，为治疗口疮的良药，能增强机体免疫功能，促进溃疡的愈合；当归、白芍、生地黄养血滋阴，尤其是生地黄为治疗口疮要药，可滋水以补阴，阴水多可灭火，且其可入血分以凉血养血，血不燥热则津液自润，阴津充足可制火。此外，生地黄亦有增液润肠通便的作用，大便通则火随便泻，利于口疮愈合；黄连、黄芩、栀子清热泻火，少予柴胡疏肝解郁，共奏疏肝泻火之功。

（六）小结

口腔溃疡以口舌点状溃烂，凹、黄、红、痛等症状为特征。临床上可分为实证、虚证、虚实夹杂三大类。实证有心、脾、肝、胃积热，虚证有气血亏虚、阴虚火旺、阳虚浮火，另有虚实寒热错杂的证候存在。临床辨证应以口疮局部望诊结合全身症状，四诊合参，以指导治疗。

口疮的治疗，实热证宜清热泻火，虚证宜补益气血阴阳，寒热夹杂证宜寒温并用、攻补兼施。口疮早期和溃疡期以实火为主，治宜祛邪为主，辅以扶正；口疮修复期和巩固期以虚火为多，治宜扶正为主，辅以祛邪。纯补纯攻，往往难以获得全效。

二、腹痛辨治经验

腹痛是指以胃脘以下、耻骨毛际以上部位发生疼痛为主症的病症。鉴于腹中包含肝、胆、脾、肾、大小肠、膀胱、胞宫等诸多脏腑，并且为足三阴、足少阳、手足阳明、冲、任、带等经脉循行之处，故临床上以腹部疼痛为主诉就诊的患者不在少数。本文主要讨论中医药治疗内科腹痛，包括西医学中急慢性胰腺炎、肠易激综合征、不完全肠梗阻、腹型过敏性紫癥、泌尿系结石、肠道寄生虫等许多以腹痛为主要表现的疾病，凡外科及妇科急腹症不在讨论范围内。

六腑以通为用，李东垣在《医学发明·泻可去闭葶苈大黄之属》中提出"痛则不通"，同时提出"痛随利减，当通其经络，则疼痛去矣"，完善"通补"治疗原则，即《医学真传》所谓："夫通则不痛，理也。但通之之法，各有不同。调气以和血，调血以和气，通也；下逆者，使之上行；中结者，使之旁达，亦通也；虚者，助之使通；寒者，温之使通，无非通之之法也。若必以下泄为通，则妄矣。"临证应在审证求因基础上，兼顾所病之脏腑，辨寒热虚实、在气在血之不同，标本同治。张声生教授提出腹痛治法包括：健脾气、温脾阳、疏肝气、缓肝急、行瘀血、散寒凝、清湿热、化湿浊、通腑气、导积滞等一系列治法，并均视为通补之列。治疗腹痛时，以益气健脾为基础，并结合应用上述其他治法，可二者或二者以上同时应用。

（一）治法

1. 通补之益气健脾法，用于脾胃虚弱之证

本病多因先天禀赋不足，脾胃虚弱或饮食不节、劳倦过度、久病不愈导致脾胃受损，纳运失调。症见：腹中隐痛，疲倦，食少纳呆，大便溏薄，舌淡，脉虚。常用方如四君子汤。四君子汤中除党参外，余药并非纯补之药，如白术兼可燥湿，茯苓兼可渗湿，兼顾脾喜燥恶湿之性。临床纯虚者少见，多为虚中夹实之证，故在补益脾气时不可拘泥于单用补法，以免补而壅滞，加重气机不畅，可补中兼疏，配伍行气通腑之药，如木香、厚朴、莱菔子等。党参本不应与莱菔子同用，此时相伍，意在使党参补而不滞。若因饮食不节而诱发者，同时配伍消食药，如鸡内金、神曲、山楂等，消补兼施。

2. 通补之温补脾阳法，用于中焦虚寒之证

本病多因素体阳虚、寒从内生或过食生冷损伤中阳。症见腹中绵绵作痛，痛处喜温喜按，畏寒怕冷，呕吐，大便稀溏，舌淡白，脉沉细无力。因内生之寒，治当温必兼补，故常用方如理中丸。理中丸力在温中祛寒，补气健脾。脾肾分别为先后天之本，二者可相互滋生，中焦虚寒日久可损

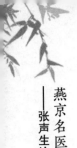

伤肾阳，见命门火衰，火不暖土之五更泻，治疗时宜温补肾阳以补火暖土，脾肾同治，张声生教授喜用补骨脂、益智仁补肾阳、暖脾土，李中梓谓补骨脂可止肾泻，益智仁可温中进食、补肾扶脾。

3. 通补之疏肝理气法，用于肝脾气郁之证

本病多因情志因素诱发或加重。症见腹部胀痛，痛无定处，攻窜两胁，时作时止，得嗳气、矢气觉舒，善太息，遇忧思恼怒则加剧，舌红，苔薄白，脉弦。张声生教授认为其病机关键是肝气郁结，横逆犯脾。因此，临床上疏肝与调脾常同时应用，体现肝脾同治的配伍特点。常用方如柴胡疏肝散。肝为刚脏，主疏泄，肝气郁滞则疏泄不利，气滞日久兼见血行不畅，治疗时在疏肝理气基础上酌情配伍活血之品，柴胡疏肝散力在疏肝解郁、行气止痛，并且方中有香附、川芎之气中血药，理气为主，兼以理血。

4. 通补之柔肝缓急法，用于肝脾不和之证

本病症见腹中拘急疼痛，痛甚欲便，舌淡，脉弦。常用方如芍药甘草汤。方中芍药苦酸微寒，有养血敛阴之效；《素问·脏气法时论》云"肝苦急，急食甘以缓之"，故用培补中宫之甘草补中缓急，二药相伍，酸甘化阴，缓急止痛，敛营解痉。芍药甘草汤临床应用广泛，如桂枝加芍药汤主治太阴病腹满时痛、小建中汤主治太阴病阴阳两虚之腹中急痛证、四逆散主治少阴病腹中痛、桂枝加大黄汤主治太阴病之大实痛。

5. 通补之化瘀止痛法，用于瘀血内停之证

本病症见腹痛如针刺，痛处固定，夜间尤甚，经久不愈，舌质紫黯或有瘀点、瘀斑，脉细涩。常用方如少腹逐瘀汤。内有瘀血，治疗应活血祛瘀、和络止痛。但瘀血的形成可因气虚推动无力、气滞血行不畅、寒凝、热郁、离经之血等，治疗时必须辨清造成瘀血的原因，在活血的同时，配合补气、行气、温经散寒、清热、养血等法。

6. 通补之散寒止痛法，用于寒邪直中太阴之证

本病症见腹痛拘急，遇寒痛甚，得温痛减，口淡不渴，形寒肢冷，小便清长，大便清稀或秘结，舌淡，苔白腻，脉沉紧。常用方如良附丸合正气天香散加减。因寒性收引凝滞，《素问·举痛论》云"寒则腠理闭，气不行，故气收矣"，故寒邪直中中焦可致气机郁滞，治疗时应散寒温里、

理气止痛。张声生教授喜用白豆蔻、小茴香、荜茇、荜澄茄、香附等药，因味辛性温之品既可温中止痛，又可行气止痛。

7. 通补之清热祛湿法，用于湿热壅滞之证

本病症见腹痛拒按，烦渴引饮，大便秘结，或溏滞不爽，潮热汗出，小便短黄，舌红，苔黄腻，脉滑数。常用方如大承气汤、大柴胡汤。二者均含大黄，大黄清热祛湿，兼通腑之力，导湿热从大便而出。临证常同时配伍六一散、玉米须、炒栀子等清热利湿、利尿之品，导湿热从小便而出，由此给湿热之邪以出路。《内经》云湿为阴邪，易伤阳气，张声生教授则认为湿邪不仅伤阳，也易伤阴，治疗时不论寒湿还是湿热，均应兼顾有无阴伤、阳损，且《素问·至真要大论》云"诸湿肿满，皆属于脾"。治湿时酌情健脾、运脾，脾气健运则湿气得化。

8. 通补之祛湿化浊法，用于湿滞脾胃之证

本病症见腹痛、腹胀，不思饮食，口淡无味，恶心呕吐，肢体沉重，倦怠嗜卧，常多自利，苔白厚腻，脉缓。常用方如平胃散加减。脾为太阴湿土，位居中州而主运化，其性喜燥恶湿，湿邪滞于中焦，则脾运不健，且气机受阻。治当祛湿运脾，行气止痛。祛湿之法有苦温燥湿、清热燥湿、淡渗利湿、芳香化湿、温阳化湿诸法。张声生教授常喜诸法同用，如黄连、苍术、茯苓、藿香、白术、桂枝等药相配伍。祛湿化浊常用石菖蒲、蚕沙、藿香、佩兰等。

9. 通补之通腑理气法，用于腑气不通之证

本病多配合其他治法联合使用，用于湿热、气滞、食积、虫积等所致腑气不通之证。症见腹中疼痛难忍，腹中胀满，得矢气稍减，但矢气减少，大便不通。常用药物如厚朴、枳实、莱菔子、大腹皮等。

10. 通补之消导积滞法，用于饮食停滞、虫积内扰之证

其中包括消导食积与虫积。因食积者，多因暴饮暴食，饮食停滞，运化不及所致。症见脘腹胀满、疼痛拒按，嗳腐吞酸，厌食呕恶，痛而欲泻，泻后痛减，舌苔厚腻，脉滑。方用枳实导滞丸加减。因虫积者，多因饮食不洁，肠虫滋生，攻动窜扰，腑气不通则痛，治疗时应本着乌梅丸中"辛能伏蛔，酸能安蛔，苦能下蛔"之旨。

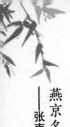

（二）病案举隅

患某，女，45岁。2012年6月首诊。

间断腹痛4年余，加重3个月。患者腹部隐痛长达4年余，间断发作，脐周疼痛，痛处喜揉喜按，与进食、排便无关，纳食可，夜寐差，多梦易醒，口干欲饮温水，口中异味，大便二三日一行、质偏干、排便费力，小便调。自觉乏力，手足凉，性情急躁。舌暗淡，边齿痕，苔薄白；脉弦细。

中医诊断：腹痛。

中医辨证：脾肾阳虚，气滞血瘀证。

治法：温阳理气，活血止痛。

方药：炙黄芪15g，炒白术10g，茯苓10g，三七粉（冲服）3g，鹅枳实10g，陈皮15g，紫苏梗15g，荜茇10g，莱菔子15g，黄芩15g，元胡15g，黑附片（先煎）9g，全蝎4g，北柴胡10g，蒲黄炭10g，焦神曲25g，瓦楞子25g。每日1剂，水煎服，分2次服用。

二诊：服药14剂后，诉症状同前，稍有改善，眠极差，几乎彻夜不寐，咽中如有物阻，苔腻，脉弦。原方调整茯苓为生薏苡仁20g，以淡渗利湿，去鹅枳实、陈皮、黄芩、全蝎，加香附10g，木香10g，行气止痛；白芍25g，柔肝缓解止痛；柏子仁25g，养心安神。

三诊：服药28剂后，腹部隐痛较前减轻、时觉烦热，前方基础上增加三七粉，剂量为6g，加强化瘀止痛之力，将黑附片换为杜仲10g，补阳不助火，佐生地黄15g，予阴中求阳之意。并加白蒺藜10g，平肝疏肝。

四诊：服药28剂后，腹部隐痛较前明显改善，在原先健脾、疏肝、祛湿、通腑、活血、消食基础上，逐渐将方中以补肾阳为主的药物调整为补脾阳药物，如干姜、荜澄茄、白豆蔻。

至2014年12月，患者曾多次因症状反复就诊，其治疗均以通补相兼为原则。

【按语】脾虚则百病由生，本患者病程长达4年之久，脾虚日久，病及于肾，肾藏元阴元阳，脾肾之阳俱不足，脐腹失于温煦则疼痛作矣。脾虚健运失司，津液代谢失常，痰湿内生；阳虚则寒，血得温则行，得寒则凝；日久痰瘀互结，虚实错杂。在长达2年余的治疗过程中，腹部隐痛通过口服中药，症状明显改善，但易反复发作，可见其顽固之性，纵观张声生教授所处之方，方中特色在于顺应六腑以通为用之生理特性，通补结合，调理气血，肝、脾、肾三脏并治。张声生教授临证强调气虚则气必滞，气滞则血必瘀，故善补气、行气、理血同时应用。补气常用炙黄芪、党参、炒白术；行气则有行脾气、行胃气、行腑气、行肝气之不同，行脾气如藿香、佩兰、砂仁等芳香开脾；行胃气如旋覆花、陈皮、木香、紫苏梗等理气和胃；行腑气如厚朴、枳实、莱菔子、焦槟榔、大腹皮等行气通腑；行肝气如北柴胡、香附、郁金、元胡、白蒺藜、合欢花等疏肝解郁。理血之法，包含养血活血（当归、鸡血藤）、活血化瘀（丹参、三七粉、蒲黄炭）、温经散寒以助活血（高良姜、炮姜、香附、小茴香）、破瘀消癥（因极易耗气，此法少用，药如三棱、莪术）、搜剔通络（全蝎、九香虫、地龙）。本患者在治疗过程中，充分体现了张声生教授治疗腹痛的方法，调理肝、脾、肾三脏：①治脾：补脾、运脾、温脾、燥脾；②治肝：疏肝、柔肝、平肝；③治肾：补肾阳、阴中求阳。临证需仔细辨识患者证型的变化，不可不查，以免失治误治。即仲景云"观其脉证，知犯何逆，随证治之"。

（三）小结

腹痛是临床多发病、常见病，首先应当辨别腹痛具体病因，急性腹痛需与外科、妇科急腹症相鉴别，以免贻误早期治疗时机。内科腹痛辨证无非寒热虚实四种，但临证寒热错杂、虚实夹杂者不为少数，辨证时应权衡寒热孰轻孰重、虚实孰主孰次，同时不忘四季脾旺不受邪之理，治疗时以健脾气为基础，配合温脾阳、疏肝气、缓肝急、行瘀血、散寒凝、清湿热、化湿浊、通腑气、导积滞等一系列治法。以通为补，以补为通，通补并用，以期腑气通降则疼痛自止。

三、脾劳辨治经验

"脾劳"是指脾的功能障碍，脾为后天之本，主四肢肌肉，脾胃长期

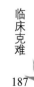

受损，必致气血来源不足，内不能和调于五脏六腑，外不能洒陈于营卫经脉，而渐至脾劳，相当于现代的亚健康状态。李东垣所言"百病皆由脾胃衰而生也"，"脾劳"则百病由生。脾胃病的产生原因可能多种多样，症状表现也可能有别，但在疾病演变过程中的各个阶段，究其关键病机环节皆与脾劳相关。

（一）病因病机

脾为后天之本，气血生化之源，各种病因直接或间接地影响或损伤脾胃，脾胃虚弱则百病由生，正如李东垣《脾胃论》所言，"内伤脾胃，百病由生"及"百病皆由脾胃衰而生也"。脾劳的病因不外乎饮食劳倦、内伤七情诸端。

1. 饮食所伤为脾劳主要因素

《素问·痹论》云："饮食自倍，肠胃乃伤。"《素问·生气通天论》又云："因而饱食，筋脉横解，肠澼为痔；因而大饮，则气逆。"生活没有规律，饥饱无常或暴饮暴食，则易损伤脾胃，使胃不能受纳、腐熟水谷，脾不能转输精微，脾胃不和，中焦气滞，健运失司，气血乏源，则诸病由生。然"饮食不节，则胃先病，脾无所禀而后病"。

饮食过量，暴饮暴食，宿食停滞于胃而壅滞不通；饮食过少或饥不得食，泻不得饮，气血生化乏源，脾胃运化受纳功能随之减弱；长期饥饱失宜，或饮食不定，不仅损伤肠胃，进而伤及脾，脾气虚衰，即李东垣所谓之"胃伤脾亦伤"。饮食不洁，或进食腐败变质，或饮用污水，伤害脾胃，致使腐熟受纳传导失司。

饮食五味偏嗜、过食肥甘厚味或恣食煎炸之品，或长期嗜酒及过度饮用烈酒，亦可损伤脾胃，使湿热之邪内蕴。此外，长期服用辛辣之品（如辣椒、芥末、胡椒等），则耗伤胃阴，胃络失养，使胃失和降。或嗜食生冷，寒积于中，损伤脾阳，酿化寒湿。饮食偏嗜、饥饱无度、生活起居无常等皆可致病。《济生方》云："若禀受怯弱，饥饱失时，或过餐五味，鱼腥乳酪，强食生冷瓜果菜，停蓄胃脘，遂结宿滞，轻则吞酸呕恶，胸满噎噫，或泄或痢；久则积聚，结为癥瘕，面黄羸瘦，此皆宿食不消而主病焉。"饮食所伤，常伤脾胃，易聚湿生痰，久则气血运行不利，化生不足。

临证需详问饮食，明查病因，力求避之，勿忘叮嘱患者饮食宜忌。

2. 情志内伤是脾劳发病的先导因素

喜、怒、忧、思、悲、恐、惊是人类情志活动所产生的七种不同的感情变化，是机体为适应精神环境的改变而发生相应变化的一种生理活动。它和脏腑气血密切相关，过度的七情变化，会引起脏腑气血的功能紊乱。脾胃病"皆先由喜、怒、悲、忧、恐为五贼所伤，而后胃气不行，劳役、饮食不节继之，则元气乃伤"。长期精神抑郁，精神刺激，情绪激动，或经历大喜大悲，身遇不平之事或暴怒或悲愤难抑，七情过极，导致脏腑气机逆乱。如暴怒伤肝，肝失疏泄，肝气横逆克犯脾胃，肝木侮土。又如久思伤脾，思则气结。经云"怒伤肝""喜伤心""思伤脾""忧伤肺""恐伤肾"，但不可机械而论，应视具体病情而定。现代临床许多消化系统疾病都与情志失常有关，被称为"身心疾病"，如功能性消化不良、肠易激综合征以及胃食管反流病、慢性胃炎、消化性溃疡，甚至消化系统肿瘤等均与情志失常有关。七情致病直接影响脏腑，气机紊乱，主要表现为怒则气上、喜则气缓、悲则气消、恐则气下、惊则气乱、思则气结。

3. 劳逸过度是脾劳发生的常见因素

李东垣《脾胃论》指出："形体劳役则脾病，病脾则怠惰嗜卧，四肢不收，大便泄泻，脾既病，则其胃不能独行津液，故亦从而病焉。"过度劳力、劳心、房劳，亦可损伤脾胃，耗伤阴精气血。"劳则气耗"，体力劳动者工作紧张、超负荷劳作，外伤肌肉筋骨，内伤脏腑阳气，中气受损，日久致脾胃虚弱，纳运减少，气血生化乏源，而致五脏六腑失于濡养。脑力劳动者长期用脑过度，夜以继日，殚精竭虑，忧思难解，则阴血耗伤，胃阴不足。房劳过度者，纵欲无度，房事过频，则肾精耗伤，损伤中气，致脾肾两虚，中气不足，气机郁滞。肾为先天之本，脾为后天之本，先天既虚累及后天，则脾肾渐虚，病情渐进，病程缠绵难愈。

与过劳相反，不思劳作，过度安逸，或久坐嗜卧，久卧伤气，久坐伤肉，则损伤脾胃之气，故王孟英说"饥饱劳逸，皆能致病"(《潜斋医话》)。

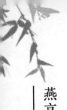

（二）脾劳治疗，尤重调肝理脾

肝脾在生理上相互为用，制中有生。肝和脾同居膈下，肝属木，脾属土，两者生理上相关，主要表现为肝主疏泄和脾主运化功能之间的相互促进，以及肝藏血与脾统血之间的相互配合，共同在人体的消化吸收、气血运行及水液代谢过程中发挥重要作用。肝的疏泄功能正常，全身气机疏通畅达，胆汁分泌顺畅，则有助于脾升胃降和两者之间的协调，脾胃对饮食物的消化、吸收功能健旺，即《素问·宝命全形论》所云"土得木而达"。脾为"后天之本，气血生化之源"，脾"散精于肝"滋养肝体，肝得脾所输布的水谷精微之充养，则肝气条达，疏泄之用才能正常，同时中焦气机畅利，亦有利于肝之疏泄。病理情况下，肝脾之间的病变可相互影响。脾失健运，湿浊等病理产物内生，中焦气机不畅，影响肝之疏泄，导致"土壅木郁"之证。盖脾为后天之本，《扁鹊心书》则有"脾为五脏之母"，强调了脾胃在人体中的重要性。肝脾在病理上相互影响，相互传变，形成肝脾不调。肝既有病，可及于脾；脾既有病，肝易乘侮。肝气之亢与郁，脾气之虚与实，肝脾为病之主从之别，病因病机多异，所以调肝理脾是治疗脾劳病的重要法则。

现代社会生活节奏加快，更容易造成精神紧张、饮食不规律，脾劳的发病率越来越高。张声生教授在脾劳病的治疗中尤其重视理脾调肝，"肝脾同治"理论始于《难经·七十七难》："所谓治未病者，见肝之病，则知肝当传之与脾，故先实其脾气，无令得受肝之邪，故曰治未病焉。"张仲景的《金匮要略》也提出："夫治未病者，见肝之病，知肝传脾，当先实脾，四季脾旺不受邪，即勿补之。中工不晓相传，见肝之病，不解实脾，惟治肝也。"因此，临证时均极为重视肝脾同调。

（三）调肝理脾在脾劳辨治中的运用

脾劳之治疗，调肝理脾最为有效。张声生教授认为"调"包括调情志、调饮食、调气机、调升降等；"理"包括健脾和胃、醒脾祛浊、补脾消积、芳香化湿等。

疏肝健脾法，适用于肝郁脾虚证。症见胸胁胀满疼痛，善太息，情志抑郁，纳差，食少，腹胀便溏，苔薄白，脉弦等。方用逍遥散加减，药用柴胡、白术、白芍、当归、茯苓、生姜、薄荷、炙甘草。

抑肝扶脾法，也称为"抑木扶土"法，适用于肝木太旺，横逆脾土的脾虚肝旺证。症见肠鸣腹痛，泻后痛减，腹胀，或腹中雷鸣，便下泄泻，食少作饱，肢倦乏力，苔白或偏腻，脉弦滑。方用痛泻要方加减，药用白术、白芍、陈皮、防风、柴胡、枳实、甘草、煨木香等。

养肝滋脾法，适用于肝阴不足，气郁化火横逆脾土。症见胁肋及胃脘隐痛，按之痛减，纳食不香，脘痞腹胀，口干欲饮，吞酸嘈杂，大便干或秘，心烦少寐，舌嫩红少苔，脉细数无力。方用一贯煎加减，药用生地黄、沙参、麦冬、当归、枸杞子等。

疏肝调脾降气法，适用于肝脾（胃）气滞证。症见胸胁胃脘胀满疼痛，呃逆嗳气，吞酸嘈杂，郁闷或烦躁易怒，苔薄白或薄黄，脉弦。方用柴胡疏肝散合旋覆代赭汤加减，药用旋覆花、代赭石、柴胡、枳壳、白芍、香附、陈皮、佛手、木香、白术、八月札、甘草等。

健脾养肝法，适用于脾气虚弱，化源不足，肝血亏虚的肝脾两虚证。症见纳少脘胀，神疲乏力，形体消瘦，头昏目眩，视物模糊，眠少梦多，胆怯，爪甲无华，舌淡，脉虚细。方用归芍六君子汤加减，药用党参、茯苓、白术、陈皮、当归、白芍等。

补脾泄肝法，适用于脾土虚弱，肝气乘虚犯脾的脾虚肝旺证，亦称为"土虚木贼"。症见食少纳差，脘腹胀痛，大便不调，倦怠乏力，舌质淡，苔薄白，脉弦缓无力、右关明显。方用柴芍六君子汤加减，药用党参、茯苓、白术、陈皮、柴胡、白芍等。

（四）病案举隅

病案1：患某，男，58岁。2011年5月首诊。

乏力伴食欲减退1年余。患者于1年前出现食欲减退，纳食减少，全身乏力，嗳气反酸，胃脘胀满，大便稀溏，夜寐不安。2周前化验检查提示：血红细胞 2.71×10^{12}/L，血红蛋白 85g/L，血白细胞 4.1×10^{9}/L；肝肾功能正常；大便潜血阴性；尿常规正常；胃镜检查：慢性浅表性胃炎。刻下症：全身乏力，面色无华，形体消瘦，不思饮食，恶心欲吐，嗳气反酸，气短胸闷，动则尤甚，语声低微，手足发凉，大便稀溏，夜寐不安，易醒多梦。舌质红嫩，苔少。脉沉细无力。

中医诊断：脾劳。

中医辨证：脾胃虚弱，气血不足证。

治法：健运脾胃，益气养血。

方药：党参15g，炒白术30g，茯神15g，炙甘草5g，木香10g，当归20g，炒薏苡仁20g，陈皮10g，炙黄芪15g，白芍15g，炒酸枣仁20g。

二诊：服上方14剂后，患者自诉纳食较前增多，无恶心呕吐，自觉饥饿，乏力较前改善，眠差梦多，舌质红，苔薄白，脉沉细。上方加大枣10g，远志10g。

三诊：续服上方2周后，患者食欲增加，纳食香，全身有力，面色红润，体重增加，二便调，眠尚可，复查血常规：血红细胞 3.51×10^{12}/L，血红蛋白115g/L。

继续服用上方4周后诸症好转，随访1月未见复发。

【按语】脾劳为五劳之一，多由饮食失调，或忧思伤脾所致。主要症状有肌肉消瘦，四肢倦怠，食欲减退，食后腹胀，大便稀溏，眠差梦多等。该患者早期失于治疗，导致脾胃损伤，久致气血亏耗，运化功能不足，成为脾劳顽症，本病关键在于脾虚不能运化，胃虚不能受纳，水谷精微不足。虚证无速效之法，唯辨证施治。本病例采用党参、炙黄芪、炒白术、炒薏苡仁、炙甘草共奏健脾益气之功，脾健气血生化有源，当归、白芍补血养心柔肝，茯神、酸枣仁宁心安神，木香、陈皮理气醒脾使补而不滞，诸药同用，心脾同治，气血兼故。

病案2：患某，女，36岁。2012年3月首诊。

乏力伴消瘦1年半余。患者近1年半来渐觉全身乏力，四肢倦怠，行走无力，腹胀肠鸣，大便稀溏，夜寐不安，心情烦躁，身形消瘦，不欲饮食，语声低微，唇舌干燥。舌淡红，苔薄白，脉沉细。

中医诊断：脾劳。

中医辨证：脾虚气滞证。

治法：健脾益气。

方药：炙黄芪15g，党参15g，茯苓10g，炒白术15g，甘草5g，当归

15g，白芍 15g，陈皮 10g，砂仁 5g，木香 6g，大枣 10g。

二诊：服上方 14 剂后，患者自觉四肢困倦减轻，纳食较前增加，腹胀肠鸣好转，大便仍稀溏黏腻，加用山药 20g，白扁豆 10g。

上方服用 2 周后，诸症有所缓解。此后，使用本方调理近 2 月余，之后服用人参归脾丸调理。

【按语】脾劳多因素体脾胃虚弱、饮食不节、情志不畅等诸多因素导致脾胃损伤，脾气虚弱，运化失司，形成食积、湿热、痰瘀等病理产物。脾虚为中心病理环节，治疗重在健脾和胃。本例患者为脾虚气滞之证，病情缠绵不愈，病程较长，脾胃虚弱，水谷运化失常，导致气血生化无源，而见疲乏无力，不欲饮食。本病病位在脾，涉及于肝，方中党参、炙黄芪、炒白术、炙甘草健脾益气，促进运化，使气血生化有源；当归、白芍补血养肝，砂仁、陈皮、木香行气导滞；大枣、甘草和中缓急。服用后，加用山药补脾养胃、生津，白扁豆健脾祛湿。

（五）小结

脾劳是五劳之一，由饥饱失调，或忧思伤脾引起。脾劳的基本特征有肌肉消瘦，四肢倦怠，食欲减少，食则胀满，大便溏泄等。饮食不节，劳倦内伤而致脾胃耗伤，生化无能；情志不舒，气机郁滞，肝旺克脾土，以致肝郁脾虚之证。本病病位在脾，涉及肝、胃，为本虚标实之证，治疗当以调肝理脾为要。

四、失眠辨治经验

失眠通常指患者对睡眠时间和（或）质量不满足并影响白天社会功能的一种主观体验，包括睡眠潜伏期延长、总睡眠时间缩短、夜间觉醒次数多或凌晨早醒、睡眠浅、多梦及次晨感到头晕、精神不振、嗜睡、乏力等。中医学称为"不寐"，又有"目不瞑""不得卧"之称。

（一）病因病机

人之寐寤由心神控制，而营卫阴阳的正常运作是保证心神调节寐寤的

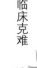

基础，外感或内伤导致的脏腑功能紊乱、阴阳失调可导致不能获得正常睡眠。

1. 外感六淫

《素问·太阴阳明论》云："贼风虚邪者，阳受之……阳受之则入六腑……入六腑则身热不时卧，上为喘呼。"说明外感六淫侵袭人体可诱发失眠。

2. 饮食不节

《素问·逆调论》云："胃不和，则卧不安。"暴饮暴食，宿食停滞，脾胃受损，酿生痰热，壅遏于中，痰热上扰，胃气失和，不得安寐。此外，浓茶、咖啡、酒也是造成不寐的因素。

3. 内伤情志

《沈氏尊生书·不寐》云："心胆俱怯，触事易惊，梦多不祥，虚烦不眠。"现代社会竞争激烈，人的情绪浮躁、喜怒哀乐等情志过极均可导致脏腑功能失调而发生不寐的病症。

4. 病后体虚

《景岳全书·不寐》中说："无邪而不寐者，必营气不足也。营主血，血虚则无以养心，心虚则神不守舍。"久病血虚，年迈血少，引起心血不足，心失所养，心神不安而不寐。

总之，不寐病位在心，与肝、脾胃、肾密切相关，各种原因造成脏腑功能损伤，均可导致失眠，如《素问·病能》曰："人有卧而有所不安者，何也？岐伯曰：脏有所伤，及精有所之寄则安，故人不能悬其病也。"

心神：《景岳全书》曰："盖心藏神，为阳气之宅也；卫主气，司阳气之化也。凡卫气入阴则静，静则寐，正以阳有所归，是故神安而寐也。"认为心神主寐，心神得安，卫气入阴，阳有所归则寐，心神不安，卫气不入于阴，阳无所归不寐。

脾胃：《素问·逆调论》云："胃不和，则卧不安。"脾主升清，胃主降浊，二者上下通达，为阴阳升降出入之枢纽。若脾健胃和，则升降出入之道通畅，阴阳亦得以交会，则寐可成；若胃失和降，则阴阳升降出入受阻，阳不能交于阴，则成不寐。凡脾胃不和，痰湿、食滞以致寐寝不安者可从胃论治，脾之阴血不足亦可使神无所养。

肝：五脏之中，肝为刚脏，体阴而用阳，肝主疏泄，喜条达而恶抑郁，调畅气机，调和血行，在调节情志活动方面发挥重要作用。肝主疏泄功能正常，气机通畅，气能行血，经络通利，脏腑功能才能正常发挥。若功能失常，必会导致心、脾、肾等功能异常，从而影响卫气的正常循行，最终导致不寐的发生，而不寐常会与异常情志相互伴随，进而诱发和加重肝失疏泄，脏腑气机失常，使不寐持续出现。

肾：《素问·评热病论》云："肾风……诸水病者，故不得卧，卧则惊。"说明肾之病变可导致失眠，实者多因肾之水液代谢失常所致，虚者与肾阴阳盛衰有关。

（二）治法方药

失眠辨证首分虚实。虚证多由心脾两虚、阴虚火旺和心胆气虚，引起心神失宁导致失眠；实证多因肝郁化火和痰热内扰，引起心神不安导致失眠。

"不寐之症，虚证尤多。"张声生教授针对虚证失眠多采用黄连阿胶汤加减（黄连、阿胶、鸡子黄、黄芩、白芍、生地黄、玄参、生龙骨、生牡蛎、首乌藤、炒酸枣仁）。黄连阿胶汤出自《伤寒论》，具有育阴清热、滋阴降火的功用。全方组成为"黄连四两，黄芩二两，芍药二两，阿胶三两，鸡子黄二只"，主治"少阴病，得之二三日以上，心中烦，不得卧者"，与阴虚火旺型失眠症临床表现一致。方中黄连苦寒入心，清热燥湿，泻火解毒；阿胶甘平入肺、肾经，补血滋阴、润燥、止血。二药合用，交融水火，除烦安神。黄芩"苦入心，寒胜热，归肺、胆经，泻火除湿"；白芍"味苦酸，补血柔肝，敛阴收汗"；鸡子黄性味甘平，入心、肾、脾经，"补阴虚、解热毒、滋阴润燥"，既能泻心火之有余，又能补肾水之不足，与阿胶、白芍合用，滋阴补血。龙骨、牡蛎平肝潜阳，重镇安神；炒酸枣仁养肝宁心安神；玄参清热滋阴，泻火解毒。诸药合用，上泻手少阴心火，下滋足少阴肾水，使阴复火降、水火既济、心肾交合，共奏滋阴泻火、除烦安神之功。若心悸心烦、梦遗失精者，加肉桂引火归原，与黄连共用交通心肾；若不寐较重，酌加五味子、柏子仁以养心安神，或加合欢花、夜交藤、生龙骨、生牡蛎以镇心安神；若脾虚湿困，见脘闷纳呆、苔腻者，可加平胃散健脾理气化痰；若心脾亏虚，营血不足，见心悸健忘、多梦易醒、面色少华，可合入当归、党参、黄芪、茯神、远志等取归脾汤之意；若心胆气虚，见不寐多梦、易于惊醒、胆怯心悸，可并用安神定志丸益气镇惊、安神定志；若血虚阳浮致虚烦不寐者，可合用酸枣仁汤养血安神、清热除烦。

张声生教授认为，现代生活的快节奏所造成的精神压力，复杂的人事关系所致的种种不愉快，可出现郁怒不能及时发泄，从而形成肝胆郁热，木盛火亦旺，形成心肝火旺之势，导致不寐。治疗上需充分考虑肝旺因素，积极调和紊乱之气血，疏调气机、清解郁热，使肝旺之体得到平衡，亢盛之阳得以平静。临证常选用丹栀逍遥散加减（丹皮、栀子、当归、白芍、北柴胡、生知母、首乌藤、生龙骨、生牡蛎、炒酸枣仁、甘草）。丹栀逍遥散原方主治肝郁血虚生热证，出自《内科摘要》，是在逍遥散基础上加丹皮、栀子，具有疏肝健脾、和血调经的功用。方中当归、白芍养血柔肝；首乌藤宁心安神；北柴胡疏肝解郁；龙骨、牡蛎平肝潜阳，重镇安神；炒酸枣仁养肝宁心安神；生知母清热生津；甘草调和诸药。诸药合用，肝火得清，肝郁得解，心神得宁，失眠自愈。若肝阳上亢，表现为头晕胀痛、颈项不适，可加葛根、石决明、钩藤；若肝郁气滞，表现为两胁胀闷隐痛，加元胡、川楝子、郁金、香附；肝胃不和，胃气上逆，加旋覆花、代赭石、姜半夏；饮食积滞，表现为嗳腐吞酸，可加保和丸消导和中以安神；肝郁脾虚之便溏、食后胀满，加党参、苍术、白术、茯苓；若肠燥热结，症见大便秘结，可加当归龙荟丸；痰热内扰，症见胸闷、嗳气泛恶、口苦，可加用黄连温胆汤清化痰热、和中安神。

（三）健康宣教

失眠的原因较多，如精神因素（精神紧张、过度兴奋、外伤、思虑过度等）、身体疾病（多种痛证、瘙痒、心肺疾患等）、化学因素（睡前服用酒、茶、兴奋剂等）、环境因素（生活习惯改变、噪音、强光、冷热刺激等）。因此，在治疗失眠时，除药物应用，还需注意病史询问，帮助患者寻找失眠病因，避免诱因刺激，进行心理疏导，帮助患者建立治疗疾病的信心，心理负担较重的患者可到身心医学专科进行心理健康治疗。

（四）病案举隅

病案 1：患某，男，79 岁。2010 年 6 月首诊。

主诉失眠 1 月余，入睡困难，惊悸易醒，每晚睡眠约 3 小时，甚至彻夜不眠，耳鸣，下肢乏力、发凉，自汗、盗汗，反复口腔溃疡，口干，纳可，大便干结不下。舌红，苔薄少，脉弦数。

西医诊断：睡眠障碍。

中医诊断：不寐。

辨证：阴虚内热，心肾不交证。

治法：滋阴、清热、安神。

方药：黄连阿胶汤加减。黄连 9g，阿胶珠（烊化）15g，生地黄 10g，酒黄芩 10g，熟地黄 20g，白芍 15g，炒酸枣仁 60g，柏子仁 60g，珍珠母 30g，当归 15g，炙甘草 15g，生黄芪 30g，黄柏 10g，紫贝齿（先煎）30g。

每剂加鸡蛋黄 2 个，服用 7 剂后复诊。自诉惊悸易醒减轻，每晚可睡眠 5 小时，自汗、盗汗减轻，未再复发口腔溃疡，大便二三日一行，质干减轻。

【按语】《素问·灵兰秘典论》云："心者，君主之官，神明出焉。"患者老年男性，素体虚弱，化源不足，心神失养，神不内藏，久而耗伤肾阴，阴伤不能上奉，水火不济，神明受扰，心主不明，不能交通心肾而致不寐。方选黄连阿胶汤加味化裁，大便干结不下，予柏子仁润肠通便，同时起到安神作用。惊悸易醒，加紫贝齿平肝潜阳、镇惊安神。全方使心肾相交，水火相济，不寐自愈。

病案 2：患某，男，42 岁。2009 年 7 月首诊。

失眠多梦、烦躁易怒 2 年余。平素工作压力大，每日睡眠 5～6 小时，间断服用安定等助眠药物，日间困乏，食欲欠佳，头晕痛，大便质干。舌红，苔黄腻，脉弦。

西医诊断：睡眠障碍。

中医诊断：不寐。

辨证：气郁化火证。

治法：疏肝解郁，清肝泻火。

方药：丹栀逍遥散加减。丹皮10g，炒栀子10g，当归15g，白芍15g，北柴胡15g，茯神10g，炒酸枣仁15g，生白术20g，首乌藤20g，生甘草10g，生龙骨（先煎）30g，生牡蛎（先煎）30g，郁金10g，炒莱菔子20g。

服用7剂后复诊，诉多梦、烦躁易怒减轻，食欲有所改善，大便色黄质软，睡眠时间延长。

【按语】患者平素工作压力大，情绪不畅，肝郁气滞，气郁化火，火邪扰乱心神，心神不安，故见失眠多梦，如《素问·刺热》云："肝热病者……胁满痛，手足躁，不得安卧。"盖因肝藏魂，其魂随寐而出入游返于内外，若肝被邪热所扰，气机不发，则魂不入肝，反鸱张于外，神不安居，故不寐。方选丹栀逍遥散加减，大便质干，予生白术健脾润肠通便；食欲欠佳，湿热内蕴，予炒莱菔子消食化痰。全方补肝体又助肝用，清肝火，疏肝郁，气血兼顾，肝脾并治，达到疏肝解郁、清肝泻火之功。

（五）小结

随着社会现代化进程的推进，社会竞争日趋激烈，失眠已成为影响人们身体健康，降低生活质量的重要疾病之一，治疗时需排除情绪、饮食等造成失眠的因素。中医学历史悠久，有论治失眠的大量文献，病位涉及心、肝、肾、脾胃、胆多个脏器，临床辨证论治要分清虚实，因时、因地、因人制宜，使气血调和，营卫循其常度，阴阳相和，神有所主，使夜寐自安。

五、月经病辨治经验

月经病是以月经的周期、经期、经量异常为主症，或伴随月经周期，或于经断前后出现明显症状为特征的疾病。月经病是妇科临床的常见病、多发病，为妇科病之首。其主要的病因病机是寒热湿邪侵袭、情志因素、房室所伤、饮食失宜、劳倦过度和体质因素，以致脏腑功能失常，血气不和，间接或直接地损伤冲任督带、胞宫、胞脉、胞络，以及肾－天癸－冲任－胞宫轴失调。

（一）病因病机

历代医者多认为月经病的发生发展，与肝肾关系最为密切，始于"女子以肝为先天"，"肾为先天之本"。妇人以血为本，以气为用，气血是月经形成的物质基础，而脾胃为气血生化之源，脾主统血，而主女子血海之冲脉，重视妇女月经，肝脾的作用至关重要。

1. 肝脾不和是导致月经不调的关键因素

女子以肝为先天，肝藏血，主疏泄，肝血充盈，藏血功能和疏泄功能相互协调，血海按时满溢，冲盛任通，胞宫才能藏泻有期，从而维持女子经、孕、产、乳功能正常。叶天士在《临证指南医案》中说"女子以肝为先天"。肝喜条达，恶抑郁，若情志不畅，肝气郁结，则气机不畅，冲任不调，血海蓄溢失常，可出现月经先后无定期；肝气郁久化热，热迫血妄行会引起月经先期、月经量多、崩漏等；肝血亏虚则肝失滋养，肝无所藏，疏泄失职，气滞血瘀，出现月经量少、痛经、闭经、经期紧张综合征等。

脾主中气，统血，摄胞，化生气血。脾胃的升降气化作用，与女子的生理病理均有联系。凡心血的灌注，肺气的宣降，肝血的归藏，肾精的滋养及元气的输布，无不有赖于脾胃的纳运及升降。血为月经的物质基础，脾胃内灌五脏六腑，外养四肢百骸，为气血化生之源，月经之本。正如薛立斋所说："血者水谷之精气也，和调于五脏，洒陈于六腑……在妇人上为乳汁，下为月水。"《女科经纶》云："妇人经水与乳，俱由脾胃所生。"脾胃健运则生化有源，血循常道，脏安脉通，血海充盈，月事正常。若脾气不足则冲任不固，血失统摄，可致月经先期、月经过多、崩漏等；若脾虚血少，化源不足，冲任血虚，血海不按时满溢，可致月经后期、月经过少、闭经等，故临床有"治血先治脾"之说。

2. 肾经不足是导致月经病的重要原因

月经的产生以肾为主导。肾藏精，为先天之本，天癸之源，是人体生长发育生殖之根本，肾中精气盛实，封藏有职则经水如常；肾为冲任之本，任通冲盛，月事以时下，如任虚冲衰则经断而无子，故冲任二脉直接关系月经的潮与止，肾经与冲脉下行支相并，与任脉交会于关元，冲任的通盛以肾气盛为前提，故冲任之本在肾。胞宫司月经，肾与胞宫相系，肾司开阖，亦主子宫的藏泻有常。肾通过多渠道、多层次、多位点对月经产生发挥主导作用，所以《傅青主女科》谓"经本于肾""经水出诸肾"。

3. 气血失调与月经病的发生密切相关

妇女经、孕、产、乳的生理活动均以血为本，又需耗血，致使机体处于血常不足，相对气常有余的状态。如《灵枢·五音五味》所说："妇人之生，有余于气，不足于血，以其数脱血也。"妇人以血为本，血赖气行，气血和调，经候如常。由于气和血相互依存，相互滋生，气为血之帅，血为气之母，气病可以及血，血病可以及气。若气血失调，影响冲任为病，则出现各种月经病，说明气血失调是妇科疾病的重要病机。

（二）疏肝健脾为调经常用方法

肝藏血，主疏泄，司冲任。月经的正常与否，与肝关系密切。因经本阴血，冲脉为月经之本。冲脉又隶属于肝，故古人有"调经肝为先，疏肝经自调"的观点。脾为后天之本，气血生化之源，脾主中气而统血。疏肝之法，重在理气开郁，通调气机。健脾之法，在于升阳止血以调经，健运脾胃以益气养血。由于气血之间是相互依存、相互滋生的，伤于血必影响到气，伤于气也会影响到血，正所谓"气为血之帅，血为气之母"。因此，疏肝健脾，肝脾同治以使气血相生，是治疗月经病的常法。肝郁者，多见月经延期、量或多或少、胸胁或乳房作胀、易气急、脉弦，常用柴胡、香附、紫苏梗等疏肝理气，以逍遥散为主方加减。脾虚者，多见面色无华、头晕、经量少、经色淡，或月经先后不定期、经血不能自止，或崩或漏，舌淡苔白，脉细弱。多选用党参、熟地黄、白术、黄芪、白芍、当归等健脾养血，以归脾汤、固冲汤为主方加减。而临证之月经病，不论肝郁甚，或脾虚甚，或二者兼有，均需肝脾同治，遣方用药。

（三）补肾调经是月经病的重要治法

肾藏精，为天癸之源，冲任之本。"经水出诸肾"，不论是先天肾气不足，或后天伤肾，抑或他脏受病，"穷必及肾"而发生的各种肾虚月经病等都需用补肾法，故补肾调经是月经病的根本大法。肾有阴阳之分，又与肝、脾、心、气血、冲任相关。于补肾之时，当重视其藏元阴而寓元阳为水火互济之脏的特点，分清阴阳而调补之。同时应本阴阳互根之论，注意体会和运用"善补阳者，必于阴中求阳，则阳得阴助而生化无穷；善补阴者，必于阳中求阴，则阴得阳生而泉源不竭"的原则。肾阴是月经的主要化源，故补肾调经多以滋肾益阴、填精益血为主，佐以助阳之品。具体应用有滋肾养肝（养血）、补肾疏肝、补肾健脾、补肾活血、滋肾宁心以及调补肾阴肾阳。常用方有左（右）归丸（饮）、归肾丸、固阴煎、六味地黄丸、两地汤、一贯煎、柏子仁丸、二仙汤等。

（四）病案举隅

江某，女，16岁。2012年8月首诊。

经行腹痛1年余。患者自月经初来后一直经行腹痛，月经量少、经色暗，易疲倦乏力，平素性急易怒，烦躁不安，纳食少，两胁部时有窜痛，形体消瘦，大便稀溏，眠差。舌质淡，苔白腻，脉细缓。

西医诊断：痛经。

中医诊断：行经腹痛。

中医辨证：肝郁脾虚，气血不足证。

治法：疏肝健脾，益气养血。

方药：柴胡10g，白芍15g，酒当归10g，川芎10g，枳壳10g，茯苓15g，绿梅花10g，炒白术15g，党参10g，苏梗10g，元胡10g，三七粉（冲服）3g。

二诊：服上方7剂后，纳食增加，两胁部窜痛减轻，乏力症状较前减轻。

后嘱患者于月经来潮之前服用1周，患者坚持服药3个月经周期，疗效甚好。经来腹痛好转，月经量可、色鲜红，周期28～30天，精神佳，食欲可。

【按语】痛经之证，病位多为子宫、冲任，以"不通则痛"或"不荣则痛"为主要病机。实证可由气滞血瘀、寒凝血瘀、湿热瘀阻导致子宫的气血运行不畅，"不通则痛"；虚者主要由于气血虚弱、肾气亏损导致子宫失于濡养，"不荣则痛"。张声生教授指出，本例患者主因平素肝郁不舒，遂而饮食减少，致气血生化乏源，引起痛经之证。治当疏肝理气，健脾养血调经。柴胡、白芍、绿梅花疏肝理气，枳壳、苏梗理气止痛，酒当归、川芎、元胡、三七活血行气止痛，以党参、炒白术、茯苓健脾益气，使肝气疏、脾胃健、气血足，经来腹痛治愈，而且气血渐充，食欲增加，面色亦转红润。

（五）小结

月经病的主要病因病机是外感六淫，内伤七情、饮食，劳倦或房劳所伤，或先天禀赋不足，以致脏腑功能失常，气血失调，冲任损伤，胞宫定期藏泻失常所致。本病重在治本调经，消除导致月经病的病因和病机，采用疏肝、扶脾、补肾、调理气血、调治冲任、调养胞宫，以及调控肾－天癸－冲任－胞宫轴。疏肝在于调畅气机，开郁行气，养肝柔肝，使肝气得舒，肝血得养，血海蓄溢有常；扶脾在于益血之源或统血，脾气健运，生化有源，统摄有权，血海充盈，月经如常；补肾在于益先天之精或补肾益气，以填补精血为主，佐以助阳益气，使阴生阳长，肾气充盛，精血旺则月经调。月经病多种多样，病证寒热虚实错杂，临证治疗月经病应全面掌握其治疗原则和治法，灵活运用。

附录：脾胃病常用方剂解析

一、补益剂

1. 四君子汤

源自:《太平惠民和剂局方》。

主治：脾胃气虚证。症见面色萎黄，语声低微，气短乏力，食少便溏，舌淡苔白，脉虚弱。

功效：益气健脾。

处方：人参、白术、茯苓、炙甘草。

点睛：本方常用于慢性胃炎、胃及十二指肠溃疡等属脾气虚者，临证可灵活使用四君子汤。参类化裁：如初诊时寒热难辨者，可先选择太子参清补；若口干舌燥者，选用北沙参滋阴清热；大便干燥者，选用玄参滋阴润肠、增水行舟；久病入络，选用丹参活血化瘀。术类化裁：大便干者，用生白术益气通便，且要求剂量在 30g 以上；大便软者，用炒白术益气健脾燥湿；大便稀薄且排便次数较多者，用苍术燥湿健脾；若为萎缩性胃炎，可用莪术破瘀消癥。茯苓化裁：若兼有水肿者，茯苓皮利水消肿；兼有失眠，用茯神宁心安神；兼有口舌生疮或胃肠湿热偏盛，用土茯苓清热利湿。甘草化裁：方中甘草为国老，调和诸药，一般剂量不宜过大，5g 左右即可。若兼有恶心呕吐者，可减量至 3g；胃肠湿热者，改为六一散清热利湿。

2. 参苓白术散

源自:《太平惠民和剂局方》。

主治：①脾胃气虚夹湿泄泻证。症见饮食不化，胸脘痞闷，或吐或泻，四肢乏力，形体消瘦，面色萎黄，舌淡苔白腻，脉虚缓。②肺脾气虚痰湿咳嗽证。症见咳嗽痰多色白，胸脘痞闷，神疲乏力，面色㿠白，纳差便溏，舌淡苔白腻，脉细弱而滑。

功效：益气健脾，渗湿止泻。

处方：人参、茯苓、白术、桔梗、山药、白扁豆、莲子肉、砂仁、薏苡仁、甘草。

点睛：本方常用于慢性腹泻、溃疡性结肠炎、肠易激综合征等表现为泄泻之脾虚湿盛者。《景岳全书》云："泄泻之本，无不由脾胃。"张声生教授治疗泄泻时强调"无湿不成泻"，认为其病机与脾虚湿盛密切相关，故治疗时以健脾利湿为主线。因风能胜湿，多佐以防风、白芷、羌活、升麻、柴胡之药，取其升散之性，鼓舞胃气上升，风吹则干，临证多用于泄泻兼有肠鸣者。

3. 补中益气汤

源自：《内外伤辨惑论》。

主治：①脾不升清证。症见头晕目眩，视物昏瞀，耳鸣耳聋，少气懒言，语声低微，面色萎黄，纳差便溏，舌淡脉弱。②气虚发热证。症见身热，自汗，渴喜热饮，气短乏力，舌淡而胖，脉大无力。③中气下陷证。症见脱肛，子宫脱垂，久泻久痢，崩漏等，伴气短乏力，纳差便溏，舌淡，脉虚软。

功效：补中益气，升阳举陷。

处方：黄芪、人参、白术、当归、陈皮、柴胡、升麻、炙甘草。

点睛：本方用于脾胃元气亏虚，中阳下陷，升举无力者。如觉胃脘坠痛、胃下垂、脱肛（升阳举陷）、久泻（升清降浊）、食欲不振（健脾促运）、便秘腹胀（塞因塞用）患者，可通过本方以升提中气、健脾强胃。但应用时不可单纯补益，应注意脾升胃降的生理特性，配伍枳壳、木香、焦三仙行气消食之品，使其补而不滞。

4. 四物汤

源自：《仙授理伤续断秘方》。

主治：营血虚滞证。症见心悸失眠，头晕目眩，面色无华，形瘦乏力，妇人月经不调，量少或经闭不行，脐腹作痛，舌淡，脉细弦或细涩。

功效：补血和血。

处方：当归、川芎、白芍、熟地黄。

点睛：本方常被看作妇科补血调经之基础方。张声生教授根据脾胃为后天之本、气血生化之源的思想，认为脾胃病日久易致气血化生不足，血行不畅则郁滞，因方中既有血中血药（熟地黄、白芍），又含血中气药（当归、川芎），故将此方作为脾胃病调理血分常用方。如溃疡性结肠炎患者，常因便血导致贫血，应用此方可补血调血。同时可佐黄芪补气生血，阿胶珠补血止血，地榆炭清热收敛止血，血余炭、三七粉化瘀止血，则收效更显。

5. 一贯煎

源自：《续名医类案》。

主治：肝肾阴虚，肝气郁滞证。症见胸脘胁痛，吞酸吐苦，咽干口燥，舌红少津，脉细弱或虚弦。亦治疝气瘕聚。

功效：滋阴疏肝。

处方：生地黄、当归、枸杞子、北沙参、麦冬、川楝子。

点睛：本方常用于肝阴亏损之证，如慢性肝炎见肝区隐痛者。肝藏血，主疏泄，体阴而用阳，肝阴不足则肝体失养，疏泄失常而肝气郁结。方中以大量滋阴养血药为主，少佐川楝子疏肝理气，体现治疗肝病时顾及肝体阴用阳的生理特性。临证时可适当配伍郁金、柴胡疏肝解郁，因自古有柴胡劫肝阴之说，对于肝阴不足者，临证应用柴胡时，当配合补血养肝之品，则柴胡可收疏肝解郁之力，而无劫伤肝阴之弊。

6. 驻车丸

源自：《备急千金要方》。

主治：适用于阴血亏虚证。症见便下脓血、赤白相兼，午后低热，失眠盗汗，心烦易怒，头晕目眩，腹中隐隐灼痛，神疲乏力，舌红少苔，脉细数。

功效：养阴和营，清肠化湿。

处方：黄连、当归、阿胶、炮姜。

点睛：本方寒热并用，具有坚阴养血、清热化湿之效，常用于久痢、休息痢之阴虚者。针对痢疾的治疗，刘完素提出"调气则后重自除，行血则便脓自愈"的思想，故治疗休息痢表现为阴血亏虚之证时，在养阴、清热、化湿基础上，配伍枳壳、槟榔、木香、赤芍、蒲黄炭等理气活血之品，使其不离行气和血之旨。

二、固涩剂

1. 真人养脏汤

源自：《太平惠民和剂局方》。

主治：久泻久痢，脾肾虚寒证。症见泻痢无度，滑脱不禁，甚至脱肛坠下，脐腹疼痛，喜温喜按，倦怠食少，舌淡苔白，脉迟细。

功效：涩肠固脱，温补脾肾。

处方：人参、当归、白术、白芍、肉豆蔻、肉桂、罂粟壳、木香、诃子肉、炙甘草。

点睛：泄泻及痢疾初期不宜收涩，以免闭门留寇，针对久泻邪尽，脾肾虚寒所致大便滑脱失禁、腹痛者，非固涩则泻痢不能止，治以收涩固脱治标为主，温补脾肾治本为辅。临证常用涩肠固脱之药，如诃子肉、乌梅、罂粟壳、赤石脂、石榴皮、椿根皮等。方中罂粟壳既可止泻又可止痛，但有抑制肠蠕动的副作用，针对邪气未尽者，应用需谨慎，以免中毒性巨结肠的发生。

2. 四神丸

源自：《内科摘要》。

主治：脾肾阳虚之肾泄证。症见五更泄泻，不思饮食，食不消化，或久泻不愈，腹痛喜暖，腰酸肢冷，神疲乏力，舌淡，苔薄白，脉沉迟无力。

功效：温肾暖脾，固肠止泻。

处方：肉豆蔻、补骨脂、五味子、吴茱萸。

点睛：本方用于命门火衰，火不暖土之五更泻或久泻不愈者，可加附子、肉桂以增强补命门之火的作用。与真人养脏汤相比，本方以温补肾阳为主，兼以暖脾涩肠。临证时见五更泻并非尽是命门火衰所致，尚有因肝郁脾虚、脾虚湿盛所致者，针对脾肾阳虚者常用此方。此外，针对久泻不愈，脾虚及肾者，张声生教授喜用杜仲，因其甘温能补，微辛能润，补肾阳而不助火。

三、和解剂

1. 四逆散

源自:《伤寒论》。

主治:①肝郁脾滞证。症见胁肋胀闷,脘腹疼痛,或泄利下重,脉弦等。②阳郁厥逆证。症见手足不温,或身微热,或咳,或悸,或小便不利,脉弦。

功效:透邪解郁,疏肝理脾。

处方:北柴胡、白芍、鹅枳实、炙甘草。

点睛:本方为疏肝理脾基础方,凡属肝郁气滞者,均可用此方加减以调之。方中柴胡与枳实,一升一降;柴胡与白芍,一气一血,一散一收,一疏一养;白芍与甘草,酸甘化阴,缓急止腹痛。本方可用于治疗慢性肝炎、胆囊炎、胆石症、胃炎、胃肠神经官能症等属肝脾不和者。

2. 柴胡疏肝散

源自:《证治准绳》引《医学统旨》方。

主治:肝气郁滞证。症见胁肋疼痛,胸闷喜太息,情志抑郁易怒,或嗳气,脘腹胀满,脉弦。

功效:疏肝行气,活血止痛。

处方:柴胡、陈皮、川芎、香附、白芍、枳壳、炙甘草。

点睛:百病生于气,气滞作痛,通则不痛,治当以通法,但通法并非单指攻下通腑,理气化郁亦属通法。本方气血并治,因肝气郁结不得疏泄,导致血行瘀滞,故胸胁脘腹疼痛明显,其行气之力强于四逆散,使得肝气条达,则血脉通畅,且方中川芎为"血中气药"、香附为"气中血药",诸药合用则气畅血行。常用于治疗肝气犯胃,气滞作痛之胃脘痛。

3. 逍遥散

源自:《太平惠民和剂局方》。

主治:肝郁血虚脾弱证。症见两胁作痛,头痛目眩,口燥咽干,神疲食少,或月经不调,乳房胀痛,脉弦而虚者。

功效:疏肝解郁,养血健脾。

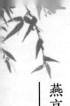

处方：柴胡、当归、茯苓、白芍、白术、甘草、生姜、薄荷。

点睛：本方为疏肝健脾代表方。木曰曲直，故以疏肝遂其性；肝苦急，急食甘以缓之，肝木之气全赖脾土以滋培，肾水以灌溉。中土虚，则木不升而郁，宜补中土以升木；阴血少，则肝不滋而枯，当荣血以养肝。若肝郁化火、内热明显者，加入丹皮、栀子清热凉血，名为丹栀逍遥散。

4. 小柴胡汤

源自：《伤寒论》。

主治：①伤寒少阳证。症见往来寒热，胸胁苦满，默默不欲饮食，心烦喜呕，口苦，咽干，目眩，舌苔薄白，脉弦者。②热入血室证。症见妇人伤寒，经水适断，寒热发作有时。③黄疸、疟疾以及内伤杂病而见少阳证者。

功效：和解少阳。

处方：柴胡、黄芩、人参、半夏、大枣、生姜、炙甘草。

点睛：小柴胡汤为和解少阳代表方，具有表里双调、攻补兼施、寒温并投、升降协调的特点，其在脾胃病中应用广泛。一可疏利肝胆、调和脾胃。凡肝胆郁热，肝脾不调，肝胃失和者皆可选用，如反流性食管炎、胃炎、肝胆结石、胆囊炎、胆汁反流性胃炎等。二可疏肝解郁、利胆退黄。因邪犯肝胆、胃肠，湿热阻滞三焦气机所致黄疸，如病毒性肝炎、肝硬化、肝胆结石所致之黄疸。三可舒畅三焦、开郁通便。因三焦气机不利，腑气失畅所致不大便、大便坚，如幽门梗阻、不完全肠梗阻无阳明腑实证，不宜攻下者。

5. 大柴胡汤

源自：《金匮要略》。

主治：少阳阳明合病。症见往来寒热，胸胁苦满，呕不止，郁郁微烦，心下痞硬，或心下满痛，大便不解或协热下利，舌苔黄，脉弦数有力。

处方：柴胡、黄芩、白芍、半夏、生姜、枳实、大枣、大黄。

功效：和解少阳，内泻热结。

点睛：本方主攻少阳邪热较盛，兼阳明实热结聚。《医方集解》云"少阳固不可下，然兼阳明腑实则当下"，故用于治疗急性胰腺炎、急性胆囊炎、胆石症、消化性溃疡等属少阳阳明合病者。

6. 痛泻要方

源自:《丹溪心法》。

主治:脾虚肝旺之痛泻。症见肠鸣腹痛，大便泄泻，泻必腹痛，泻后痛减，舌苔薄白，脉两关不调、左弦而右缓者。

功效:补脾柔肝，祛湿止泻。

处方:炒白术、白芍、陈皮、防风。

点睛:《医方考》认为"泻责之脾，痛责之肝；肝责之实，脾责之虚，脾虚肝实，故令痛泻"。张声生教授认为肝郁、脾虚、湿盛为痛泻的基本病机，常用本方加减治疗急性肠炎、慢性结肠炎、肠易激综合征等属肝旺脾虚者，可同时配伍炙黄芪升提中气，茯苓健脾利湿，香附、延胡索理气止痛。

7. 半夏泻心汤

源自:《伤寒论》。

主治:寒热错杂之痞证。症见心下痞，但满而不痛，或呕吐，肠鸣下利，舌苔腻而微黄。

功效:寒热平调，消痞散结。

处方:半夏、干姜、黄芩、黄连、人参、大枣、炙甘草。

点睛:本方为辛开苦降、寒热并用、补泻兼施代表方。现代应用不拘泥于痞证，只要符合寒热错杂、虚实夹杂、升降失调之病机者皆可应用，可广泛用于胃痞、口疮、吞酸、呃逆、胃脘痛、呕吐、腹痛、泄泻，如功能性消化不良、消化性溃疡、慢性胃炎、慢性腹泻、糖尿病胃轻瘫、胃食管反流病、口腔溃疡、溃疡性结肠炎等。生姜泻心汤、甘草泻心汤均可看作由半夏泻心汤化裁而来，前者用于水气过重致水走肠间、腹中雷鸣下利者，后者用于胃气重虚、客气上逆之痞。

四、理气剂

1. 越鞠丸

源自:《丹溪心法》。

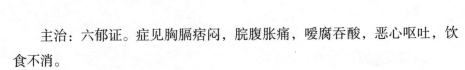

主治：六郁证。症见胸膈痞闷，脘腹胀痛，嗳腐吞酸，恶心呕吐，饮食不消。

功效：行气解郁。

处方：香附、川芎、苍术、栀子、神曲。

点睛：本方用于治疗气、血、痰、火、食、湿六郁之证。气郁者香附为君，血郁者川芎为君，湿郁者苍术为君，火郁者栀子为君，食郁者神曲为君，临证应根据何郁为主，调整君药并加味应用。常用于功能性消化不良、消化性溃疡、慢性胃炎、胆囊炎、胆石症等属"六郁"者。

2. 半夏厚朴汤

源自：《金匮要略》。

主治：梅核气。症见咽中如有物阻，咯吐不出，吞咽不下，胸膈满闷，或咳或呕，舌苔白润或白滑，脉弦缓或脉滑。

功效：行气散结，降逆化痰。

处方：半夏、厚朴、茯苓、生姜、紫苏叶。

点睛：针对梅核气，现代认为其证型并非拘泥于"七情郁气痰凝"。本方偏于温燥，故所治梅核气病机在于寒饮湿痰气结聚于咽喉。若痰火郁结者，则不可应用。常用于癔球症、食道痉挛、胃神经官能症等属气滞痰阻者。

3. 金铃子散

源自：《太平圣惠方》，录自《袖珍方》。

主治：肝郁化火证。症见胸腹胁肋诸痛，时发时止，口苦，或痛经，或疝气痛，舌红苔黄，脉弦数。

功效：疏肝泄热，活血止痛。

处方：金铃子、延胡索。

点睛：本方为治疗肝郁化火之胸腹胁肋疼痛的常用方，亦是治疗气郁血滞而致诸痛的基础方。气有余便是火，常与左金丸合用治疗气郁化火，胃热作痛之胃脘痛。疏肝清热法常用于活动性胃炎、糜烂性胃炎、消化性溃疡（活动期）。此外，因本方所治疼痛范围甚广，可根据具体病位适当加味。如胸胁疼痛，可加郁金、柴胡、香附等；脘腹疼痛，可加木香、陈皮、砂仁等；妇人痛经，可加当归、益母草、香附等；少腹疝气痛，可加乌药、橘核、荔枝核等。

4. 厚朴温中汤

源自：《内外伤辨惑论》。

主治：脾胃寒湿气滞证。症见脘腹胀满或疼痛，不思饮食，四肢倦怠，舌苔白腻，脉沉弦。

功效：行气除满，温中燥湿。

处方：厚朴、陈皮、炙甘草、茯苓、草豆蔻、木香、干姜。

点睛：本方为治疗脾胃寒湿气滞的常用方。若寒重痛甚者，可加肉桂、高良姜温中散寒止痛；若湿重，身体沉重，肢体肿胀者，可加大腹皮下气利水消肿。常用于慢性肠炎、慢性胃炎、胃溃疡等属寒湿气滞者。

5. 暖肝煎

源自：《景岳全书》。

主治：肝肾不足，寒滞肝脉证。症见睾丸冷痛，或小腹疼痛，疝气痛，畏寒喜暖，舌淡苔白，脉沉迟。

功效：温补肝肾，行气止痛。

处方：当归、枸杞子、小茴香、肉桂、乌药、沉香、茯苓。

点睛：本方为治疗肝肾不足，寒凝气滞之睾丸疼痛、疝气或少腹痛的常用方。应用时，当辨明寒之轻重。如寒甚者，加吴茱萸、干姜，更甚者加附子；腹痛甚者，加香附行气止痛。张声生教授善用香附止痛，正如汪昂所说"因其性平气香，味辛能散，微苦能降，微甘能和，乃血中之气药，通行十二经八脉气分，主一切气，利三焦，解六郁"。

6. 小半夏汤

源自：《金匮要略》。

主治：痰饮呕吐。症见呕吐痰涎，口不渴，或干呕呃逆，谷不得下，小便自利，舌苔白滑。

功效：化痰散饮，和胃降逆。

处方：半夏、生姜。

点睛：兵不在多而贵在精，本方药少力专，现已成为祛痰化饮或和胃降逆止呕的常用配伍组合，为治疗痰饮呕吐的基础方，常用于胃炎及化疗后胃肠反应等属痰饮呕吐者。

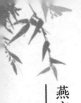

7. 旋覆代赭汤

源自:《伤寒论》。

主治:胃虚痰阻气逆证。症见胃脘痞闷或胀满,按之不痛,频频嗳气,或见纳差、呃逆、恶心,甚或呕吐,舌苔白腻,脉缓或滑。

功效:降逆化痰,益气和胃。

处方:旋覆花、人参、生姜、代赭石、炙甘草、半夏、大枣。

点睛:本方为治疗胃虚痰阻气逆证之常用方。方中旋覆花与代赭石,一宣一降,以治疗胃气上逆。若胃气不虚,可去参、枣,加大代赭石剂量,以增重镇降逆之效;痰多者,可法二陈汤,加入茯苓、陈皮以助化痰和胃之力。常用于胃神经官能症、胃扩张、慢性胃炎、消化性溃疡、幽门不完全梗阻、神经性呃逆、膈肌痉挛等属胃虚痰阻者。

8. 橘皮竹茹汤

源自:《金匮要略》。

主治:胃虚有热之呃逆。症见呃逆或干呕,虚烦少气,口干,舌红嫩,脉虚数。

功效:降逆止呃,益气清热。

处方:陈皮、竹茹、生姜、甘草、人参、大枣。

点睛:本方为治疗胃虚有热呕逆之常用方。胃热呕逆兼气阴两伤者,可加麦冬、茯苓、半夏、枇杷叶以养阴和胃;兼胃阴不足者,可加麦冬、石斛等滋养胃阴;胃热呃逆,气不虚者,可去参、枣、草,加柿蒂降逆止呃。常用于妊娠呕吐、幽门不完全梗阻、膈肌痉挛及术后呃逆不止等属胃虚有热者。

五、理血剂

1. 血府逐瘀汤

源自:《医林改错》。

主治:胸中血瘀证。症见胸痛,头痛,日久不愈,痛如针刺而有定处,或呃逆日久不止,或饮水即呛,干呕,或内热瞀闷,或心悸怔忡,失眠多梦,急躁易怒,入暮潮热,唇暗或两目暗黑,舌质暗红,或舌有瘀斑、瘀点，脉涩或弦紧。

功效：活血化瘀，行气止痛。

处方：桃仁、红花、川芎、赤芍、当归、生地黄、北柴胡、桔梗、枳壳、怀牛膝、甘草。

点睛：导致血瘀的病机有气虚、气滞、痰浊、瘀血、血寒、血热等，王清任创立此方用治"胸中血府血瘀证"，现今多法其理气活血之旨治疗胃脘痛。张声生教授治疗血瘀证时，常有养血活血如当归、鸡血藤，活血化瘀如川芎、牛膝，破血消癥如三棱、莪术，搜剔通络如全蝎、地龙、白花蛇等虫类药之不同。根据病位，瘀阻胃络，选膈下逐瘀汤；瘀阻肠络证，选少腹逐瘀汤。

2. 黄土汤

源自：《金匮要略》。

主治：脾阳不足，脾不统血证。症见大便下血，先便后血，以及吐血、衄血、妇人崩漏，血色暗淡，四肢不温，面色萎黄，舌淡苔白，脉沉细无力。

功效：温阳健脾，养血止血。

处方：干地黄、甘草、白术、附子、阿胶、黄芩、伏龙肝（灶心黄土）。

点睛：本方温中阳、健脾气、养血摄血止血，常用于治疗消化道出血之脾阳不足证。因导致出血的病机有血热（实热、虚热之别）、因虚（气虚、阳虚之异）、外伤及瘀血内阻，故治疗血证不可仅见血止血。《血证论》提出治血四法：止血、消瘀、宁血、补血。临证当先明确血证病机，有的放矢。

六、清热剂

1. 左金丸

源自：《丹溪心法》。

主治：肝火犯胃证。症见胁肋疼痛，嘈杂吞酸，呕吐口苦，舌红苔黄，脉弦数。

功效：清泻肝火，降逆止呕。

处方：黄连、吴茱萸。

点睛：本方常用于治疗嘈杂吐酸者，如胃食管反流病见反酸烧心者，常与煅瓦楞子、海螵蛸、浙贝母合用以制酸止痛，且黄连与吴茱萸比例可根据患者寒热偏盛适当调整，寒多则重用吴茱萸，热多则重用黄连。

2. 六一散

源自：《伤寒直格》。

主治：暑湿证。症见身热烦渴，小便不利，或泄泻。

功效：清暑利湿。

处方：滑石、甘草。

点睛：本方作为清利湿热的基础方，用于治疗脾胃病中症见口中黏腻、舌苔黄腻、大便黏滞不爽等湿热偏盛之证，予湿热之邪从小便而去，给湿邪以出路。

3. 葛根芩连汤

源自：《伤寒论》。

主治：协热下利。症见身热下利，胸脘烦热，口干作渴，喘而汗出，舌红苔黄，脉数或促。

功效：解表清理。

处方：葛根、黄芩、黄连、炙甘草。

点睛：本方治疗热泻热痢，无论有无表证，均可应用。常用于急性肠炎、细菌性痢疾、肠伤寒、胃肠型感冒等湿热证者。方中黄连为清热燥湿药中唯一可止泻之药，专治湿热泻痢。临证时可与六一散合用，以达到表里双解、清热化湿之目的。经云"清气在下，则生飧泄"，葛根解肌的同时，又可升发脾胃清阳之气。

4. 芍药汤

源自：《素问病机气宜保命集》。

主治：湿热痢疾。症见腹痛，便脓血、赤白相兼，里急后重，肛门灼热，小便短赤，舌苔黄腻，脉弦数。

功效：清热燥湿，调气和血。

处方：白芍、黄芩、黄连、大黄、木香、槟榔、当归、肉桂、炙

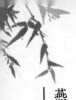

甘草。

点睛：本方为治疗湿热痢疾常用方。方中白芍、当归与木香、槟榔同用，体现了"行血则便脓自愈，调气则后重自除"的指导思想，能调气和血。常用于细菌性痢疾、阿米巴痢疾、过敏性结肠炎、急性肠炎等属湿热为患者。

5. 白头翁汤

源自:《伤寒论》。

主治：热毒痢疾。症见腹痛，里急后重，肛门灼热，下痢脓血，赤多白少，渴欲饮水，舌红苔黄，脉弦数。

功效：清热解毒，凉血止痢。

处方：白头翁、黄连、黄柏、秦皮。

点睛：本方为治疗热毒血痢的常用方，常用于细菌性痢疾、阿米巴痢疾属热毒偏盛者。因热毒深陷于血分，可加红藤、败酱草、地榆清热解毒。本方与芍药汤之清热燥湿、调和气血相比，具有清热解毒兼凉血燥湿止痢之效。因痢疾患者多有里急后重，故临证应用时可加调气之木香、槟榔，如董建华教授创清热利湿、理肠导滞汤，包含了白头翁、黄芩、黄连、葛根、木香、槟榔等药。

6. 黄连解毒汤

源自：方出《肘后备急方》，名见《外台秘要》引崔氏方。

主治：三焦火毒证。症见大热烦躁，口燥咽干，错语不眠；或热病吐血、衄血；或热甚发斑，或身热下利，或湿热黄疸；或外科痈疡疔毒，小便黄赤，舌红苔黄，脉数有力。

功效：泻火解毒。

处方：黄连、黄芩、栀子、黄柏。

点睛：本方苦寒直折，易伤脾胃，非火盛者不宜使用。脾胃病临证时，应用大苦大寒之品，谨记中病即止。针对幽门螺杆菌感染的患者，其中脾胃湿热证不为少数，清除幽门螺杆菌失败的患者，若为湿热偏盛，可从清湿热之法。现代药理表明，黄连、黄芩具有强抗 Hp 的作用，黄柏作用则较弱。

七、祛湿剂

1. 平胃散

源自:《简要济众方》。

主治:湿滞脾胃证。症见脘腹胀满,不思饮食,口淡无味,恶心呕吐,嗳气吞酸,肢体沉重,怠惰嗜卧,常多自利,舌苔白腻而厚,脉缓。

功效:燥湿运脾,行气和胃。

处方:苍术、厚朴、陈皮、甘草、生姜、大枣。

点睛:本方为治疗湿滞脾胃的基础方,治湿当燥湿(苦温、苦寒)、淡渗利湿、芳香化湿、行气化湿、健脾祛湿诸法并用。湿热者,加黄连、黄芩、苦参;寒湿者,加干姜、草豆蔻;湿盛泄泻者,加茯苓、薏苡仁、车前子、泽泻利小便,实大便;脾虚者,加黄芪、党参、炒白术。常用于慢性胃炎、消化道功能紊乱、消化性溃疡等属湿滞脾胃者。

2. 藿香正气散

源自:《太平惠民和剂局方》。

主治:外感风寒,内伤湿滞证。症见恶寒发热,头痛,胸膈满闷,脘腹疼痛,恶心呕吐,肠鸣泄泻,舌苔白腻,以及山岚瘴疟等。

功效:解表化湿,理气和中。

处方:藿香、大腹皮、紫苏梗、茯苓、半夏曲、白术、陈皮、厚朴、桔梗、白芷、炙甘草、生姜、大枣。

点睛:本方常用于治疗急性胃肠炎或夏季暑湿感冒见呕吐、腹泻并作者。夏季暑湿感冒,表证明显者,可加香薷解表化湿。

3. 苓桂术甘汤

源自:《金匮要略》。

主治:中阳不足之痰饮。症见胸胁支满,目眩心悸,短气而咳,舌苔白滑,脉弦滑或沉紧。

功效:温阳化饮,健脾利湿。

处方:茯苓、桂枝、白术、炙甘草。

点睛:本方为温化痰饮之代表方。仲景云:"病痰饮者,当以温药和之。"中阳不足，脾失健运，水湿不得气化则生痰饮。张声生教授常用此方治疗饮留心下之痞满或水走肠间、辘辘有声者。

4. 实脾饮

源自:《重订严氏济生方》。

主治:脾肾阳虚，水气内停之阴水。症见身半以下肿甚，手足不温，口中不渴，胸腹胀满，大便溏薄，舌苔白腻，脉沉弦而迟者。

功效:温阳健脾，行气利水。

处方:白术、厚朴、木瓜、木香、草果、槟榔、附子、茯苓、干姜、甘草、生姜、大枣。

点睛:本方可用于肝硬化腹水属脾肾阳虚者。肺主宣发肃降，可通调水道，为水之上源；脾主运化，既可运化食物，又可运化水液；肾者水脏，主津液，为水之下源；肝主疏泄，调畅全身气机，气能行津、布津。故调节体内水液代谢，当从肺、脾、肾、肝四脏入手。

5. 三仁汤

源自:《温病条辨》。

主治:湿温初起及暑温夹湿之湿重于热证。症见头痛恶寒，身重疼痛，肢体倦怠，面色淡黄，胸闷不饥，午后身热，苔白不渴，脉弦细而濡。

功效:宣畅气机，清利湿热。

处方:杏仁、白蔻仁、生薏苡仁、半夏、厚朴、滑石、竹叶、白通草。

点睛:三焦郁滞病机以中焦气化不利为主，见湿阻脾胃、脾失健运、胃气不降、肠腑失通等证，通过开宣肺气、和降胃气、健运脾气、渗利膀胱等治法，使得三焦气化湿行。本方杏仁、白蔻仁、薏苡仁分别体现了宣上、畅中、渗下的治疗思想，三焦分消，故为纠正三焦郁滞状态的基础方，常用于肠伤寒、胃肠炎属湿重于热者。

6. 茵陈蒿汤

源自:《伤寒论》。

主治:湿热黄疸。症见一身面目俱黄，黄色鲜明，发热，无汗或但头汗出，口渴欲饮，恶心呕吐，腹微满，小便短赤，大便不爽或秘结，舌红苔黄腻，脉沉数或滑数有力。

功效：清热，利湿，退黄。

处方：茵陈、栀子、大黄。

点睛：本方为治疗湿热黄疸常用方，其证为湿热并重。通过利湿与泻热并进，通利二便，前后分消，黄疸自除。本方常用于急性黄疸型传染性肝炎、胆囊炎、胆石症等所引起的黄疸，证属湿热内蕴者。自《伤寒论》提出黄疸病机为"瘀热在里"，《诸病源候论》明确提出脾胃瘀热造成黄疸，关幼波老先生提出黄疸的发生并非单纯因湿热引发，也与瘀血有关，治疗时当配合凉血活血、养血活血、行气活血、温通血脉、化痰活血之法。

八、驱虫剂

乌梅丸

源自：《伤寒论》。

主治：脏寒蛔厥证。症见脘腹阵痛，烦闷呕吐，时发时止，得食则吐，甚则吐蛔，手足厥冷；或久泻久痢。

功效：温脏安蛔。

处方：乌梅、细辛、干姜、附子、蜀椒、桂枝、当归、人参、黄连、黄柏。

点睛：本方是治疗脏寒蛔厥的常用方，又主寒热错杂之久泻久痢。常用于治疗胆道蛔虫症、慢性菌痢、慢性胃肠炎、慢性结肠炎等证属寒热错杂，气血虚弱者。方中体现"蛔得酸则静，得辛则伏，得苦则下"的治法，服药后下蛔是不一定的，因蛔虫上扰，气机逆乱，此时当以安蛔为主。因本方寒热并用，补泻兼施，临证应用时，需结合患者的体质适当加减。

九、祛痰剂

二陈汤

源自:《太平惠民和剂局方》。

主治:湿痰证。症见咳嗽痰多,色白易咯,恶心呕吐,胸膈痞闷,肢体困重,或头眩心悸,舌苔白滑或腻,脉滑。

功效:燥湿化痰,理气和中。

处方:半夏、橘红、茯苓、甘草、乌梅、生姜。

点睛:本方为治疗湿痰的基础方。因脾为胃行其津液,脾失健运则湿无以化,聚而成痰,且脾为生痰之源,肺为贮痰之器,痰饮致病广泛,变化多端,自古有"百病多由痰作祟""怪病责之于痰"之说,治痰时当健脾运脾以治生痰之源、治气以期气顺痰消、活血以畅通血脉。常用于治疗慢性胃炎、神经性呕吐等属湿痰为患者。通过加减可治疗多种痰证:如湿痰,加苍术、厚朴;热痰,加胆南星、瓜蒌、浙贝母、竹茹、黄连;寒痰,加干姜、细辛;风痰,加天南星、天麻、僵蚕;食痰,加莱菔子、麦芽;郁痰,加香附、青皮、郁金、枳实。

十、温里剂

1. 理中丸

源自:《伤寒论》。

主治:①脾胃虚寒证。症见脘腹绵绵作痛,喜温喜按,呕吐,大便稀溏,脘痞食少,畏寒肢冷,口不渴,舌淡苔白润,脉沉细或沉迟无力。②阳虚失血证。症见便血、吐血、衄血或崩漏等,血色暗淡,质清稀。③脾胃虚寒所致的胸痹;或病后多涎唾;或小儿慢惊等。

功效:温中祛寒,补气健脾。

处方:人参、干姜、炙甘草、白术。

点睛:本方为治疗中焦脾胃虚寒的基础方。因气主煦之,故内生之寒，温必兼补，中焦虚寒较甚或脾肾阳虚，加附子，名曰附子理中丸；阴寒过盛，可少佐寒凉之药防格拒；脾胃虚寒兼外感风寒者，加桂枝解肌调荣卫，名曰桂枝人参汤。常用于治疗急慢性胃肠炎、消化性溃疡、胃痉挛、胃下垂、胃扩张、慢性结肠炎等属脾胃虚寒者。

2. 小建中汤

源自：《伤寒论》。

主治：中焦虚寒，肝脾不和证。症见腹中拘急疼痛，喜温喜按，神疲乏力，虚怯少气；或心中悸动，虚烦不宁，面色无华；或伴四肢酸楚，手足烦热，咽干口燥。舌淡苔白，脉细弦。

功效：温中补虚，和里缓急。

处方：桂枝、芍药、炙甘草、生姜、饴糖、大枣。

点睛：本方既是温中补虚、缓急止痛之剂；又为调和阴阳，柔肝理脾之常用方。常用于消化性溃疡、慢性肝炎、慢性胃炎等属中焦虚寒，肝脾不和者。经曰："损其肝者，缓其中。"白芍配甘草可缓中止痛。阴阳气血俱虚证，因脾为后天之本，气血生化之源，加入黄芪甘温益气，取黄芪建中汤之意。血亏腹痛明显者，加当归养血活血止痛，取当归建中汤之意。

3. 大建中汤

源自：《金匮要略》。

主治：中阳衰弱，阴寒内盛之脘腹剧痛证。症见腹痛连及胸脘，痛势剧烈，其痛上下走窜无定处，或腹部时见块状物上下攻撑作痛，呕吐剧烈，不能饮食，手足厥冷，舌质淡，苔白滑，脉沉伏而迟。

功效：温中补虚，降逆止痛。

处方：蜀椒、干姜、人参。

点睛：本方纯用辛甘之品温建中阳，补虚散寒之力强于小建中汤，且可降逆止呕。用于中阳衰弱，阴寒内盛之腹痛呕逆。

4. 四逆汤

源自：《伤寒论》。

主治：心肾阳衰寒厥证。症见四肢厥逆，恶寒蜷卧，神衰欲寐，面色苍白，腹痛下利，呕吐不渴，舌苔白滑，脉微细。

功效：回阳救逆。

处方：炙甘草、干姜、生附子。

点睛：本方为回阳救逆的基础方，阳虚寒盛之时，需大辛大热之品破阴寒、回阳气、救厥逆，故以附子"走而不守"，通行十二经，温壮元阳；干姜"守而不走"，以温中阳。二者合用，运用了脾肾先天、后天相互滋生关系，相得益彰。阴盛格阳者，服药后可出现呕吐拒药，可将药液置凉后服用，体现"用热远热"之法。此外，针对阳气欲脱者，加人参、山茱萸复脉固脱。

5. 吴茱萸汤

源自：《伤寒论》。

主治：肝胃虚寒，浊阴上逆证。症见食后泛泛欲呕，或呕吐酸水，或干呕，或吐清涎冷沫，胸满脘痛，巅顶头痛，畏寒肢凉，甚则伴手足逆冷，大便泄泻，烦躁不宁，舌淡苔白滑，脉沉弦或迟。

功效：温中补虚，降逆止呕。

处方：人参、吴茱萸、生姜、大枣。

点睛：吴茱萸汤在《伤寒论》中主要用于阳明中寒之食谷欲呕；厥阴肝胃虚寒，浊阴上逆之干呕、吐涎沫、头痛；少阴阳明剧争之吐利、厥逆、烦躁欲死。本方以肝胃虚寒，浊阴上逆为主要病机，既可治腹泻，又可疗呕吐。适用于慢性胃炎、妊娠呕吐、神经性呕吐等属肝胃虚寒者。

6. 良附丸

源自：《良方集腋》。

主治：肝胃气滞寒凝证。症见胃脘疼痛，胸胁胀闷，畏寒喜温，苔白脉弦，以及妇女痛经等。

功效：行气疏肝，祛寒止痛。

处方：高良姜、香附。

点睛：因外感寒邪或过食生冷之物，导致寒邪凝滞胃脘，则胃气阻滞，故疼痛暴作，且遇寒痛甚，得温可减。治当散寒与温中并施，故常用本方加味治疗寒邪客胃之胃脘痛。

十、消食剂

1. 保和丸

源自:《丹溪心法》。

主治：食滞胃脘证。症见脘腹痞满胀痛，嗳腐吞酸，恶食呕逆，或泄泻，舌苔厚腻，脉滑。

功效：消食和胃。

处方：山楂、神曲、莱菔子、连翘、半夏、陈皮、茯苓。

点睛：本方多用于暴饮暴食、食滞内停所致脘腹胀痛者。《素问·痹论》云"饮食自倍，肠胃乃伤"，可见饮食过度，脾胃易损，应用时当不忘健脾消食，药如白术、木香。此方可消一切食积，且食积易碍气、生湿、化热，方中陈皮、半夏行气化湿，连翘清热，又可散结以助消积。常用于急慢性胃炎、急慢性肠炎、消化不良、婴幼儿腹泻等属食积内停者。

2. 枳实导滞丸

源自:《内外伤辨惑论》。

主治：湿热食积证。症见脘腹胀痛，下痢泄泻，或大便秘结，小便短赤，舌苔黄腻，脉沉有力。

功效：消导化积，清热利湿。

处方：大黄、枳实、黄连、黄芩、神曲、白术、茯苓、泽泻。

点睛：本方主要用于湿热食积，内阻胃肠，或便秘或泄泻者。此方治疗湿热食滞之泄泻、下利，可体现"通因通用"之法。常用于胃肠功能紊乱、慢性痢疾等属湿热积滞者。

3. 健脾丸

源自:《证治准绳》。

主治：脾虚食积证。症见食少难消，脘腹痞闷，大便溏薄，倦怠乏力，苔腻微黄，脉虚弱。

功效：健脾和胃，消食止泻。

处方：炒白术、木香、黄连、茯苓、人参、神曲、陈皮、砂仁、麦芽、山楂、山药、肉豆蔻、甘草。

点睛：本方为消补兼施之剂，补重于消，但补益之药多壅滞，消导之品易伤脾，应权衡轻重。常用于慢性胃肠炎、消化不良属脾虚食滞者。

4. 枳实消痞丸

源自：《兰室秘藏》。

主治：脾虚气滞，寒热互结证。症见心下痞满，不欲饮食，倦怠乏力，大便不畅，苔腻而微黄，脉弦。

功效：消痞除满，健脾和胃。

处方：人参、干生姜、麦芽曲、白茯苓、炙甘草、白术、半夏曲、厚朴、枳实、黄连。

点睛：本方有补有消、有寒有热，体现了消补兼施、辛开苦降的特点。与健脾丸相比，本方消重于补。虚实有轻重，消补有主次，处方时务必使消积不伤正，扶正不助满。常用于慢性胃炎、胃肠神经官能症属脾虚气滞，寒热互结者。

十一、泻下剂

1. 麻子仁丸

源自：《伤寒论》。

主治：胃肠燥热，脾约便秘证。症见大便干结，小便频数。

功效：润肠泻热，行气通便。

处方：麻子仁、大黄、杏仁、芍药、枳实、厚朴、白蜜。

点睛：本方多用于习惯性便秘之胃肠燥热证。具有泻而不峻，润而不腻，下不伤正，攻润相合的特点。大多数人将"脾约证"诠释为"胃强脾弱"的便秘证，但本方并无补脾之意，而是以下燥屎为度。常用于虚人及老人肠燥便秘、习惯性便秘、产后便秘、痔疮术后便秘等属胃肠燥热者。

2. 增液承气汤

源自：《温病条辨》。

主治：热结阴亏证。症见燥屎不行，下之不通，脘腹胀满，口干唇燥，舌红苔黄，脉细数。

功效：滋阴增液，泻热通便。

处方：玄参、麦冬、细生地、大黄、芒硝。

点睛：顽固性便秘因邪热互结于阳明胃肠，津液受灼，使得燥屎结于肠中。若单纯应用通下药物，大便亦难以下达，故要重用生地黄、玄参、麦冬，以补药之力，滋水行舟，作泻药之用。借鉴《素问·至真要大论》云"热淫于内，治以咸寒，佐以甘苦"，治当甘凉濡润以滋阴清热，咸苦润降以软坚泻下。

3.六磨汤

源自：《世医得效方》。

主治：气滞腹痛，大便秘结证。症见便秘，欲便不畅，少腹胀痛，便下艰难，肠鸣矢气，嗳气呃逆，食少纳差，后重窘迫。舌质红，苔薄白，脉弦。

功效：下气通便。

处方：沉香、木香、槟榔、乌药、枳壳、大黄。

点睛：本方为治疗气滞便秘的常用方。肠道传导失司，大便不畅，方中木香升降诸气，沉香、乌药疏肝行气，大黄、枳壳、槟榔攻积导滞，诸药合用以顺气导滞。

4.大承气汤

源自：《伤寒论》。

主治：①阳明腑实证。症见大便不通，频转矢气，脘腹痞满，腹痛拒按，按之则硬，甚或潮热谵语，手足濈然汗出，舌苔黄燥起刺，或焦黑燥裂，脉沉实。②热结旁流证。症见下利清水，色纯青，其气臭秽，脐腹疼痛，按之坚硬有块，口舌干燥，脉滑实。③里热实证之热厥、痉病或发狂等。

功效：峻下热结。

处方：大黄、芒硝、厚朴、枳实。

点睛：本方为寒下法代表方。阳明腑实证，痞、满、燥、实、坚俱全，当急下以存阴。临证若见平素大便呈球状、质干硬，或大便多日未行，脉沉实者，当用此荡涤胃肠实热积滞，但泻下之峻剂须中病即止，以免耗损正气。本方常用于急性单纯性肠梗阻、粘连性肠梗阻、蛔虫性肠梗阻、急性胆囊炎、急性胰腺炎、幽门梗阻，以及某些热性病过程中出现高热、神昏谵语、惊厥、发狂而见大便不通、苔黄脉实者。小承气汤、调胃承气汤均为大承气汤类方。

5. 大黄附子汤

源自：《金匮要略》。

主治：寒积里实证。症见腹痛便秘，胁下偏痛，发热，手足厥冷，舌苔白腻，脉弦紧。

功效：温里散寒，通便止痛。

处方：大黄、附子、细辛。

点睛：本方既为温下法的代表方，又是治疗冷积便秘实证的常用方。腹痛甚，喜温者，加肉桂温里祛寒止痛；腹胀满，可加厚朴、木香以行气导滞；体虚或积滞较轻，因大黄生用、后下的泻下之力峻，久煎者泻下之力缓，正如《伤寒来苏集》所谓"生者气锐而先行，熟者气钝而和缓"，故可用熟大黄以减轻泻下之力；如体虚较甚，加党参、当归以益气养血。常用于急性阑尾炎、急性肠梗阻、胆绞痛、胆囊术后综合征、慢性痢疾等属寒积里实者。使用时，一般大黄的剂量不超过附子。

6. 五仁丸

源自：《世医得效方》。

主治：津枯肠燥证。症见大便艰难，以及年老和产后血虚便秘，舌燥少津，脉细涩。

功效：润肠通便。

处方：桃仁、杏仁、柏子仁、松子仁、郁李仁、陈皮。

点睛：本方集富含油脂的果仁于一方，其润肠通便之力强于麻子仁丸，多用于习惯性便秘。

7. 黄龙汤

源自：《伤寒六书》。

主治：阳明腑实，气血不足证。症见自利清水，色纯青，或大便秘结，脘腹胀满，腹痛拒按，身热口渴，神疲少气，谵语，甚则循衣摸床，撮空理线，神昏肢厥，舌苔焦黄或焦黑，脉虚。

功效：攻下通便，补气养血。

处方：生大黄、芒硝、厚朴、枳实、甘草、人参、当归、生姜、大枣、桔梗。

点睛：本方为治疗阳明腑实兼气血不足的常用方，其特点在于攻补兼施，使祛邪不伤正、扶正不碍邪，常用于老年性肠梗阻。新加黄龙汤亦为攻补兼施之剂，其病机除热结里实外，更见正气耗伤，津液耗竭，故侧重于养阴增液。

8. 黄芪汤

源自：《金匮翼》。

主治：脾气虚弱证。症见大便干结或不干，虽有便意而临厕无力努责，汗出气短，神疲气怯，肢倦懒言。舌淡，苔薄白，脉弱。

功效：补中健脾，益气通便。

处方：黄芪、陈皮、火麻仁、白蜜。

点睛：本方为治疗气虚便秘的常用方。张声生教授常说，气虚则气必滞，治疗气虚便秘时，可适当配伍行气通腑之药，如莱菔子、焦槟榔、大腹皮等。补药易壅滞中焦，亦体现补而不滞的特色。

9. 济川煎

源自：《景岳全书》。

主治：肾阳虚弱，精津不足证。症见大便秘结，小便清长，腰膝酸软，头目眩晕，舌淡苔白，脉沉迟。

功效：温肾益精，润肠通便。

处方：当归、牛膝、肉苁蓉、泽泻、升麻、枳壳。

点睛：本方温润通便，是治疗肾虚便秘的常用方，常用于习惯性便秘、老年便秘、产后便秘等属肾虚精亏肠燥者。张声生教授治疗虚秘，用药并不在于大黄、芒硝之攻下药，而善用当归20g养血润肠，肉苁蓉15g补肾益精、润肠通便，枳壳10g、莱菔子25g行气通腑，牛膝9g引药下行。兼顾脾肾为先后天之本，二者相互滋生，予生白术益气通便，剂量常在 30g 以上。诸药并举，以补通塞，肠腑得通则大便自解。

10. 润肠丸

源自:《沈氏尊生书》。

主治：血燥便秘。症见大便干结，状如羊屎，口干少津，神疲纳呆，形体消瘦，或见颧红，眩晕耳鸣，心悸怔忡，腰膝酸软，舌红，苔少，脉细小数。或面色淡白无华，心悸健忘，头晕目眩，舌淡苔白，脉弱。

功效：养血润肠通便。

处方：当归、生地黄、麻仁、桃仁、枳壳。

点睛：多用于功能性便秘之血虚肠燥之证，便秘为表象，血虚肠液干枯为本质，通过养血润肠以增液行舟。

十二、治燥剂

1. 益胃汤

源自:《温病条辨》。

主治：胃阴损伤证。症见胃脘灼热隐痛，饥不欲食，口干咽燥，大便干结，或干呕、呃逆，舌红少津，脉细数者。

功效：养阴益胃。

处方：沙参、麦冬、生地黄、玉竹、冰糖。

点睛：主要用于慢性萎缩性胃炎所致胃脘痛之胃阴不足证。

2. 麦门冬汤

源自:《金匮要略》。

主治：①虚热肺痿。症见咳嗽气喘，咽喉不利，咯痰不爽，或咳唾涎沫，口干咽燥，手足心热，舌红少苔，脉虚数。②胃阴不足证。症见呕吐，纳少，呃逆，口渴咽干，舌红少苔，脉虚数。

功效：清养肺胃，降逆下气。

处方：麦门冬、半夏、人参、甘草、粳米、大枣。

点睛：用于吐伤胃阴，干呕不止，中脘嘈杂之证。本方以大量甘润之麦冬滋养胃阴为主，佐少量辛燥之半夏降逆止呕，润燥得宜，滋而不腻，燥不伤津。如胆汁反流性胃炎之胃阴不足证。

3. 沙参麦冬汤

源自:《温病条辨》。

主治:肺胃阴伤证。症见燥伤肺胃阴分,或热或咳者。

功效:清养肺胃,生津润燥。

处方:沙参、玉竹、生甘草、冬桑叶、麦冬、生扁豆、天花粉。

点睛:此方通过甘寒之法润燥生津,针对应用于慢性萎缩性胃炎之津液枯涸以"干燥"为主者。诸药配合,共奏补益中焦、养阴生津之效,使胃阴得复,胃络得养。但经云"阴虚则热",应适当配伍黄连、生地黄、玄参以清热,白芍、乌梅、五味子、山楂与甘草酸甘化阴生津,且少佐太子参清补,鸡内金、神曲、麦芽消食和胃以兼顾津液化生之源。

参考文献

［1］詹先峰，张声生.浅谈张声生教授的脾胃观［J］.天津中医药,2018,35（12）:881–884.

［2］张旭，张声生.张声生教授运用寒热并用法治疗脾胃病的临床经验［J］.世界中医药，2017，12（4）:850–852+856

［3］张旭，周强，吴兵，等.张声生从"寒热""气血"论治溃疡性结肠炎［J］.中华中医药杂志，2018，33（7）:2885–2887.

［4］周强，王玉贤，卢小芳，等.张声生中医理脾十法概述［J］.北京中医药，2017，36（5）:442–444.

［5］董建华.治疗胃病必须调和气血［J］.新中医，1987，1（1）:1–2+39.

［6］杨雪，赵鲁卿，周强，等.张声生从气血辨治溃疡性结肠炎九法［J］.北京中医药，2016，35（3）:231–232.

［7］王玉贤，周强，张声生.脾胃病从瘀论治探析［J］.中国中西医结合消化杂志，2018，26（7）:630–632.

［8］张声生，陶琳.肝脾不调证中医诊疗专家共识意见（2017）［J］.中医杂志，2017，58（16）:1436–1440.

［9］周强，张声生.从调肝理脾论治非酒精性脂肪性肝病［J］.世界中医药，2015，10（5）:687–689.

［10］周强，张声生.论调肝十五法［J］.中医杂志，2015，56（19）:1648–1650.

［11］孟梦，周强，赵鲁卿，等."和"法治疗脾胃病临证策略初探［J］.北京中医药，2018，37（7）:628–630.

［12］周滔，张声生.张声生教授运用调肝理脾法治疗疑难脾胃病的临床经验［J］.中华中医药杂志，2013，28（1）:131–133.

［13］郭鹏，孔伟，王振国.和法的概念及其实质浅论［J］.山东中医药大学学报，2006，30（6）:436–438+440.

［14］何新慧，张苇航，朱娇玉.和法析要［J］.中国医药学报，2004，19（3）:160–161.

［15］张声生，李乾构，魏玮，等.肠易激综合征中医诊疗共识意见［J］.中华中医药杂志，2010，25（7）:1062–1065.

［16］张继泽.调和肝胃（脾）法在脾胃病中的运用［J］.江苏中医，1996，17（10）：17-18

［17］Drossman DA，Dumitrascu DL.Rome Ⅲ：New standard for functional gastrointestinal disorders［J］.J Gastrointestin Liver Dis，2006，15（3）：237-241.

［18］Keller J，Layer P.Functional gastrointestinal diseases［J］.Der Internist，2013，36（3）：1337-1347.

［19］Devanarayana NM，Rajindrajith S，Benninga MA.Quality of life and health care consultation in 13 to 18 year olds with abdominal pain predominant functional gastrointestinal diseases［J］.BMC Gastroenterol，2014（14）：150.

［20］邱慧彬，孙涛，金博.精神心理因素与功能性胃肠疾病的研究进展［J］.医学综述，2011，17（14）：2143-2145.

［21］Grover M，Camilleri M.Effects on gastrointestinal functions and symptoms of serotonergic psychoactive agents used in functional gastrointestinal diseases［J］.J Gastroenterol，2013（2）：177-181.

［22］陈诗言，杨巍，陈万萌，等.抗抑郁药与心理行为治疗在功能性胃肠疾病中的作用［J］.大家健康（学术版），2013，7（6）：51.

［23］Zolezzi Francis A.Functional gastrointestinal diseases and Rome Ⅲ［J］.Rev Gastroenterol Peru，2007，27（2）：177-184.

［24］胡献国.功能性胃肠疾病的中医治疗［N］.上海中医药报，2013-03-22（07）.

［25］张声生，杨静.中医药治疗功能性胃肠病大有可为［J］.世界华人消化杂志，2007，15（33）：3457-3461.

［26］张声生，苏冬梅，赵鲁卿.中医药治疗功能性消化不良的系统评价［J］.中国中西医结合消化杂志，2011，19（1）：32-34.

［27］张声生，汪正芳，郭前坤，等.疏肝健脾方对实验性腹泻型肠易激综合征5-羟色胺相关的结肠黏膜离子通道转运机制的影响［J］.中国中西医结合杂志，2012，32（11）：1516-l520.

［28］宋建平.逍遥散加减治疗功能性消化不良48例临床观察［J］.江苏中医药，2013，45（11）：34-35.

［29］罗茜，王小娟，郭璇，等.舒胃汤治疗功能性消化不良肝胃不和证30例［J］.中国中医药信息杂志，2012，19（2）：69-70.

［30］刘运至，魏立仁.柴枳平肝汤治疗功能性消化不良肝胃不和证的临床观察［J］.中医药导报，2012，18（2）：53-54.

［31］陈秋萍.疏肝和胃法针刺治疗功能性消化不良的临床研究［D］.湖北中医药大学，2013.

［32］雷良蓉，朱海豫，沈瑞芳.疏肝健脾和胃法治疗功能性消化不良（肝胃不和证）的临床研究［J］.中国实验方剂学杂志，2013，19（11）：302-305.

［33］李晓玲，张声生，杨成，等.仁术健脾理气方对功能性消化不良大鼠胃排空功能及 Ghrelin、5-HT、CGRP 的影响［J］.中国中西医结合消化杂志，2014，22（7）：355-359.

［34］徐寅，王小娟，弭艳红，等.舒胃汤对功能性消化不良大鼠胃动素及胃窦 Cajal 间质细胞的影响［J］.中国中西医结合消化杂志，2012，20（3）：102-105.

［35］Yao X，Yang YS，Cui LH，et al.Subtypes of irritable bowel syndrome on Rome Ⅲ criteria：a multicenter study［J］.J Gastroenterol Hepatol，2012，27（4）：760-765.

［36］李晓青，常敏，许东，等.中国肠易激综合征流行病学调查现状分析［J］.胃肠病学和肝病学杂志，2013，22（8）：734-739.

［37］Gareau MG，Jurv J，Perdue MH.Neonatal maternal separation of rat pups results in abnormal cholinergic regulation of epithelial permeability［J］.Am J Physiol Gastrointest Liver Physiol，2007，293（1）：G198-203.

［38］陶琳，张声生，肖旸，等.健脾疏肝法对腹泻型肠易激综合征患者生活质量的影响［J］.北京中医药，2012，31（6）：437-440.

［39］刘竹轩，谢建群，华云玮，等.健脾疏肝方治疗肝郁脾虚腹泻型肠易激综合征的临床研究［J］.上海中医药杂志，2013，47（12）：43-45.

［40］吴攀伟，张鹏天，李长泓，等.健脾益气汤治疗肠易激综合征临床疗效比较［J］.山东中医药大学学报，2013，37（3）：212-213.

［41］苏燕妮，黄雅慧.健脾益气方配合心理疏导治疗便秘型肠易激综合征 40 例临床观察［J］.湖南中医杂志，2014，30（4）：49-51.

［42］陈峰松，索红军，范辉.疏肝解郁汤治疗腹泻型肠易激综合征 30 例［J］.世界华人消化杂志，2010，18（25）：2715-2718.

［43］赵立波，刘彩双，安永红，等.健脾化湿颗粒治疗腹泻型肠易激综合征 80 例临床观察［J］.河北中医，2014，36（5）：673-674.

［44］张声生，郭前坤，汪正芳，等.疏肝健脾方对腹泻型肠易激综合征模型大鼠结肠黏膜多巴胺信号通路离子转运的影响［J］.中国中西医结合消化杂志,2012,20(9)：385-389.

［45］费晓燕，袁建业，郑昱，等.疏肝饮煎剂对腹泻型肠易激综合征大鼠离体结肠纵行平滑肌肌张力的影响［J］.上海中医药大学学报，2012，26（3）：70-74.

［46］陈剑明，崔超，张声生.张声生诊治慢性萎缩性胃炎经验［J］.北京中医药，2010，29（3）：180-181.

［47］张声生.中西医结合诊疗溃疡性结肠炎［J］.中国中西医结合杂志，2008，

28（9）：782-783.

[48]周滔，张声生.张声生教授运用调肝理脾法治疗疑难脾胃病的临床经验[J].中华中医药杂志，2013，28（1）：131-133.

[49]张立平.中医"和法"的概念与范畴研究[D].中国中医科学院，2012.

[50]李瑞奇，白明，苗明三.清热药的特点及现代研究[J].中医学报，2013，28（7）：1003-1005.

[51]邓淙友.补中益气汤及其配伍的药效学研究[D].广州中医药大学，2012.

[52]Zhao L，Zhang S，Wang Z，et al.Efficacy of Modified Ban xia xie xin decoction on functional dyspepsia of cold and heat in complexity syndrome：a randomized controlled trial[J].Evidence-Based Complementary and Alternative Medicine，2013：812143.

[53]侯杏.加味左金丸治疗寒热错杂型慢性结肠炎的临床疗效观察[D].湖南中医药大学，2014.

[54]胡兆元，周丽雅，林三仁，等.十年2088例反流性食管炎临床分析[J].中华消化杂志，2005，25（12）：717-719.

[55]王庆治，张帮杰，王素娟.反流性食管炎临床流行病学分析[J].中国社区医师（医学专业），2011，13（30）：125-126.

[56]张声生，李乾构，唐旭东，等.慢性萎缩性胃炎中医诊疗共识意见[J].中医杂志，2010，51（8）：749-753.

[57]张声生，李乾构，沈洪，等.溃疡性结肠炎中医诊疗共识意见（2009）[J].中国中西医结合杂志，2010，30（5）：527-532.

[58]吉良晨.治未病——中医传统健康文化的核心理念[J].环球中医药，2008（2）：7-8.

[59]张伯礼."治未病"与健康产业发展[J].环球中医药，2008（2）：5-6.

[60]王琦.体质辨识是"治未病"的"抓手"[J].环球中医药，2008（3）：5-6.

[61]张保亭，颜乾麟.颜德馨运用活血化瘀法的经验[J].中医杂志，2003，44（1）：15-16+29.

[62]贝润浦.著名老中医姜春华运用活血化瘀法配伍的经验[J].上海中医药杂志，1984（5）：2-4.

[63]张声生，沈洪，王垂杰，等.中华脾胃病学[M].北京：人民卫生出版社，2016.

[64]陈可冀，张之南，梁子钧，等.《血瘀证与活血化瘀研究》[M].上海：上海科学技术出版社，1990.

[65]杨雪，周强，张声生.张声生教授应用对药调畅气机治疗脾胃病经验[J].天津中医药，2016，33（4）：197-199.

［66］张声生，沈洪，郑凯，等.溃疡性结肠炎中医诊疗专家共识意见（2017）［J］.中华中医药杂志，2017，32（8）：3585-3589.

［67］段剑飞，李硕熙，袁星星，等.参麦养阴化瘀汤对慢性萎缩性胃炎临床疗效及对血清氧化应激指标的影响［J］.中国中西医结合消化杂志，2017，25（12）：920-923+928.

［68］吴兵，张声生.张声生主任医师临证妙用三七从瘀论治脾胃疾病举隅［J］.中国中医药现代远程教育，2006，4（9）：12-13.

［69］金·李东垣.脾胃论［M］.北京：中国中医药出版社，2007.

［70］李晓玲，张声生.张声生教授运用调肝理脾法治疗脾胃病常用对药经验［J］.世界中医药，2015，10（7）：1041-1042.

［71］刘赓，丁洋，张声生.张声生从"虚""毒""瘀"论治慢性萎缩性胃炎［J］.中国中医基础医学杂志，2012，18（10）：1098-1099.

［72］齐英娜，张声生.张声生教授论治腹泻型肠易激综合征经验［J］.中华中医药杂志，2015，30（8）：2796-2798.

［73］张恒钰，周强，王跃旗，等.张声生从"内痈"分期论治溃疡性结肠炎经验［J］.北京中医药，2016，35（7）：671-673.

［74］周强，张声生.张声生运用调肝理脾法辨治非酒精性脂肪性肝病经验［J］.世界中西医结合杂志，2016，11（4）：470-472+554.

［75］沈晨，张声生，崔超，等.清肠化湿法治疗活动期溃疡性结肠炎近期疗效观察［J］.北京中医药，2013，32（6）：415-417+436.

［76］张旭，张声生.张声生从升清降浊论治功能性消化不良［J］.辽宁中医杂志，2017，44（3）：476-479.

［77］Omura N，Kashiwagi H，Yano F，et al.Reoperations for esophageal achalasia［J］.2012，42（11）：1078-1081.

［78］Abu G M，Khalaila A，Shussman N，et al.Transesophageal endoscopic myotomy for achalasia：recognizing potential pitfalls before clinical application［J］.Surg Endosc，2012，26（3）：681-687.

［79］王爽，刘冰熔.贲门失弛缓症的研究进展［J］.世界华人消化杂志，2013，21（1）：75-81.

［80］Pandolfino JE，Roman S.High-resolution manometry：an atlas of esophageal motility disorders and findings of GERD using esophageal pressure topography［J］.Thorac Surg Clin，2011，21（4）：465-475.

［81］Eckardt AJ，Eckardt VF.Treatment and surveillance strategies in achalasia：an update［J］.Nat Rev Gastroenterol Hepatol，2011，8（6）：311-319.

［82］黄福斌．食痹与贲门失弛缓症［J］．南京中医学院学报，1989（1）：10.

［83］张晓江，张本灏，朱莹，等．加味四七汤治疗贲门失弛缓症46例临床观察［J］．湖南中医杂志，1999（1）：12-13.

［84］梁绍坤，孙林波．加味丹参饮治疗贲门失弛缓症临床观察［J］．中医临床研究，2013，5（7）：84-85.

［85］沈祖法．速效救心丸治疗贲门失弛缓症11例报告［J］．中国中医急症，1994（5）：233.

［86］翁利婷，郑自芳，童昌珍．胆舒胶囊联合针灸治疗贲门失弛缓症的临床观察［J］．湖北中医杂志，2009，31（4）：49-50.

［87］张顺德．针刺足三里治疗"食痹"［J］．四川中医，1986（8）：48.

［88］樊树英．针刺治疗食道失弛缓症60例临床观察［J］．中国针灸，1995（2）：11-12.

［89］陈玉华，赵渤．针灸治疗贲门失弛缓症［J］．上海针灸杂志，1992（4）：25.

［90］魏庆兴．针灸治疗食管疾患的体会［J］．中国针灸，1989（4）：54.

［91］庞海燕．针灸治疗胃肠动力障碍性疾病的临床和基础研究进展［J］．中国中西医结合杂志，1999（3）：61-64.

［92］高月，高明．整脊疗法治疗贲门失弛缓症10例［J］．按摩与导引，2007，24（2）：14-15.

［93］林矛．电针配合穴位注射治疗食管贲门失弛缓症15例［J］．上海针灸杂志，2003（4）：29.

［94］王永泉．推拿针刺治疗食管贲门失弛缓症32例［J］．中国中医药信息杂志，2001（9）：83.

［95］中华医学会．临床诊疗指南·消化系统疾病分册［M］．北京：人民卫生出版社，2005.

［96］Vakil N，van Zanten SV，Kahrilas P，et al.The montreal definition and classification of gastroesophageal reflux disease：a global evidence-based consensus［J］. Am J Gastroenterol，2006，101（8）：1900-1920.

［97］中华中医药学会．胃脘痛诊疗指南［J］．中国中医药现代远程教育，2011，9（14）：127-129.

［98］周滔，张声生．"治未病"思想与脾胃病的防治［J］．环球中医药，2009，2（4）：265-268.

［99］王利芳，乔樵，朱曙东．云香复合胃痛胶囊对慢性浅表性胃炎大鼠胃分泌功能的影响［J］．中国中西医结合消化杂志，2008，16（6）：372-374.

［100］中国中西医结合学会消化系统疾病专业委员会．功能性消化不良的中西医

结合诊疗共识意见（2010）［J］.中国中西医结合杂志，2011，31（11）：1545-1549.

［101］中华中医药学会脾胃病分会.消化不良中医诊疗共识意见（2009）［J］.中国中西医结合杂志，2010，30（5）：533-537.

［102］陈贞，许文君，张声生，等.功能性消化不良中医证候及症状分布特点的研究［J］.北京中医药，2008，27（11）：841-843.

［103］赵鲁卿，张声生，汪红兵，等.胃病2号对功能性消化不良脾虚气滞证患者中医证候疗效研究［J］.北京中医药，2013，32（6）：410-412.

［104］张声生，王垂杰，沈洪，等.胃病1号复方治疗功能性消化不良脾胃虚寒证的多中心、随机、双盲、安慰剂对照试验［A］.北京中医药学会2012年学术年会论文汇编［C］，2012：9.

［105］汪红兵，张声生，沈洪，等.胃病3号复方治疗功能性消化不良脾胃湿热证多中心、随机、双盲、安慰剂对照试验研究［J］.中国中西医结合消化杂志，2011，19（5）：284-289.

［106］赵鲁卿，张声生，汪红兵，等.胃病4号对功能性消化不良寒热错杂证患者生活质量的影响［J］.中华中医药杂志，2012，27（10）：2551-2554.

［107］房静远，刘文忠，李兆申，等.中国慢性胃炎共识意见［J］.胃肠病学，2013，18（1）：24-36.

［108］陈伟，刘华一.中医药防治胃癌前病变机制的实验研究进展［J］.天津中医药大学学报，2007，26（1）：54-56.

［109］李伟，赵卫东，张威庆，等.COX-2和CK20在胃癌前病变、胃癌黏膜组织中的表达及临床意义［J］.山东医药，2012，52（7）：69-71.

［110］姜宁，黄宣，范一宏，等.中西医结合治疗胃癌前病变疗效的系统评价［J］.中华中医药学刊，2015，33（1）：149-154.

［111］陈惠新.胃癌前病变的研究进展［J］.临床消化病杂志，2001，13（1）：43-45.

［112］钱家鸣.消化内科学［M］.北京：人民卫生出版社，2014.

［113］谢忠礼，韦大文.从《临证指南医案》探讨叶天士络病学说的主要思想［J］.河南中医学院学报，2006，21（122）：15-17.

［114］刘文忠，谢勇，成虹，等.第四次全国幽门螺杆菌感染处理共识报告［J］.胃肠病学，2012，17（10）：618-625.

［115］张声生.中医治疗慢性萎缩性胃炎及胃癌前病变的思路［J］.江苏中医药，2007，39（8）：3-4.

［116］潘华峰，王茵萍，李任先.健脾法防治胃癌癌前病变与保护胃壁屏障相关性的探讨［J］.中国中医药信息杂志，2003，10（8）：5-6.

［117］王茵萍，邹移海，潘华峰，等.活血化瘀防治胃癌的效应与抗新生血管生成的关系［J］.中国中西医结合消化杂志，2005，13（3）：187-189.

［118］张继玫.活血化瘀治疗胃癌前期病变90例疗效分析［J］.中国中西医结合杂志，1992（8）：492-493.

［119］张玉禄，李军祥，崔巍，等.活血化瘀法对慢性萎缩性胃炎癌前病变大鼠早期细胞凋亡的影响［J］.北京中医药大学学报，2008，31（5）：316-319.

［120］田同德，杨峰，唐静雯，等.清热解毒活血化瘀复方对大鼠胃癌癌前病变的抑制及对NF-κB mRNA表达的影响［J］.中医学报，2012，27（11）：1392-1393.

［121］李昊，杨惠萍，杨凡，等.藤梨根对胃癌细胞抑制作用的实验研究［J］.河北中医，2004，26（4）：314-315.

［122］卫培峰，焦晨莉，张英.藤梨根对实验性大鼠胃癌抑制作用的实验研究［J］.陕西中医，2005，26（8）：850-851.

［123］石雪迎，赵凤志，戴欣，等.三七对胃癌前病变大鼠胃黏膜癌基因蛋白异常表达的影响［J］.北京中医药大学学报，2001，24（6）：37-39.

［124］李玉萍，曾宪伟，叶军，等.马齿苋活性成分体内外抗癌作用的初步筛选［J］.时珍国医国药，2009，20（11）：2726-2728.

［125］Ferlay J，Soerjomataram I，Dikshit R，et al.Cancer incidence and mortality worldwide：sources，methods and major patterns in GLOBOCAN 2012［J］.Int J Cancer，2015，136（5）：E359-386.

［126］Torre LA，Bray F，Siegel RL，et al.Global cancer statistics，2012［J］.CA cancer Clin，2015，65（2）：87-108.

［127］危北海，张万岱，陈治水.中西医结合消化病学［M］.北京：人民卫生出版社，2003.

［128］王永炎，严世芸.实用中医内科学［M］.上海：上海科学技术出版社，2009.

［129］幸梦琳，张永慧，刘海枝.复发性口腔溃疡中医药治疗进展［J］.光明中医，2013，28（7）：1524-1527.

［130］李乾构，王自立.中医胃肠病学［M］.北京：中国医药科技出版社，1993.

［131］张声生，李乾构.名医重脾胃［M］.上海：上海科学技术出版社，2014.

［132］失眠定义、诊断及药物治疗共识专家组.失眠定义、诊断及药物治疗专家共识（草案）［J］.中华神经科杂志，2006，39（2）：141-143.

［133］高霖，陈少玫.失眠症的病因病机研究进展［J］.光明中医，2011，26（5）：1083-1085.

［134］张伯臾.中医内科学［M］.上海：上海科学技术出版社，1985.

［135］周东浩，周明爱．论卫不和则卧不安［J］．光明中医，2001，16（6）：8-10.

［136］梅明．从张仲景组方法度谈四气五味配伍法［J］．河南中医药学刊，1996，11（2）：17-19.

［137］王津慧．《内经》《伤寒论》五味化合规律之探析［J］．四川中医，2002，20（7）：22.

［138］聂惠民．伤寒论讲义［M］．北京：学苑出版社，1996.

［139］程昭寰．方剂气味配伍理论及应用［M］．北京：中国中医药出版社，2006.

［140］罗颂平．中医妇科学［M］．北京：高等教育出版社，2008.

［141］韩延华，张雪芝，王敏．肝主冲任在月经病辨治中的应用［J］．辽宁中医杂志，2013，40（5）：833-834.

［142］曹彬，刘友章，丁玲，等．肝脾相关理论在月经病治疗中的应用［J］．环球中医药，2014，7（10）：779-781.

［143］侯雪琴，王北溟，何赛萍．何赛萍从肝脾论治月经病经验拾萃［J］．浙江中医杂志，2010，45（1）：20-21.

［144］张玉珍．中医调经法及临床应用规律［J］．新中医，1997，29（5）：3-5.